Korinna Seybold

Lebenskämpfer

Wege aus der Depression und zu einem selbstbestimmten Leben

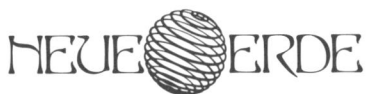

Hinweis des Verlages

Die Angaben in diesem Buch sind nach bestem Wissen und Gewissen zusammengestellt. Da Menschen aber unterschiedlich reagieren, kann der Verlag oder der Autor keine Garantie für die Wirksamkeit oder Unbedenklichkeit der Anwendungen übernehmen. Bei ernsten gesundheitlichen Beschwerden wenden Sie sich bitte an Ihren Arzt oder Heilpraktiker.

1. Auflage 2011

Korinna Seybold
Lebenskämpfer

© für die deutsche Ausgabe Neue Erde GmbH 2011
Alle Rechte vorbehalten.

Titelseite:
Motiv: Amid/shutterstock.com
Gestaltung: Dragon Design, GB

Satz und Gestaltung:
Dragon Design, GB
Gesetzt aus der Berkeley

Gesamtherstellung: Fuldaer Verlagsanstalt GmbH, Fulda

Printed in Germany

ISBN 978-3-89060-567-8

Neue Erde GmbH
Cecilienstr. 29 · 66111 Saarbrücken · Deutschland · Planet Erde
www.neue-erde.de

Danksagung

Ich möchte als erstes meiner Familie danken.

Ihr fortwährender Beistand, insbesondere die unendliche liebevolle Zuwendung meiner Mama und das immer wieder sichere Auffangen in Krisenzeiten, haben mich über alle Schwierigkeiten hinweggebracht und gaben mir den Halt und die Zuversicht, weiter voranzugehen.

Sie haben immer an mich geglaubt und mich in meinem Bestreben, gesund zu werden, unermüdlich bestärkt.

Sie gaben mir Kraft, Ansporn und Einsicht, sie hörten zu, gaben mir nie das Gefühl, unverstanden zu sein, und trugen mich mit ihrer Energie beschützend durch alle Unwägbarkeiten.

Ein ganz besonderer Dank gilt auch meinem Mann, der mit seiner grenzenlosen Liebe, seinem tiefgreifenden Verständnis, seinem ansteckenden Optimismus und nicht zuletzt mit seinem aufmunternden Humor mir immer wieder zeigte, daß er hinter mir steht und mich unterstützt und fördert und der überzeugt davon war, daß ich es wirklich schaffe.

Ich kenne keinen Mann, der so wohlwollend und trostspendend, so aufmunternd und selbstlos sein kann wie er und über einen solch langen Zeitraum einen derart schwierigen Weg mitgeht, ohne zu wanken oder zu verzweifeln. Er hat mir auch bei der Erstellung und Entwicklung dieses Buches sehr geholfen, mich inspiriert und mir Mut gemacht.

Ihm gebührt größter Respekt und meine zutiefst empfundene Dankbarkeit.

Als spiritueller Mensch danke ich selbstverständlich auch der göttlichen Kraft, daß ich diesen Weg unbeschadet und letztlich erfolgreich gehen konnte und daß ich das unglaubliche Glück habe, ein Leben in Zufriedenheit und Erfüllung finden und führen zu dürfen.

Es war für mich ein Segen, zu erkennen, daß diese universelle kosmische Macht jeden Menschen helfend führt und beschützt, unabhängig davon, ob er sich zuweilen hadernd von ihr abwendet oder in bitteren Momenten sogar ihr Wirken leugnet.

Einem besonderen Vertreter, der mit Hilfe dieser Kraft Großes vollbringt, möchte ich ebenfalls dafür danken, daß er mich auf meinem Weg betreute. Er ist nicht nur ein großer Heiler, sondern auch ein

Freund der Familie, und auch wenn unsere Ansichten nicht immer übereinstimmten und er zuweilen recht streng mit mir war, entwickelte ich doch gerade durch seine Kritik angeregt immer größeren Kampfgeist und Stärke.

Abschließend danke ich meinem Körper dafür, daß er mit seinem Selbstheilungsbestreben nie aufgehört hat, stets versucht hat, trotz aller Widrigkeiten gut zu funktionieren, sowie mir selbst dafür, daß ich stark geblieben bin, trotz aller Zweifel, stets an der Hoffnung, gesund zu werden, festhielt und genügend Selbstdisziplin aufbrachte, um endlich diesen düsteren, beschwerlichen Pfad verlassen und nun auf einem ebeneren wunderschönen Weg entlang wandeln zu können.

Inhalt

Lebenskämpfer?! 8

Teil I

Vorwort 12 • Einleitung 14 • Warum dieses Buch? 18 • Autobiographie 27 • Depression 43 • Panikattacken 65

Teil II

Geist, Seele und Körper – der energetische Mensch 82

Deinen Geist kultivieren 104
Erkenne und akzeptiere deine Krankheit 105 • Die Suche nach der Ursache 110 • Ändere deine Denkweise 121 • Übe dich im Meditieren und Gelassenbleiben 133

Deine Seele kultivieren 142
Werde selbst-bewußt 143 • Finde deinen Lebenssinn 150 • Erkenne deine Ängste und löse sie auf 157 • Klopf dich gesund mit MET 166 • Setze dich mit deiner eigenen Sterblichkeit und dem Tode auseinander 178

Deinen Körper kultivieren 188
Achte auf deine Atmung 191 • Hilf dir mit Akupressur 199 • Komm in Bewegung 218 • Achte auf deine Ernährung 236

Teil III

Natürliche Mittel, die den Heilungsprozeß unterstützen können 246
Ratschläge und Hilfe für Angehörige und Freunde 248

Nachwort 258

Lebenskämpfer?!

Ich würde niemals gegen etwas kämpfen, aber jederzeit für etwas!
                                                     Mutter Teresa

Ich möchte zunächst kurz erläutern, warum ich diesen Titel für mein Buch gewählt habe.

Insbesondere in esoterischen Kreisen wird das Wort »Kämpfen« oftmals mit Verbissenheit und Verkrampfung assoziiert, mit einem Tun, welches den Fluß der Energie eher blockiert, zerstörerisch wirkt und damit als Einstellung abgelehnt wird.

Erstrebenswert und einzig heilend bei Krankheiten sei das Loslassen, Vergeben und Lieben.

Grundsätzlich ist gegen diese drei Prinzipien nichts einzuwenden, im Gegenteil, in vielen Bereichen ist die Wirkung dieser Geistesstärken enorm und bringt durchweg positive Ergebnisse.

Für alltägliche Probleme und als Grundeinstellung können sie dem Menschen hilfreich durch alle Lebensstürme zu innerer Ruhe und Zufriedenheit führen und ihn gleichsam bewußtseinserweiternd fordern.

Allerdings, und dies muß deutlich hervorgehoben werden, gilt dies nicht für Menschen mit Depressionen.

Es wäre illusorisch anzunehmen, daß sich Betroffene, die unter jahrelangen schweren Depressionen leiden, allein durch Vergeben, Lieben und Loslassen von ihrem Leid befreien könnten. Sie sind noch nicht einmal ansatzweise imstande, diese Gefühle entsprechend tief zu empfinden, geschweige denn sie als Therapie für ihre Krankheit einzusetzen. Zudem laufen sie dabei Gefahr, ihre ohnehin schon unterdrückte, angestaute Aggression und Wut, die typisch für das Krankheitsbild ist, weiter zu übergehen. Damit erschaffen sie einen gefährlichen Zustand, der in einer chaotischen Gefühlsexplosion enden kann, oder sie verstricken sich immer tiefer in den Teufelskreis der Depression.

Loslassen und Vergeben sind Attribute, die ein gewisses Maß an Passivität beinhalten, und gerade diese passive Lebenseinstellung bringt Depressive letztlich um eine vollständige Heilung, da sie die notwendigen aktiven Schritte zur Auflösung ihrer seelischen Erkrankung nicht vornehmen. Depression kann niemals durch eine passive Grundhaltung überwunden werden, da das Krankheitsbild selbst ja von extremer krankhafter und krankmachender Passivität bestimmt wird.

Dem gilt es Aktivität entgegenzusetzen und somit den Bann zu brechen.

Ebenso werden schwere Angststörungen, wie es Panikattacken sind, niemals nur durch Loslassen und Annehmen verschwinden; man braucht auch den Mut eines Kämpfers, sich seinen Ängsten zu stellen und sie zu ihrem Ursprung zurückzuverfolgen, um sie letztendlich auflösen zu können.

Es ist wichtig zu betonen, daß hier nicht krampfhaft und aggressiv *gegen* die Krankheit, sondern daß mit Überlegung, Strategie, Beharrlichkeit und Disziplin *für* das (Über-)Leben gekämpft werden soll.

Es gilt mit Bedacht und Ausdauer auf ein positives Ziel, nämlich der Heilung, fokussiert zu kämpfen und nicht unbeherrscht und emotionsgeladen auf das Negative loszugehen. Die Intention und die mentale Ausrichtung sind entscheidend und sollten immer auf das Stärkende und Lebensbejahende konzentriert sein.

Lebenskämpfer ist ein durchweg positives Wort, welches zum Ausdruck bringen soll, daß man Stärke und Willen braucht, um sich von seinem Leid zu befreien.

Daß man um etwas Einmaliges und Wertvolles kämpft – um sein Leben – und daß man wie ein guter Kämpfer durch seine geschulte Achtsamkeit und Sensibilität weiß, wann es Zeit ist, innezuhalten, der Situation und ihren Bedingungen zu folgen, oder sich zu wehren und die Initiative zu ergreifen, sich dabei aber zu jedem Zeitpunkt der Tragweite bzw. dem Ziel seines Kampfes bewußt bleibt.

Ich habe mich selbst immer als Lebenskämpfer gesehen, auch weil es für mich deutlich machte, wie anstrengend es sein kann, sich für sein Wohlbefinden einzusetzen, und weil es unmißverständlich zeigte, was für mich auf dem Spiel stand.

Also wehre dich, überlaß den Depressionen und Ängsten nicht kampflos das Feld, kämpfe für dich und dein Leben, für deine Gesundheit und dein Glück.

Es lohnt sich, jede Anstrengung ist es wert, auch wenn du es jetzt noch nicht verstehen oder nachvollziehen kannst.

Das Leben ist es wert, dafür zu kämpfen!

Teil I

Vorwort

Das Buch ist für alle geschrieben, die für ihr Leben kämpfen müssen und wollen.
Das Buch ist für alle geschrieben...
- die nicht aufgeben wollen.
- deren Lebenswillen ungebrochen ist.
- die Zuspruch und Verständnis bei ihrem Kampf brauchen.
- die noch unsicher sind, wie sie es anfangen sollen und ob sie es schaffen.
- die aus der Dunkelheit ausbrechen möchten.
- die wieder Lebensfreude und Zufriedenheit erfahren möchten.
- die fest daran glauben, daß sie es auch ohne Psychopharmaka schaffen.
- die bereit sind, den schwersten aller Kämpfe auszufechten.

Es ist ein Kampf, bei dem man es mit einem Gegner zu tun hat, der übermächtig wirkt, der nicht greifbar erscheint, der sich manchmal versteckt und in unterschiedlicher Maskerade auftritt, der die Seele in ihren Grundfesten erschüttert, der das Leben zur Hölle macht, der schleichend das Lebenslicht verdunkelt, der an einem klebt wie zäher erstickender Schleim, den man manchmal gewähren lassen muß, der einen an seine Grenzen und auch darüber hinaus bringt.

Es ist aber auch ein Gegner, der dir zeigt, daß der Kampf, den du ausfechtest, letztlich allein der mit dir selbst ist, der, wenn du ihm mit Weisheit und Respekt gegenübertrittst, zum Freund werden kann; ein Gegner, der das Geschenk eines neuen intensiveren Lebens bei sich trägt, der große Chancen in sich birgt, der deine Grenzen sprengt, der dich deinem Selbst näher bringt, deinen Blickwinkel erweitert, dich stark macht und zu Erfüllung und Daseinsfreude führt.

Das LEBEN ist eine Chance; nutze sie.
Das LEBEN ist Schönheit; bewundere sie.
Das LEBEN ist eine Pflicht; erfülle sie.
Das LEBEN ist ein Spiel; spiele es.
Das LEBEN ist Liebe; erfreue dich an ihr.
Das LEBEN ist ein Rätsel; durchdringe es.
Das LEBEN ist ein Kampf; akzeptiere ihn.
Das LEBEN ist eine Tragödie; ringe mit ihr.
Das LEBEN ist ein Abenteuer; wage es.
Das LEBEN ist Glück; verdiene es.
Das LEBEN ist DAS LEBEN; verteidige es.

Mutter Teresa

Einleitung

Wahre Heilung besteht darin, ein Wesen an seine vollkommene Gesundheit und Ausgeglichenheit zu erinnern. Alles andere verletzt seine Würde.

Ich habe dieses Buch ganz bewußt in der Du-Form geschrieben, da ich es für angebracht hielt, bei einem so emotionalen Thema, das von meiner Seite viel Intimes preisgibt, auf einer vertrauensvollen, persönlichen Ebene miteinander zu kommunizieren. Das Mitteilen und Beschreiben tiefer Ängste und extremer Gefühlslagen in einer eher distanzierten Sie-Form läßt eine wahrhaftige und erwünschte Identifizierung seitens des Lesers kaum zu und hinterläßt einen unpersönlichen Eindruck.

Bevor wir uns den Themen Depression und Panikattacken sowie dem Heilungsweg zuwenden, sei schon einmal einiges vorweggenommen. Ich habe mit meinen Techniken zur Gesundwerdung das Rad nicht neu erfunden, und es sind auch keine bahnbrechenden Neuheiten, jedoch sind die Methoden in dieser Kombination und in dem Umfang, wie ich sie hier zusammengeführt habe, ein unglaublich wirksames und, wie ich finde, das beste und ganzheitlichste Heilungssystem, das es gibt.

Alle Techniken sind, jede für sich genommen, relativ einfach zu erlernen und leicht anwendbar, sie erzielen jedoch nur im Zusammenspiel die größtmögliche Wirkung.

In den 15 Jahren, die ich mit meiner Krankheit verbrachte, habe ich so ziemlich alles ausprobiert, was es an alternativen, naturheilkundlichen und esoterischen Therapien gibt, und vieles half mir nicht oder nur bedingt. Aus diesem Jahre währenden Selbstversuch, in dem ich mich auch eingehend mit philosophischen, religiösen und spirituellen Themen auseinandersetzte, hat sich ein Weg für mich herauskristallisiert, der als Kombination vieler verschiedener Methoden letztlich den ersehnten, endgültigen Heilerfolg brachte und aus mir einen glücklichen und gesunden Menschen machte.

Niemals hätte ich es für möglich gehalten, daß ich irgendwann ernsthaft von mir behaupten könnte, meinen inneren Frieden gefunden zu haben – jetzt kann ich es, und es ist ein unglaubliches Gefühl. Es fanden in diesem Buch nur die Methoden einen Platz, welche mir auch wirklich schnell und nachhaltig halfen.

Dem aufmerksamen und in Weisheitsliteratur bewanderten Leser wird sicher nicht entgehen, daß die hier aufgeführten Übungen und Vorgehensweisen noch viel mehr bewirken können als lediglich die Heilung einer Krankheit. Es sind Grundaspekte des Lebens, die in Übereinstimmung mit den universellen Gesetzen bei regelmäßiger Anwendung das Leben komplett verändern und zu einem erfüllten, glücklichen und erfolgreichen Dasein führen. Damit sind wir auch schon bei dem nächsten heiklen Thema:

Gedacht ist dieses Buch für Menschen jeder Altersgruppe und Gesinnung. Es war für mich ein schwieriger Spagat sowohl dem jugendlichen, dem naturwissenschaftlich orientierten und dem esoterisch ausgerichteten Leser gleichermaßen gerecht zu werden. Ich wollte keine Klischees bedienen oder mich aufgrund meiner Schreibweise oder der Themenumsetzung einer Gruppe verschließen.

Da ich schon früh die Notwendigkeit erkannte, unser Augenmerk auf den spirituellen Aspekt unseres Lebens und unserer Krankheiten zu richten, wenn man vollständige Heilung erfahren will, war es für mich selbstredend, daß auch mein Buch von dieser Überzeugung stark geprägt sein wird. Mir war bewußt, daß es wie in meinem eigenen Leben auch beim Schreiben dieses Buches ohne die Miteinbeziehung des Spirituellen niemals möglich sein würde, den erwünschten Erfolg zu erzielen, und daß die Wirksamkeit und Nachhaltigkeit jeder Methode ohne Berücksichtigung dieses lebensbestimmenden Aspekts ausbleibt.

Spiritualität ist inzwischen schon zu einem richtigen Modewort geworden, welches in seiner Definition oftmals mißverstanden oder zwangsläufig mit Esoterik oder Religion in Verbindung gebracht wird. Dies entspricht aber nicht der ursprünglichen Wortbedeutung.

Spiritualität ist genaugenommen eine humanistische Lebenskunst, eine Geistorientiertheit, bei der eine individuelle augenblicksbezogene Identifikation mit dem großen Ganzen, einer höheren Macht, im Mittelpunkt steht.

Spiritualität bedeutet, daß eine Beziehung zu dieser höheren Macht (welchen Namen man ihr auch immer geben will) hergestellt wird, daß diese Kraft als allgegenwärtig betrachtet wird und daß jegliches Denken, Empfinden und Handeln mit Achtsamkeit, Zuwendung, Hingabe und vor allem Bewußtheit ausgeführt wird. Sie setzt voraus, daß der Mensch sich mit Sinn und Wertfragen des Lebens beschäftigt und seine innere Haltung zur Wirklichkeit überprüft, hinterfragt und entsprechend Position bezieht.

Ohne die Integration dieser Lebensphilosophie ist es meiner Meinung nach schlicht unmöglich, ein zufriedenes und glückliches Leben zu führen, in dem man den Zustand des inneren Friedens täglich spürt. Dies ist auch der Grund, weshalb viele entweder mit herkömmlichen Heilmethoden nicht vollständig gesund werden oder immer wieder mit Rückfällen zu kämpfen haben.

Ganz gleich, wie sehr man Realist ist oder als ergebener Naturwissenschaftler nur an Meßbares und Sichtbares glaubt, und ganz gleich, wie man sich als Mensch dreht und windet, wie starrköpfig und besserwisserisch man denkt, und ganz gleich, wie überzeugt man von seinem Weltbild ist – jeder wird an den Punkt kommen, wo das Leben ihm – meist auf schmerzliche Weise – die Augen öffnet und man die grundlegenden Wahrheiten akzeptieren muß. Die hier aufgeführten Gesetzmäßigkeiten erheben keinen Anspruch auf Vollständigkeit, sind aber für den Anfang ein gutes Wissensfundament, auf dem wir im Verlaufe des Buches aufbauen können.

Um noch einmal auf den eingangs erwähnten »Spagat« zurückzukommen: Ich bemühe mich, weder allzu hoch in esoterische Sphären zu entgleiten noch mich im medizinischen Fachjargon zu verlieren, um Lesern aller Altersstufen und Überzeugungen gerecht werden zu können. Auch wenn du, lieber Leser, dich bis heute wenig mit Spiritualität auseinandergesetzt haben solltest oder dieser Sichtweise gegenüber vielleicht sogar skeptisch eingestellt bist, so fasse den Mut und lasse dich auf dieses Buch ein.

Du hast nichts zu verlieren, im Gegenteil, du wirst mehr gewinnen, als du dir je erträumt hättest. Außerdem wirst du erleichtert feststellen, daß trotz der notwendigen geistigen Ausrichtung dieses Buch nicht abgehoben, kompliziert, spleenig oder in Phrasen geschrieben ist. Es ist authentisch, bodenständig, hilfreich und enthält mehr fundiertes wissenschaftliches Fachwissen als du vielleicht denkst.

In der Hoffnung, daß du dich trotz Zweifel und Unglauben im Hinblick auf spirituelle Fragen dazu durchringst, das Buch zu lesen, ist es so verständlich und nachvollziehbar geschrieben wie mir möglich. Sowohl »esoterische Neulinge« als auch der Naturwissenschaft verbundene Leser werden den Inhalt für sich nutzen können und so die Möglichkeit haben, sich von Depressionen oder Panikattacken zu heilen und in ihrem Leben wieder Freude und Erfüllung zu finden.

Die einzelnen Kapitel sind, ohne detailverliebt auszuufern oder mit Tabellen und Statistiken sinnlos Seiten zu füllen, dennoch so ausführlich, daß auch interessierte, aber nicht betroffene Leser leicht Zugang zu der Thematik finden.

Am Schluß habe ich ein Kapitel speziell für Angehörige und Lebenspartner von Depressiven angehängt. Für sie gibt es kaum geeignete und hilfreiche Lektüre, gerade sie brauchen aber die volle Unterstützung, um sowohl die Krankheit als auch den Betroffenen zu verstehen und aus diesem Verständnis heraus den richtigen Umgang mit der depressiven Person zu lernen. Dies bezieht sich selbstverständlich auch auf Angehörige oder Partner, die einen an Panikattacken leidenden Menschen in ihrem näheren Umfeld haben.

Ich bitte um Nachsicht, daß es mir unmöglich ist, jede genannte Methode mit ihrer Historie von allen Seiten genau zu beleuchten und auf jeden Bereich detailliert einzugehen, das würde nicht nur den Rahmen dieses Buches sprengen, sondern auch sein Anliegen verfehlen. Für eine Vertiefung der aufgeführten Bereiche, sei es nun interessehalber oder für andere Nutzungsmöglichkeiten, gibt es entsprechend fundierte Lektüre.

Warum dieses Buch?

Bis man sich einer Sache verschreibt, herrscht Zögern, ist ein Rückzug möglich, dominiert Unsicherheit.
Jegliche Initiativen haben eine elementare Wahrheit gemeinsam, deren Unkenntnis zahllose Ideen und hervorragende Pläne zunichte macht:
In dem Augenblick, in dem man sich einer Sache verschreibt, kommt auch die Vorsehung zum Zuge.
Allerlei Dinge geschehen, die einem helfen, die sonst niemals geschehen würden. Ein ganzer Strom von Ereignissen folgt der Entscheidung, bewirkt zu den eigenen Gunsten allerlei Einfälle und Begegnungen und materielle Unterstützung, auf die zu hoffen der Betroffene nie gewagt hätte.
Was immer man glaubt, tun zu müssen oder tun zu wollen, auf jeden Fall soll man einen Anfang machen. Handeln trägt Magie, Anmut und Kraft in sich.

J. W. Goethe

Ich habe lange überlegt, ob ich dieses Buch wirklich schreiben soll. Zum einen brauchte ich selbst erst einmal Abstand von diesem Thema und hatte meine Bedenken, mich wieder so intensiv mit der Krankheit zu beschäftigen. Je weiter die Heilung dann aber voranschritt, um so stärker wurde der Drang, es zu wagen.

Rückblickend kann ich sagen, daß es einen fast schon therapeutischen Effekt für mich hatte, meinen Weg und mein erworbenes Wissen zu Papier zu bringen. Es war in jeglicher Hinsicht heilsam, aufrüttelnd, lehrreich, herausfordernd und bestätigend für mich.

Aber nicht nur um meinetwillen entschied ich mich dazu, dieses Buch zu verfassen. Ich wurde mit so vielen Menschen konfrontiert, die ein ähnliches Schicksal mit mir verband und die zum Teil verzweifelt nach einer Hilfe oder einem Ausweg suchten. Mir wurde bewußt, daß es eine enorme Anzahl von Betroffenen gab, und in mir keimte der Gedanke, daß meine Heilmethode vielleicht auch bei anderen Menschen zur Gesundung führen könnte. In diesem Sinne entschied ich mich dafür, mein Wissen und meine Erfahrungen an die Öffentlichkeit zu bringen.

Meine jahrelangen, zum Teil sehr schweren Depressionen brachten mich dazu, alles an Literatur aufzusaugen, und stets hatte ich die Hoffnung, endlich das Buch zu finden, welches mir einen gangbaren Weg offenbarte, endlich wieder ein gesunder und fröhlicher Mensch zu werden.

In meiner depressiven Lebensphase, die immerhin 15 Jahre andauerte, mußte ich feststellen, daß es zwar einige Selbsthilfebücher und Ratgeber gab, welche auch schnelle Heilung versprachen, allerdings inhaltlich nicht überzeugten oder bei schwereren Fällen keine wirklich verwertbare Hilfestellung gaben.

Sie waren entweder starr auf eine Methode fixiert, ohne der Individuation (der Ich-Werdung) gerecht zu werden, schlossen eine Heilung durch ausschließlich natürliche Methoden und ohne Einnahme von Psychopharmaka bei schweren Verlaufsformen sogar ganz aus, boten entweder so lapidare Techniken, daß man zweifeln mußte, ob der Autor sich der Schwere dieser Erkrankung auch wirklich bewußt war. Oder sie verloren sich in medizinischen oder mythologischen Abhandlungen, boten jedoch wenig Praktikables insbesondere für Notsituationen oder akute Phasen.

Meines Erachtens lag dies daran, daß sie meist von Menschen geschrieben wurden, die selbst nie oder nur in abgeschwächter Form betroffen waren. Natürlich mag ein erfahrener Angsttherapeut, Psychotherapeut oder Heiler über einen großen Wissensschatz und auch über entsprechend umfangreiche Erfahrungswerte in der Behandlung verfügen, jedoch – und dies wurde mir immer wieder deutlich – fehlten ihnen die eigene Erfahrung und das Erleben dessen, was sie behandelten. Und eben das war der Knackpunkt.

Depression ist eine psychische Erkrankung, und bei jedem Betroffenen zeigen sich neben den typischen Krankheitssymptomen ganz spezielle Belastungspunkte und Problematiken. Eine so intensive, emotional extrem belastende Krankheit, die fast ausschließlich über das Empfinden und Fühlen definiert wird, kann von Menschen, die in dem Maße nie betroffen waren, unmöglich vollständig und in ganzer Tiefe erfaßt, geschweige denn nachvollzogen werden.

Selbst wenn man sich in Studien mit unzähligen Patientengeschichten befaßt oder mit depressiven Menschen arbeitet, ist nur das Selbsterleben der passende Schlüssel zum Verständnis, zur vollständigen Erfassung der Problematik und zu einer erfolgreichen Behandlung. Auch wenn es manch ein Therapeut nicht glauben kann, so gibt es doch viele Depressive, die aus den unterschiedlichsten Beweggründen heraus bemüht sind, sich selbst von ihrem Leiden zu befreien und dabei sehr wohl die Bereitschaft haben, den Kampf um ihr Leben, so weit es möglich ist, selbständig zu führen.

Besonders erschreckend und unverantwortlich ist die Ausschließlichkeit, mit der manche Therapien Heilung versprechen. Den Anspruch zu erheben, mit nur einer Therapieform einen Menschen und seine Depression vollständig heilen zu können, erscheint mir geradezu absurd. Sowohl der Mensch als auch diese Erkrankung sind von so vielschichtiger Komplexität, daß eine einzige Methode ihnen unmöglich gerecht werden kann.

Ein weiterer Anstoß, dieses Buch zu schreiben, war für mich, daß in fast allen Büchern die Ratschläge zur Selbsthilfe nur bis zu einem bestimmten Schweregrad der Erkrankung reichten und die extremeren Verlaufsformen entweder gar nicht berücksichtigt wurden oder bei ihnen durchweg nur zu einer ärztlichen bzw. therapeutischen Hilfe geraten wurde.

Meist ging damit auch einher, daß der Einsatz von Psychopharmaka als gerechtfertigt bzw. sogar notwendig erachtet wurde. Besonders bei der Thematisierung schwerer Panikattacken wurde in vielen Büchern die Grenze schnell erreicht und nicht selten mit dem Satz geschlossen, daß in solchen Fällen nur noch eine Medikamenteneinnahme als Therapiemöglichkeit in Betracht komme.

Als Betroffene empfand ich es immer als sehr entmutigend zu lesen, daß man sich bei schweren Verlaufsformen der Depression oder Angststörung *unbedingt* in professionelle Hände begeben müsse oder daß die Einnahme von Psychopharmaka in diesem Stadium die einzige Möglichkeit sei.

Dem muß ich vehement widersprechen, denn es geht sehr wohl ohne Klinikaufenthalt und harte Medikamente. Dafür stehe ich als lebender Beweis, meine jahrelangen zum Teil sehr schweren Depressionsphasen, in denen ich vollkommen handlungsunfähig war, wie betäubt auf der Couch saß und nur geradeaus starren konnte, habe ich erfolgreich überwunden – ohne Psychopharmaka!

Und auch die erst später auftretenden Panikschübe waren in ihrer Intensität jenseits dessen, was viele Autoren als schwer bezeichnen, sie hielten nämlich nicht, wie oftmals geschrieben, einige Minuten an, sondern quälten mich manchmal zwei Stunden lang. Auch von diesen habe ich mich ohne Tabletten geheilt!

Wenn einem also immer nur vor Augen geführt wird, daß bei dem eigenen Problem keine andere Hilfe möglich sei und nur Psychopharmaka helfen, kann man sich denken, wie kontraproduktiv sich eine solche Aussage auf das Selbstbewußtsein und die Motivation des betroffenen Lesers auswirkt. Laß dir von niemandem einreden, daß es schwierig wäre, eine vollkommene Heilung zu erzielen, daß man diese Krankheit nie ganz los wird oder daß es nur unter Einsatz von Medikamenten gehen würde!

Diagnosen sind immer nur Momentaufnahmen, und kein Arzt ist imstande, den Verlauf deiner Erkrankung vorherzusagen, denn dazu fehlt ihm der Einblick in einen ganz entscheidenden Faktor, nämlich in dich. Nur du bestimmst mit deinem Denken und Handeln, welchen Weg du gehst und welchen Verlauf deine Krankheit nimmt.

Bedenklich wird es meiner Meinung nach auch, wenn Erkrankte sich in die Hände von Therapeuten begeben und ihre Eigenverantwortung beim Betreten der Praxis an den Nagel hängen und ihre Genesung hoffnungsvoll in die Hände eines Dritten legen. Hier muß in erster Linie der jeweilige Therapeut (Reinkarnationstherapeut, Psychotherapeut, Schamane, Geistheiler, Homöopath...) die Verantwortung übernehmen, dem Betroffenen deutlich zu machen, daß seine Inanspruchnahme zwar grundsätzlich der richtige Weg und auch eine große Hilfe sein kann, jedoch immer als Therapie*begleitung* zu betrachten ist.

Ich schätze die aufgeführten Berufsstände sehr und sehe es als wirklich förderlich an, wenn man sich bei ihnen Unterstützung holt. Ganz besonders für Betroffene, die weder in der Familie noch im Freundeskreis einen geeigneten Ansprechpartner haben, ist der Beistand von einem Therapeuten mit Sicherheit von großem Wert.

Den Hauptanteil sollte der Betroffene allerdings immer selbst leisten, um zu entdecken, welche Kräfte doch noch in ihm schlummern. Erst durch die Überwindung seiner Grenzen kann er zu mehr Selbstbewußtsein gelangen und das Vertrauen in sich wiedergewinnen. Immer wenn wir mit einem Lebensumstand konfrontiert werden, der uns leiden läßt, ist dies ein Zeichen dafür, daß wir uns selbst ändern müssen und eben nicht von anderen geändert werden können.

Niemals darf dem Betroffenen das Gefühl gegeben werden, daß er ohne die Hilfe des Therapeuten nicht gesunden kann, man ihn also im Zuge seiner Angst in ein Abhängigkeitsverhältnis versetzt. Dies ist besonders bei Depressiven enorm wichtig, da sie ja schon aufgrund ihrer instabilen Persönlichkeitsstruktur und durch die krankheitsbedingte Denkweise und Verunsicherung dazu neigen, sich selbst komplett die Macht abzusprechen, durch eigenes Bemühen auf ihre Gesundheit Einfluß zu nehmen bzw. selbst etwas zum Heilwerden beitragen zu können und auch zu müssen.

Dem Vorwurf, nur gegen Psychopharmaka zu wettern und der Schulmedizin das Hilfspotential grundsätzlich abzuerkennen, möchte ich gleich vorbeugen. Bei schweren Geisteskrankheiten wie etwa Psychosen, wo nicht selten akute Lebensgefahr für den Betroffenen oder seine Umgebung besteht, ist ein Einsatz mit Sicherheit angeraten und unausweichlich. Aber bei Depressionen ist die einzige Krankheitssituation, die den Einsatz einer Notfallmedikation erfordert und rechtfertigt, akute(!) Selbstmordgefahr beim Betroffenen.

Mein Anliegen mit diesem Buch ist es, den Betroffenen andere Möglichkeiten aufzuzeigen, wie sie ihre Heilung selbst vollziehen bzw. vorantreiben können, und welche Methoden zur Selbsthilfe am schnellsten und nachhaltigsten wirken. Sie werden so wieder an ihre ureigene Macht herangeführt, alle vom Leben und ihnen selbst inszenierten Krisen bewältigen zu können.

Wenngleich die Methoden auch einfach anwendbar und schnell zu erlernen sind, soll dies nicht darüber hinwegtäuschen, daß der Weg, den ich beschreibe, ein sehr schwieriger ist (vielleicht sogar der schwerste). Einfacher wäre es, ein paar Pillen zu schlucken oder von Therapeut zu Therapeut zu rennen und darauf zu hoffen, daß einer das Ruder schon herumreißen wird. – Aber dies ist nicht Sinn der Sache.

Jede Krankheit – insbesondere ein so komplexes und tiefgreifendes Krankheitsbild wie das der Depression oder Angststörung – verlangt nach Selbsttätigkeit, nach Reflektion und nach Heilungsimpulsen, die aus eigenem Antrieb heraus gesetzt werden, wodurch sie sich sehr wohl durch eigene Kraft auflösen läßt.

Viele Therapeuten sind der Ansicht, daß Depressive unmöglich die Kraft und Eigeninitiative aufbringen könnten, um sich selbst von dieser Krankheit zu befreien. Leider gibt es auch sehr viele Betroffene, die sich dieser Fehleinschätzung nur allzu gern anschließen, um den Freibrief zu erhalten, bloß nicht diesen beschwerlichen und kraftraubenden Weg gehen zu müssen, aber dies bedarf dringend einer Korrektur und des Umdenkens.

Depression ist geprägt durch ihr phasenweises Auftreten. Es gibt Zeiten, in denen der depressive Schub stark ist und dann aber wieder in seiner Intensität abnimmt. Diese Intervalle gilt es zu nutzen, um eine Grundlage zu schaffen. Natürlich ist es ein schwieriges Unterfangen für den Betroffenen, nicht umsonst heißt es, daß der schwerste Kampf, den man führen kann, der gegen sich selbst ist. Aber leider geben die Menschen viel zu häufig ihre Macht ab in dem Glauben, ohne andere könnten sie dieses oder jenes nicht bewältigen. Und schnell ist bei jeder Krise eine Hilfe gefunden und ein Therapeut beschäftigt.

Die Menschen trauen sich immer weniger zu und sind immer seltener bereit, auch selbst etwas für sich zu tun, für ihr Wohl zu kämpfen und ihre eigene Kraft, ihr ganzes Potential einzusetzen. Sie können oder wollen sich die nötige Zeit für die Genesung nicht nehmen, sie meinen, ihren ungeliebten Job fortführen zu müssen, sie leben weiterhin in einer unglücklichen Beziehung und finden für alles, was sie ändern müßten, es aber nicht wollen, irgendwelche Ausflüchte, nur um in ihrem bequemen festgefahrenem Dasein verharren zu dürfen.

Und so wird das Leben immer wieder Möglichkeiten finden, um sie aufzurütteln, den Lebenswillen zu mobilisieren und ihnen die Chance zu geben, endlich einmal ihr vollkommenes und machtvolles Wesen anzuerkennen.

Ebenso unterliegen viele Therapeuten der Annahme, daß Depressive immer von Selbstmordgedanken begleitet würden, auch dies ist ein Irrglaube. Es gibt viele Betroffene, die alle Gemütszustände einer Depression durchleben, die hoffnungs- und antriebslos sind, niedergeschlagen und freudlos, voller Angst dem Leben gegenüber und die weder ein noch aus wissen, aber deswegen nicht unbedingt sterben wollen.

Sie hängen, auch wenn man es nicht glauben mag, trotz allem an ihrem Leben und würden sich nie freiwillig dem Tod hingeben. Für sie ist der Zustand der Depression insofern noch unerträglicher, als daß sie das Empfinden der Wahl- bzw. Alternativlosigkeit haben. Sie wollen auf keinen Fall sterben, können ihr Leben aber auch nicht ertragen. So sind sie voller Verzweiflung oder ohnmächtiger Wut darüber, in einem Zwischenzustand gefangen zu sein, in dem sie weder sterben noch leben können. Aus eigener Erfahrung kann ich sagen, daß dies ein überaus quälender Zustand ist, in dem man hin- und hergerissen ist zwischen lähmender Lebensmüdigkeit und dem abgrundtiefen Seelenschmerz, der einen innerlich fast zerbersten läßt.

Meist sind es Betroffene, die aufgrund ihres Wissens den letzten Schritt nicht tun. Sie wissen, daß Selbstmord keine Lösung ist, da nach einem frei gewählten Tod, der aus einer negativen Einstellung und einem emotionalem Chaos heraus vollzogen wird, keinesfalls gleich der »Himmel« oder die große Erleichterung winkt. Ihnen ist bekannt, daß alles Unverarbeitete mit hinübergenommen wird und so lange die Aufmerksamkeit einfordert, bis es gelöst ist. Aber dazu später mehr...

Ich betone nochmals, daß ich in diesem Buch Menschen ansprechen möchte, die an Depressionen oder Panikattacken leiden und Methoden zur Selbsthilfe suchen, ganz gleich, ob sie sich den Weg allein zutrauen oder mit diesen Mitteln ihre Therapie positiv unterstützen wollen.

Dieses Buch ist **nicht** für Betroffene geeignet, die unter akuter(!) Suizidgefährdung oder schweren Psychosen (Schizophrenie, Wahnvorstellungen mit Realitätsverlust) leiden. In diesen Fällen **muß** generell professionelle Hilfe in Anspruch genommen werden, weil die Gefahr sowohl für das eigene als auch das Leben anderer zu groß ist und der

Zugang zur realen Welt und zum verstandesgemäßen Denken nicht mehr besteht.

Bei diesen Krankheitsbildern ist eine Selbstbehandlung nicht mehr möglich, und auch die sporadische Betreuung durch einen Therapeuten ist dann nicht mehr ausreichend. Hinsichtlich der Panikattacken gilt oben Gesagtes ebenso, nur ist es noch dringlicher, diese Form der Angststörung genauer zu erklären und Hilfestellung zu geben, da es diesbezüglich noch weniger Literatur gibt, geschweige denn wirklich wirksame Selbsthilfemethoden.

Leider wird im Internet mit der Angst(-störung) der Menschen viel Geldmacherei betrieben, und es werden Heilungsmethoden oder Mittel als Wunderwaffen zu hohen Preisen angeboten, ohne wirkliche Transparenz zu ihrer genauen Anwendung und Wirkung. Wenn es mir wirklich aus Mitgefühl, Verständnis und Überzeugung heraus ein Bedürfnis ist, Menschen mit psychischen Störungen zu helfen, dann tue ich es ohne Umschweife, zu einem fairen Preis und für jeden zugänglich und nutzbar.

Solange aber die Betroffenen nicht einsehen, daß ihr Wunsch nach sofortiger Hilfe (möglichst nebenwirkungsfrei, wenig persönlicher Aufwand, rasche Heilung) nicht nur naiv ist, sondern auch unerfüllbar bleibt, und solange sie nicht erkennen, daß ohne ihr eigenes Zutun und Engagement sich kein Erfolg einstellt, wird die Hilfsbedürftigkeit immer wieder auf diese Art und Weise ausgenutzt werden. Es muß jedem Erkrankten klar werden, daß die Heilung letztlich an und in ihm selbst liegt.

Viele suchen den schnellen, jedoch nur scheinbaren Erfolg, weil sie zu bequem sind, weil sie die Arbeit an sich selbst zu anstrengend finden, weil sie die möglichen Konsequenzen, die eine Änderung ihres Lebensstils mit sich bringt, scheuen, weil sie ihre Opferrolle, die ihnen Zuwendung und Fürsorge sichert, behalten wollen und ... und ... und... Sie erkennen nicht, daß selbst wenn sich mit einer neuartigen Methode, die sofortige Heilung verspricht, alle Symptome in Luft aufzulösen scheinen, es doch nur ein vorübergehender Erfolg ist. Spätestens bei einer wiederholten Lebenskrise oder Streßsituation sind dann die alten Schatten wieder präsent. Ob es nun Depressionen sind oder Angstzustände, es geht nicht darum ein schnell wirkendes günstiges

Mittel zu finden, es geht darum, uns selbst wiederzufinden. Um die Arbeit an und mit sich selbst kommt man letztendlich nicht herum.

Die Frage ist nun, ob auch du Ausflüchte nutzt und dich hinter allen möglichen Ausreden versteckst oder ob du wirklich den Mut aufbringst, dich deiner Krankheit vollkommen zu stellen und es nicht länger duldest, daß sie dir dein Leben wegnimmt.

Willst du ein Lebenskämpfer sein?

Wenn man gesund ist, ist man mit großer Wahrscheinlichkeit auch glücklich, und wenn man gesund und glücklich ist, dann hat man allen Reichtum, den man braucht.

Elbert Hubbert

Autobiographie

*Es ist schön zu leben, weil Leben anfangen ist.
Immer und in jedem Augenblick.*

Cesare Parese

Als erstes möchte ich meine eigene Lebensgeschichte erzählen, um den interessierten Leser an meinem persönlichen Lebens- bzw. Leidensweg teilhaben zu lassen und somit mehr Verständnis für meine Argumentation zu schaffen.

Ich hatte das große Glück, eine wundervolle und behütete Kindheit zu verleben. Natürlich gab es schon damals an mir Verhaltensweisen, die für ein Kind etwas ungewöhnlich waren, aber dies hatte – wie ich später erkannte – weniger mit meiner späteren Krankheit zu tun als vielmehr mit meiner Lebensaufgabe.

Im großen und ganzen war ich ein lebenslustiges Kind, ich lachte gern, war äußerst sensibel, naturverbunden und schon damals sehr gesundheitsbewußt. Im Alter von elf Jahren kam es zu einem traumatischen Erlebnis mit meiner Schwester, welches glücklicherweise gut ausging, aber bei mir der Auslöser (nicht die Ursache!) war, der diese seelische Disharmonie in Gang brachte.

Ich schreibe bewußt von einem »Auslöser«, da ich für mich persönlich festgestellt habe, daß es sich in der Regel um Auslöser handelt. Der Bezug oder die Affinität zu dieser seelischen Störung ist schon vorher in uns vorhanden. Es bedarf also lediglich eines Erlebnisses, eines Traumas durch Situationen oder Personen, die diesen inneren Konflikt durchbrechen lassen.

Dies ist sehr wichtig zu erkennen, damit man gar nicht erst anfängt, die »Schuldfrage« zu stellen und den Grund seines Leidens bei irgendwelchen Umständen oder Personen zu suchen.

Egal wie die Form der daraus resultierenden Depression, Angst oder Neurose aussieht, man ist letztlich selbst dafür verantwortlich. Dies ist der Grundsatz, den jeder für sich verinnerlichen sollte.

> Niemand Außenstehender und keine Situation als solche sind ausreichend, uns in die Depression zu treiben, entscheidend ist, wie wir darauf reagieren und was wir daraus machen!

Nach diesem Erlebnis mit meiner Schwester fing es an – zuerst schleichend. Ich merkte, daß ich bestimmte kleine Ängste aufbaute, nachdenklicher wurde und keinen Spaß mehr an Dingen hatte wie andere Gleichaltrige. Zudem litt ich zunehmend unter Alpträumen, die ich zwar schon als Kleinkind gehabt hatte, die nun aber verstärkt auftraten.

Dies zog sich über Jahre hin und wurde mir erst im Alter von 15 so bewußt, daß ich heimlich nachzuforschen begann, was denn mit mir nicht stimmte. Ich hatte damals von psychischen Erkrankungen keinerlei Ahnung und suchte ziemlich planlos und unwissend nach irgend etwas, das mir Klarheit geben würde. Das Tagebuchführen hatte ich schon mit elf Jahren angefangen, und nun half mir das Schreiben nicht nur dabei, meine Stimmungsschwankungen auszudrücken, sie mir von der Seele zu schreiben; sondern es machte mir immer deutlicher, daß es sich nicht um pubertätsbedingte Probleme handelte, wie ich mich selbst eine Zeitlang beruhigte. Inzwischen war mein Desinteresse an typisch jugendlichen Vergnügungen und Freizeitaktivitäten auffallend und meine angstbesetzte Grundeinstellung formte sich immer deutlicher heraus.

Es mußte definitiv mehr dahinterstecken. Zuerst versuchte ich noch, es auf ein körperliches Geschehen zu reduzieren und diesem Zustand u. a. durch die Einnahme von Vitaminpillen, zu entkommen. Ich wurde immer träger und schlapper. Am markantesten aber waren mein inneres Widerstreben gegen feste Termine und Verpflichtungen, die zunehmende Lethargie und negative Einstellung sowie mein Umgang mit eigentlich positiven, erfreulichen Dingen.

Jeder Termin, war er auch noch so kurz, war für mich absolut belastend. Die Tatsache, daß ich zu einem festen Zeitpunkt an einem bestimmten Ort sein mußte, löste einen enormen inneren Streß aus und setzte mich vollständig unter Druck. Kaum vorstellbar, aber so verhielt es sich auch mit Terminen, die eigentlich Spaß brachten wie z. B. Einladungen zum Feiern, Einkaufen gehen mit Freunden, Essen gehen oder Ausflüge. Sie hätten normalerweise Freude bringen sollen, aber für mich war es jedes Mal ein innerer Kampf, den ich mit Zusammenreißen und Beherrschen durchstand.

Hinzu kam dann noch die Angst vor körperlichem Unbehagen. Durch die zunehmend auftretenden gesundheitlichen Probleme war ich so verunsichert, daß jeder Ausflug unter einer enormen Anspannung ablief. Zuerst mußte geschaut werden, wo die Toilette ist, dann, wo ich mich gegebenenfalls hinlegen konnte, ob ich meine Kreislauf-Globuli dabei hatte usw.

Es war eine schlimme und belastende Zeit, und oft habe ich mir gewünscht, einfach nur so unbeschwert und gesund wie andere Jugendliche auf einer Party zu tanzen. Irgendwann hatte ich dann zufällig einen Artikel über Depressionen in der Hand, und darin erkannte ich mich und meine Probleme sofort wieder. Es war für mich, so komisch es klingen mag, eine große Erleichterung, denn endlich hatte ich etwas Greifbares. Alles Beschriebene paßte ganz genau und stimmte mit meinem Empfinden vollkommen überein. Nun wußte ich endlich, was los war und daß dies nicht alles nur Einbildung war – ich hatte nämlich schon angefangen, ernsthaft an mir zu zweifeln. Ich war für einen kurzen Moment sogar richtig glücklich, denn nun hatten meine Beschwerden und Empfindungen endlich einen Namen, und ich wußte wonach ich suchen mußte.

Diese Erkenntnis ist von fundamentaler Wichtigkeit für jeden Betroffenen. Bevor überhaupt irgend etwas unternommen werden kann, muß die Einsicht da sein, an Depression erkrankt zu sein, und die Akzeptanz vorhanden sein, dieses Leiden als eine seelische Erkrankung anzunehmen, deren Ernsthaftigkeit erkannt wird.

Ich lernte dann meinen Mann kennen, absolvierte erfolgreich die Schule und schaffte sogar ein richtig gutes Abitur (was mich in Nachhinein sehr verwundert), aber es war ein Kraftakt. Zugleich wurde es immer schwerer für mich, die Erkrankung geheimzuhalten. Es war mir sehr unangenehm und peinlich, ein psychisches Problem zu haben, und ich traute mich natürlich nicht, darüber zu sprechen. Eine Methode, wie ich mich aus meinem Leiden befreien konnte, hatte ich bis dahin nicht gefunden. Ich schaffte es, nach außen wie eine Maschine zu funktionieren, spulte den Alltag ab und starb innerlich immer etwas mehr.

Damals schon begann mein Körper, mir durch wiederholt auftretende Krankheiten immer eindringlicher zu signalisieren, daß etwas in mir nicht stimmte und ich bald ein ernsthaftes Problem bekommen würde, wenn ich meine Erkrankung nicht schnellstmöglich angehen und mich der unausweichlichen Wahrheit und ihren Konsequenzen stellen würde.

Ich hatte damals eigentlich ständig Verdauungsstörungen, jede Nacht schlimme Alpträume, so daß ich oftmals nächtelang nur mit eingeschaltetem Licht schlief, hatte jeden Morgen zwischen 3 und 5 Uhr Kreislaufzusammenbrüche und fühlte mich ständig müde und niedergeschlagen. Ich konnte mich über nichts mehr richtig freuen und lebte, als wenn ich außerhalb meines Körpers stünde. Eine körperliche Ursache war nicht zu finden. Alle Untersuchungen, Blutbilder und Tests verliefen negativ, es gab keinen pathologischen Befund für meine Probleme.

Dann brachte mich meine Mutter dazu, mich mit esoterischen Themen zu befassen. Trotz meiner Bemühungen, es vor ihr zu verheimlichen, fühlte sie schon seit längerem, daß ich unsagbar litt. Sie bemühte sich eifrig, alles Erdenkliche zu tun, um mir zu helfen und meine lebensverneinende Einstellung zu korrigieren, obwohl sie natürlich zu dem damaligen Zeitpunkt noch nicht wissen konnte, daß dem ganzen ein krankhaftes Geschehen zugrunde lag. In meiner Verzweiflung griff ich inzwischen nach jedem Strohhalm, denn so konnte mein Leben nicht weitergehen, es war ja gar kein richtiges Leben.

Ich überwand meine anfängliche Abneigung und las erst mit Widerwillen und nur meiner Mutter zuliebe alles über Engel, Lebensweisheiten, Spiritualität usw., was sie mir gab oder ich in die Finger bekam. Dies war für mich, auch wenn ich es damals selbst noch nicht erkannte, der entscheidende Schritt zur Heilung.

Als ich meine Einstellung änderte und versuchte, offen und unvoreingenommen an diese Themen heranzugehen, und immer mehr Gefallen daran fand, diese Philosophien und das Magische in unserer Welt zu studieren, merkte ich, daß ich nicht nur mit meinem Krankheitsbild viel besser umgehen konnte. Ich verstand jetzt auch die Zusammenhänge, warum Menschen überhaupt an Depressionen erkrankten, was die tiefere

Bedeutung war, die hinter diesem Krankheitsbild steckte, und so wurden viele meiner Fragen beantwortet.

Ich begann, mich nicht nur mit psychischen Krankheiten auseinanderzusetzen, ich hatte nun auch endlich Zugang zu Informationen, die mir aus meiner Lebensmüdigkeit halfen. Denn damals befand ich mich in einem zeitweise doch sehr gefährlichen Zustand. Ich empfand das Leben als nicht lebenswert, hatte eine äußerst negative und pessimistische Grundhaltung und war ein sehr trauriger und trübsinniger Mensch.

Natürlich setzte ich mich auch mit Selbstmord auseinander, nur fehlte mir damals Gott sei dank der »Mut«, den letzen Schritt zu tun. Außerdem wurde mir durch mein Studium der Lebensphilosophien alsbald klar, daß auch dies nicht die Lösung für mein Problem wäre, sondern lediglich eine Problemverlagerung darstellen würde.

Die Fragen: Warum leben wir? Steht ein größerer Plan dahinter? Gibt es ein Leben nach dem Tod? Was ist Schicksal? Gibt es für Menschen Hilfe, z. B. Engel? Kann der Mensch sein Leben aktiv mitgestalten? Wenn es einen Gott gibt, warum gibt es dann so viel Elend auf der Welt? – Sie alle beschäftigten mich und drehten sich wie ein Karussell in meinem Kopf herum. Erst als ich dazu überging, mich eingehend mit Spiritualität auseinanderzusetzen, bekam ich Antworten und auch Hilfe. Mit ihr hatte ich endlich den richtigen Strohhalm, nach dem ich immer gesucht hatte. Plötzlich eröffnete sich mir eine ganz andere Welt verbunden mit einer vollkommen anderen Sichtweise, die mir Mut machte, Hoffnung gab und die Ahnung eines Lichtfunkens an meinem Horizont freisetzte.

Da ich nun die Einsicht hatte, hätte ich eigentlich auch durch entsprechendes Verhalten etwas ändern können, aber damals war ich noch nicht so weit. Ich dachte wohl, Gott macht das schon, wenn ich ihn höflich darum bitte, und die Engel sind ja auch noch da. Außerdem hatte ich noch nicht richtig begriffen, was Depression für mich bedeutete, warum sie sich bei mir zeigte und worauf sie mich aufmerksam machen wollte. Neben meinem Wissen fehlte noch die notwendige Verinnerlichung und Umsetzung. Also lebte ich weiter wie bisher, las zwar sehr viel, aber setzte mein Wissen nicht in die Tat um.

Ich begann eine Ausbildung, bei deren Wahl ich auf meinen Verstand und nicht auf mein Herz hörte, lebte ohne mich zu verändern, und die Quittung erhielt ich prompt. Kurz nach meiner Zwischenprüfung wurde ich so krank, daß ich vor Schmerzen nicht wußte, wohin. Mein linker Arm war ein halbes Jahr lang gelähmt, kein Arzt konnte herausfinden, was es war. Ich bekam zudem eine Gastritis und baute körperlich immer mehr ab, schließlich wog ich nur noch 47 Kilo bei 1,68m.

Mir wurde schmerzlich bewußt, daß ich in meinem Leben Grundlegendes ändern mußte, sonst wäre ich verloren. Nach langem Hin und Her entschied ich mich, meine Ausbildung zu beenden und mich erst einmal arbeitslos zu melden. Inzwischen wußten meine Familie und mein Mann um mein Problem, da sich während der Ausbildung mein depressiver Zustand massiv verschlechtert hatte und es mir daher ganz unmöglich war, es noch länger geheimzuhalten. Sie unterstützten mich zum Glück in meiner Entscheidung, zu der ich mich über Wochen hinweg durchquälte. Dazu muß man wissen, daß Entscheidungen zu treffen für Depressive äußerst schwer ist und sie dabei außerdem unter enormem Druck stehen.

Die Untersuchung beim Amtsarzt wegen meiner Arbeitslosigkeit endete dann überraschend. Ich mußte auf die Dame einen so desolaten Eindruck gemacht haben, daß sie mich für zwei Jahre als arbeitsunfähig einstufte. Natürlich war die darauffolgende Zeit wie eine Befreiung für mich gewesen, ich konnte meine Zeit frei einteilen, mußte nicht früh aufstehen und hatte ein recht entspanntes Leben.

Aber dann, langsam, kamen wieder die alten Gedanken hoch. Nun ging ich in die andere Richtung der Depression, nämlich die, die auf Unterforderung beruht, und mein Schatten hatte mich wieder eingeholt. Solange Depression nicht komplett geheilt ist, sucht sie sich immer wieder ihren Weg. Auch das Verändern äußerer Umstände bringt nur vorübergehend eine Besserung mit sich, denn solange das Selbst noch nicht geheilt ist, gibt es keine endgültige Heilung.

Das war mir damals noch nicht so bewußt. Ich dachte, wenn ich meine Lebenssituation verbesserte, dann würde sich auch meine Krankheit verflüchtigen – was natürlich ein Trugschluß war. Schnell fühlte ich mich wieder leer, unnütz, und der Drang in mir, etwas Sinnvolles zu tun, wurde immer stärker.

Also überlegte ich, indem ich mein bis dahin angeeignetes spirituelles Wissen einbezog, was ich denn gern machen würde, wo meine Interessen lagen und welche Tätigkeiten meiner Seele Freude machen würden.

Ich wurde fündig und entschloß mich, ein Studium der Tiertherapie und alternativer Heilmethoden für Tiere zu beginnen. Außerdem begann ich, ehrenamtlich im Tierheim zu helfen und betreute dort fortan zwei Patenhunde.

Es war der Beginn einer Reise zu mir selbst und zu meiner Bestimmung. – Es sollte eine lange Reise werden mit ungeahnten Wendungen.

Parallel zu meinem Tierschutzengagement, durch die anfängliche Hochstimmung getragen und meiner neuen Berufung folgend, startete ich ein Großprojekt und dachte, mit der Errichtung eines Tierheims hätte ich meine Lebensaufgabe gefunden. Aber nach drei Jahren, vielen Behördengängen und trotz beachtlicher Ergebnisse mußte ich, aufgrund von unverständlichem Konkurrenzgebaren und zweifelhaftem Bürokratismus, mein Scheitern akzeptieren.

Wieder fiel ich in ein Loch und in alte Denkmuster und suchte verzweifelt nach dem Sinn meines Lebens. Wieder war es meine Mutter, die mich mit ihrem Enthusiasmus und ihrer Unterstützung aufrecht hielt. Dann, eines Tages, meldeten wir uns für ein Seminar zur Tierkommunikation an. Was als Spaß gedacht war, endete damit, daß bei mir innerhalb von 24 Stunden ungeahnte Fähigkeiten zutage kamen. Ich konnte plötzlich telepathisch mit Tieren kommunizieren und im weiteren Verlauf sogar mit verstorbenen Menschen. Überdies entdeckte ich »zufällig«, daß beim Handauflegen tatsächlich Heilungen stattfanden.

Da ich mich bereits mit spirituellen Themen auseinandergesetzt hatte, war ich zum Glück nicht ganz unbedarft bezüglich dieser Fähigkeiten und konnte sie recht schnell in mein Leben integrieren.

Wieder dachte ich, meine Berufung gefunden zu haben und arbeitete zeitweise wie besessen mit meinen Fähigkeiten. Und wieder wurde ich von einer anfänglichen Begeisterung getragen, die mich glauben ließ, daß mein Schatten nun endgültig bezwungen wäre. Bald schon behandelte ich Menschen, die mit allen möglichen Krankheiten zu mir kamen, unterhielt mich mit Tieren und Verstorbenen. Ich hatte sogar eine komplett depressionsfreie Phase, die ein halbes Jahr anhielt und in der ich hin und wieder für kurze Zeit das Empfinden von innerem Frieden und völligem Glück verspürte.

Allerdings, und dies ließ mich langsam wieder erkennen, daß meine Krankheit noch in mir aktiv war, blieb das Durchbrechen dieser

Fähigkeiten nicht ohne Folgen, und so bekam ich in dieser Zeit immer schlimmere Angstattacken. Sie waren so massiv, daß ich oft bei meinen Eltern übernachtete und panische Angst davor hatte, verrückt zu werden oder in die Psychiatrie zu müssen. Die Angstattacken kamen unverhofft, meist abends oder nachts, so daß ich langsam eine regelrechte Angst vor der Dunkelheit entwickelte. Insbesondere die Willkürlichkeit, mit der diese Schübe kamen, verunsicherten mich mehr und mehr. Ich traute mich kaum noch allein irgendwo hin, war ganz eingeschüchtert und ratlos.

Oft begannen die Anfälle mit einer inneren Unruhe, dann, langsam, beschlich mich große Angst, die mir innerlich die Luft abschnürte, und dann ging es meist recht schnell und hielt manchmal zwei Stunden an. Jedes Mal dachte ich, ich würde sterben, die Kontrolle über mich verlieren und vielleicht etwas Unüberlegtes tun. Währenddessen lag ich meist naßgeschwitzt mit Krämpfen im Bett, rollte meine Hände in die Decke ein, um mich selbst am Aufstehen zu hindern. Ich hatte das Gefühl, wenn ich aufstehe, würde das Kontrollverlust über mich und meinen Körper bedeuten. Es war ein realer Alptraum, und niemand konnte richtig nachvollziehen, was überhaupt mit mir los war, geschweige denn es verstehen.

Erneut bekam ich die Quittung dafür, daß ich mir nie richtig Zeit genommen hatte, an meiner Depression zu arbeiten bzw. sie erst einmal zu heilen, bevor ich mich in andere Unternehmungen stürzte. Die Panikattacken waren nun die Konsequenz daraus, daß ich noch viel Unverarbeitetes mit mir herumschleppte, daß ich wie verrückt arbeitete, mich vollkommen durch die Hilfe an andere auszehrte und ohne das nötige Fachwissen mit Energien herumhantierte.

Ich wurde immer unglücklicher. Durch meine unterschwelligen Depressionen und dem damit verbundenen mangelnden Selbstwert empfand ich mich nie als gut genug bei meiner Arbeit. Ich hielt meine Fähigkeiten für unzulänglich, und meine Selbstkritik fraß mich zusehends auf. Und ich empfand meine Gaben als Fluch und Belastung.

Besonders schwierig waren die Momente, in denen ich wußte, ich würde für eine gewisse Zeitspanne alleine und meine Familie nicht da sein. Allein diese Vorstellung erzeugte schon ein so starkes und beklemmendes Gefühl der Hilflosigkeit, daß sich meine Lage sehr schnell verschlechterte, ich wieder Panikschübe bekam und meine Verzweiflung ins Unermeßliche wuchs. Ich dachte oft, es würde niemals aufhören und ein normales Leben wäre für mich nie mehr möglich, ich konnte mir gar nicht mehr vorstellen, wie es wäre, in den Urlaub zu fahren, ohne mein rettendes und sicherheitsgebendes Zuhause. Ich konnte noch nicht einmal mehr weinen vor lauter Angst und Hoffnungslosigkeit.

Es war eine schlimme Zeit, und meine Gedanken und Gefühle liefen kreuz und quer. Irgendwann kam es dann, wie es kommen mußte. Alles drehte sich nur noch um meine Depressionen und Panikschübe. Ein normales Leben war fast undenkbar geworden. Ich wandte mich enttäuscht und desillusioniert von meinen Gaben ab, hörte ganz auf zu arbeiten und harrte ziemlich verbittert und planlos der Dinge, die nun kommen würden. Nach einer kurzen Phase der tiefen Lethargie begann sich in mir jedoch wieder mein Kampfgeist zu regen. Ich fing buchstäblich wieder bei Null an.

Ich hinterfragte noch einmal alles Bisherige, versuchte im Zurückliegenden meine Fehler zu finden, warum ich immer wieder Rückfälle hatte, und grübelte so lange, bis ich endlich einsah, daß ich erst einmal mich selbst heilen mußte und sowohl körperlich als auch seelisch ein stabiles Fundament brauchte, auf dem ich aufbauen könnte, bevor ich irgendwelchen Tätigkeiten nachging. Ich erkannte, daß, ganz gleich, was immer ich arbeiten würde, welche Fähigkeiten auch immer ich haben würde, es mich niemals zur Zufriedenheit und innerem Frieden führen würde, solange ich diese Krankheit mit mir herumschleppte. Mit dieser gewonnenen Klarheit begann für mich ein weiterer langer Weg, der ausschließlich meiner Gesundung gewidmet war.

Ich las und lernte über so ziemlich alle esoterischen Themen, die es gibt, eignete mir medizinisches Fachwissen an, probierte unzählige Methoden aus, besuchte Seminare, Vorträge, machte Rückführungen, Aufstellungen, Channel-Sitzungen, ließ mich von Heilern behandeln – versuchte und suchte. Stets half es eine gewisse Zeit, aber dann fiel ich immer wieder in mein altes Problem zurück, durchlebte Phasen, in denen ich nicht mehr konnte und mein Heil im Aufgeben sah. Ich schimpfte auf Gott so viele Male, daß es ein Wunder ist, daß »er« heute noch mit mir redet, teilweise verstieß ich »ihn« vor Gram und Zorn regelrecht aus meinem Leben, was mich allerdings noch wütender machte, weil ich ja inzwischen wußte, daß es unmöglich ist, Gott aus seinem Leben zu verbannen.

Ich drehte mich viele Male im Kreis; und die Tatsache, daß ich alleine war und es auch alleine schaffen mußte, ließ in mir oft Panik aufsteigen. Ich war es gewöhnt, beschützt und umsorgt zu werden, merkte aber bei den schweren Depressionsschüben und Angstattacken, daß mir niemand anderes wirklich helfen konnte und ich selbst in Gesellschaft von vielen Menschen in letzter Konsequenz mit mir ganz allein war. Das ist insbesondere bei Panikattacken ein schlimmes Gefühl. Obwohl jemand, den du liebst, neben dir sitzt und deine Hand hält, läßt die Todesangst nicht nach, und du kannst, während du glaubst, an deinem Gedanken- und Gefühlschaos zu ersticken, keine rettende Verbindung zu der helfenden Person herstellen. Du bist ganz auf dich selbst zurückgeworfen.

Ebenso nagte immer wieder diese unbeschreibliche innere Wut an mir. Sie fühlte sich an, als ob ich innerlich zerbersten würde und nur das Platzen endlich Luft zum Atmen verschaffen könnte. Sie resultierte aus meinem Empfinden, keine Wahl zu haben, mich dem Leben stellen zu müssen, zu akzeptieren, daß keine Mitleidsmasche fruchten, mir kein Wunder aus heiterem Himmel widerfahren würde, welches mir Heilung bringt, und daß Gott sich schwerlich erpressen läßt. Immer wieder tauchten dann die gleichen Gedanken auf, die mich all die Jahre begleitet hatten. Ich war der festen Überzeugung, daß das Leben gemein zu mir war, ich wollte mich dem Leben entziehen, bekräftigte fortwährend, daß ich keine Lust mehr darauf hätte, und empfand mich als ganz und gar bedauernswert.

Natürlich stellte ich mir in den schwierigen Phasen oft ganz grundlegende Fragen. Wäre ich mit Tabletten schneller wieder gesund und glücklich? Ist es falsch zu glauben, daß ich es auch ohne Tabletten schaffen könnte? Könnte ich es mir nicht auch viel einfacher machen? Muß ich nun mein ganzes Leben diese schwere Arbeit an mir vollbringen, um halbwegs beschwerdefrei zu sein?

Diese Zweifel wogen schwer und erdrückten mich fast. Sie machten letztlich nur noch mehr Angst und nahmen jegliche Hoffnung, sie laugten mich aus und raubten mir das letzte bißchen Kraft, das ich mir mühsam erarbeitet hatte. Ebenso schwer war es immer, bei Rückfällen die mit den Depressionen einhergehende Destruktivität im Denken zu durchbrechen. Meist brauchte ich erst einmal zwei bis drei Tage, um einen Anlauf zu starten. Stark ausgeprägt waren bei mir Begleiterscheinungen wie extreme Lustlosigkeit und absolute Lebensmüdigkeit.

Ich wollte eigentlich nur schlafen, fühlte mich den ganzen Tag über wie gerädert und versuchte, mich mit irgendwelchen banalen Dingen abzulenken. Dann nach etwa zwei Tagen ging es langsam wieder aufwärts, so daß ich unter Aufbietung all meiner Kräfte und mit einem für mich enormem Maß an Selbstdisziplin begann, gegen diese Empfindungen anzugehen. Aufgrund der Beobachterrolle, die ich nun immer öfter einzunehmen versuchte, kam zu diesen anstrengenden und belastenden Empfindungen nun noch mein eigenes Urteil über mich hinzu.

Ich ärgerte mich über mich selbst, wenn ich wieder schlecht gelaunt war. Ich fühlte mich schuldig, weil ich mein Umfeld so belastete. Ich fing immer wieder an, mich als Opfer zu sehen, und empfand es als entsetzlich, so schwach und ausgeliefert zu sein. Es war schwierig, dann Verständnis und Akzeptanz für mich zu empfinden, geschweige denn Liebe. Diese entwickelte sich erst mit der Zeit, als ich lernte, ehrlich anzuerkennen, was ich bis dahin geschafft hatte.

Immer wieder versuchte ich, in mich hineinzufühlen. Ich begann nachzuforschen, wo die Beweggründe versteckt lagen, was meine Grundproblematik und was meine typischen Denkweisen waren und begann dann, gezielt mit meinem erworbenen Wissen zu arbeiten. Bei allem, was ich tat, hielt ich immer die Vision vor meinem geistigen Auge aufrecht, wie ich sein möchte – glücklich und zufrieden.

Als erstes erarbeitete ich mir einen Plan mit Übungen und Techniken, von denen ich wußte oder annahm, daß sie mir helfen konnten, und ich bemühte mich, diesen Plan täglich auszuführen. Inzwischen wußte ich durch die jahrelangen Versuche, was mir wirklich half, was für mich wichtig war und mir guttat. Besonders spürbare Fortschritte erzielte ich dabei mit der Klopfmethode MET und dem meditativen Bewegungstraining.

Ich trainierte täglich Tai Chi und Qi Gong und empfand vor allem Dehnübungen, die dem Yoga entstammten, als sehr wohltuend, da mein Körper mit den Jahren sehr verspannt geworden war. Ich nahm mir jede meiner Ängste und Blockaden vor, jedes Denk- und Verhaltensmuster wurde gründlich überprüft. Ich lernte mich immer besser kennen und übte Selbstreflektion bis zur Erschöpfung. Nichts ließ ich unbeantwortet, las mich quer durch die komplette Weisheitsliteratur, und langsam kristallisierte sich immer mehr heraus, wie ich meinem Schatten entgegentreten und ihn ins Licht holen konnte.

Mein Weg, wie ich zur Heilung gelangen konnte, wurde immer deutlicher, und ich entdeckte immer bessere Methoden, die mir halfen, wieder zurück in mein Leben zu finden. Ich klopfte, bis meine Fingerspitzen taub waren. Zu Beginn war es natürlich sehr schwer, und oft hatte ich das Gefühl, ich würde gegen eine Macht ankämpfen, die stärker war als ich und der ich nachgeben müsse. Aber ich überließ meinem inneren Schweinehund nicht das Feld. Auch aufgrund einer gehörigen Portion Trotz habe ich ihm immer wieder den Kampf angesagt.

Die schwersten Herausforderungen, da sie auch die eigentlichen Grundthemen für mich darstellten, weshalb ich an Depressionen erkrankte, waren die Auseinandersetzung mit der Sterblichkeit und das Aussöhnen mit dem Leben ganz allgemein.

Aus einer anfänglichen Anziehung entwickelte sich durch die Panikattacken eine über die Jahre stetig wachsende Angst vor dem Tod, die andauernd gegenwärtig war. Und so surreal sie eigentlich war, so belastend war sie für mich. Durch diese Konfrontation mit meiner Urangst trafen mich die Panikschübe immer mit voller Wucht und ließen mich nach dem Abklingen nicht selten mit Todesangst erfüllt zurück.

Die Konfrontation mit dem Leben war das zweite große Thema für mich. Nicht umsonst gibt es den Spruch: Hast du Angst vor dem Tod, dann hast du auch Angst vor dem Leben.

Das Leben war lange Zeit ein Feind für mich, dem ich mit Jähzorn, Verbitterung, Zynismus und Kälte entgegentrat. Ich konnte nichts finden, was gut daran war. Die vielen negativen Dinge und Ungerechtigkeiten nährten meinen Weltschmerz stetig und ließen ihn manchmal unerträglich werden. Ich stand dem ganzen Leid und den Grausamkeiten, die Menschen begingen, fassungslos gegenüber und war zusätzlich geprägt von meinem eigenen Leid. So klang es in meinen Ohren wie eine Farce, wenn jemand ernsthaft behauptete, das Leben sei schön.

Diese Einstellung stieß bei mir auf völliges Unverständnis. Wie konnte man etwas, das nur Leid, Schmerzen und Verletzung mit sich brachte, lieben? Etwas, das mit so einer unbeschreiblichen Willkür zuschlägt und jede kleine Sicherheit als Illusion entlarvte? Durch meine jahrelange ehrenamtliche Arbeit im Tierheim und aufgrund meiner Fähigkeiten, hatte ich zudem so viel Elend und Entsetzliches mitbekommen, daß es mir zeitweise fast das Herz brach. Dies hatte wiederum zur Folge, daß ich, um den Schmerz nicht fühlen zu müssen, innerlich erkaltete und mich gegen alles abschottete, was an Emotionen an mich heran und in mir hoch kam.

Es war mir vieles unverständlich. Für mich war der Mensch ein Spielball, der irgendwie versuchte, durch alle Schicksalsschläge einigermaßen unversehrt hindurchzukommen. Trotz der langen Zeit, die ich mich schon mit Lebensweisheiten beschäftigte, und obwohl ich langsam den Sinn hinter unserem Dasein erkannte und mir eine spirituelle Sichtweise aneignete, fiel es mir schwer, das Leben als Freund anzunehmen. Mein Urvertrauen war so stark erschüttert, daß es jahrelanger Arbeit bedurfte, bis auch ich das erste Mal sagen konnte: Ich liebe das Leben!

Aber da mir selbst zunehmend bewußt wurde, wie ich mich verändert hatte und wie gefühlskalt ich mit der Zeit geworden war, faßte ich den immer dringlicheren Entschluß, wieder ich selbst zu werden, fühlen zu können und mein Herz zu öffnen. Besonders hilfreich bei der Bearbeitung meiner Urängste war die gewonnene Einsicht, daß wir das Schicksal vielleicht nicht immer beeinflussen, wohl aber unseren Umgang mit dem, was es uns bringt, selbst bestimmen können; daß wir aus Fehlern, Krankheit usw. lernen können und sollen; daß wir mit unseren Taten und Gedanken großen Einfluß auf unser Leben haben; daß das Leben nach dem Tod weitergeht; daß alles im Leben Intervallen folgt und sich verändert – nach schweren Phasen zwangsläufig auch wieder gute Zeiten kommen; und daß wir nichts als unabänderlich hinnehmen müssen und vieles mehr.

Der Prozeß war ein langer, aber ich merkte immer mehr, daß die Lebensenergie wieder in meinen Körper zurückströmte. Zunehmend wurden die Schübe seltener. Ich konnte länger an meinen Überzeugungen festhalten und wußte mit zunehmender Gewißheit, daß es möglich war, mich vollkommen ohne Medikamente zu heilen. Mein Kampfgeist wurde immer ausgeprägter. Ich wollte mir mein Leben nicht wegnehmen lassen. Ich beharrte auf meinem angestammten Recht, ein glücklicher und zufriedener Mensch zu sein.

Meine Überzeugung wuchs, daß ich es schaffen konnte.

Erst begann ich, mich über kleine Dinge zu freuen, den Sonnenaufgang, Schnee und Regen, Blumenwiesen und Essen. Ich begann mich über Geschenke zu freuen, über schönes Wetter und konnte endlich wieder richtig essen. Dann waren die Panikattacken plötzlich verschwunden, und ich konnte der Nacht angstfrei begegnen. Ich machte kleine Termine und war davon nicht mehr gestreßt.

Ich freute mich auf Ausflüge und sah wieder die vielen schönen Dinge, die das Leben zu etwas Besonderem machen. Ja ich konnte sogar ernsthaft von mir behaupten, daß ich das Leben liebte. Ich machte regelmäßig die Übungen, arbeitete gewissenhaft an mir und meinem Denken. Ich stellte mich den Ängsten ganz bewußt und fing wieder an, mir über meinen Lebenssinn und meine Berufung Gedanken zu machen. Ich mußte lernen, einfach mal loszulassen, meinem chronischen Kontrollzwang Einhalt zu gebieten und mit dem Lebensfluß mitzuschwimmen.

Dies war für mich mit das Schwierigste, denn durch mein mangelndes Vertrauen ins Leben fiel es mir natürlich sehr schwer, den Dingen einfach ihren Lauf zu lassen und zu akzeptieren, daß bestimmte Dinge nicht so oder in der von mir gewünschten Zeit funktionierten. Immer mehr wurde mir bewußt, daß es nur möglich ist, ein glückliches Leben zu führen, wenn man selbst gefestigt ist und eine entsprechende geistige Basis hat. Endlich wußte ich, was die weisen Menschen meinten, wenn sie von innerem Frieden und Gelassenheit sprachen, und warum sie immer wieder die Wichtigkeit und Notwendigkeit der Achtsamkeit betonten.

Es war wie ein Aufatmen, der Beginn eines neuen Lebens. Ich fühlte mich, als wenn riesige Felsbrocken von meinem Herzen abfielen, und in mir erwachte ein unbändiger Lebenshunger. Ich übte mich darin, stets mit der Aufmerksamkeit bei meinem Inneren zu bleiben, überprüfte fortwährend meine Gedanken und Überlegungen und war so auf mein inneres Wohlbefinden konzentriert, daß ich aufhörte, mich, wie früher, ständig durch äußere Umstände ablenken zu lassen und mich mit ihnen zu beschäftigen. Dies hatte zur Folge, daß mich stressige Situationen oder schwierige Menschen nun nicht mehr aufregten und ich meine innere Ruhe beibehalten konnte.

Das Empfinden von innerem Frieden und entspanntem Dasein läßt sich kaum in Worte fassen. Es war so unglaublich schön, befreiend und hatte etwas Magisches. Und heute nun gibt es für mich nichts Schöneres als zu leben. Ich schätze meinen Körper und achte gut auf ihn. Ich habe wieder Vertrauen zu ihm und zu meiner Kraft, ich erkenne überall schöne Dinge, die den Alltag zu etwas Besonderem machen, und ich liebe gutes Essen.

Jeden Abend beim Schlafengehen fühle ich eine enorme Erleichterung und eine innere Freude, denn ich weiß, daß ich gut schlafen werde, keine Angst mehr bekomme und den nächsten Tag mit Neugierde erwarte. Alles das, was ich immer tun wollte oder mir Spaß macht, versuche ich ohne Umschweife in die Tat umzusetzen. Ich habe Freude an vielerlei Aktivitäten und vertage nun mein Leben nicht mehr. Meine Prioritäten haben sich verschoben und lassen mich über vieles anders denken.

Viele Dinge, die andere Menschen als selbstverständlich ansehen oder vielleicht auch gar nicht mehr wahrnehmen, genieße ich, als wären sie ganz besonders und neu. Jeder Augenblick, in dem ich frei atmen kann, mich wohlfühle und spüre, daß die Dunkelheit jetzt endgültig hinter mir liegt, läßt in mir ein tiefes Dankbarkeitsgefühl aufsteigen. Beschwerdefrei und gesund zu sein, zu wissen, daß ich tatsächlich neu anfangen kann, begleitet von einer tiefen Lebenseinsicht, läßt in mir ein Gefühl entstehen, welches ich kaum beschreiben kann.

Ich habe meinen Platz gefunden und bin doch gleichzeitig immer noch auf der Suche, aber dies viel entspannter und optimistischer als jemals zuvor. Angst und Sorgen sind einer Gewißheit und Hoffnung gewichen, und das jetzt vorhandene Vertrauen ins Leben verleiht mir große Kraft. Es gibt kein festes Planen mehr, kein Vorschreiben, wie Ereignisse eintreten sollen, keine ans Leben gestellten Bedingungen und kein Hadern mit dem Schicksal. Jetzt bin ich einfach nur offen für das, was kommt, ich nehme es an, gleich wie es kommt, und ich habe Vertrauen, daß das, was kommt, gut für mich ist.

Wenn ich meine Lebensgeschichte Revue passieren lasse, beschleicht mich manchmal ein zwiespältiges Gefühl. Natürlich fragt man sich immer mal wieder, warum der Lebensweg so verlaufen mußte und man mit so vielen Unwägbarkeiten und Belastungen zu kämpfen hatte. Und ich wundere mich auch, daß ich das alles geschafft habe und nicht an den jahrelangen Krisen und den vielen Momenten voller Schmerz zerbrochen bin. Es ist erstaunlich, was man als Mensch alles erträgt und wie viel Stärke man aufbringen kann.

Aber letztlich erfüllt mein bisheriges Leben mich auch mit großem Stolz und gibt mir enorme Kraft, denn ich habe etwas geschafft, was nicht viele gemeistert haben. Ich habe mich durchgebissen, ohne meiner Schwäche das Feld zu überlassen, ohne mein Heil in unterdrückenden Mitteln zu suchen oder dem immer wieder vernommenen Ruf nach Aufgabe nachzugeben.

Wie man an meiner Erzählung bestimmt schon gemerkt hat, bin ich ein Mensch, der mehrere Dämpfer und Rüffel braucht, um dranzubleiben, und sich manchmal sehr schwer damit tut, gewonnene Einsichten auch umzusetzen. Ich konnte gar nicht alle Rückschläge, Krisen und Aufrapplungsversuche dokumentieren, aber ich denke, es ist deutlich geworden, was für ein langer Kampf es war. Dies soll dich aber nun nicht entmutigen!

Vielmehr soll es dir zeigen, daß auch ein Mensch, bei dem die Tugend der Selbstdisziplin nur ansatzweise vorhanden war, es schaffen konnte. Und es soll dir klarmachen, daß jeder Heilungsweg immer auch mit Rückschritten verbunden ist. Niemals aufzugeben, ist eines der wichtigsten Attribute und sollte für jeden Betroffenen zum Leitsatz werden. Wenn ich es geschafft habe, mich durchzubeißen, dann schaffst du das auch.

Nur der ein wirklich glückliches und wahrhaftiges Leben führt, wer Licht und Schatten kennt.

Depressionen

Depression ist der nicht mehr zu unterdrückende Schmerz über den eigenen Selbstverlust!
Arthur Miller

Wenden wir uns nun der näheren Erklärung des Krankheitsbildes Depression zu. Zu Beginn werde ich allgemeine und dann medizinisch fachliche Ausführungen machen sowie im Anschluß daran meine eigenen Überzeugung einbringen, was Depression überhaupt ist, warum man sie hat und was das Krankheitsbild bedeutet. So entsteht ein umfassendes Profil von der Krankheit, und jeder Betroffene kann sich wiederfinden und die für sich interessanten Informationen herausfiltern.

Besonders präzise umschreibt der Begriff »Hölle« diese Krankheit. Damit ist der Zustand, in dem sich der Erkrankte befindet, am treffendsten beschrieben. Das Erleben der Depression ist für den Menschen deshalb so schlimm, weil er über das innere Wissen verfügt, wer er sein könnte, und erfahren muß, daß er es nicht leben kann. Es ist wie ein Sog in eine dunkle Tiefe, wo man den Boden nicht sieht. Jedwede positive Emotion ist verschwunden, alles erscheint nur noch grau und trist. Man lebt in einem Raum, in dem es keinen Lichtschalter gibt, und alles, was draußen passiert, wird nur noch vage wahrgenommen.

Es existiert entweder keinerlei Gefühls- oder Erlebniswelt mehr, sozusagen eine gefühlte Gefühllosigkeit, oder es sind ausschließlich bedrückende, pessimistische und verzweifelte Empfindungen. Man wünschte, man wäre tot, ist es aber nicht; man möchte eigentlich leben, kann dies aber nicht. Diese Krankheit ist wie ein bleierner Umhang, der den Menschen mit seiner Schwere in die Knie zwingt, ihn jeglicher Hoffnung und Zuversicht beraubt und seine Einstellung zum Leben ins abgrundtief Negative zieht, so daß nichts mehr auch nur ansatzweise einen Sinn zu ergeben scheint.

Da sich aber Nichtbetroffene mit diesen Aussagen etwas schwertun dürften und sie natürlich viel zu oberflächlich und allgemein sind, nähern wir uns der Definition erst einmal ganz pragmatisch und lassen als Einstieg die Fakten und Zahlen für sich sprechen. Depression gilt weltweit als teuerste, tödlichste und gefährlichste Krankheit und gehört gleichzeitig zu den häufigsten seelischen Störungen.

Als psychisches Leiden steht sie als Todesursache an vierter Stelle weltweit, und die EU-Kommission schätzt, daß etwa ein Viertel der Europäer seelisch krank und behandlungsbedürftig ist. Nach einem Bericht der World Health Organisation wird Depression bis zum Jahr 2020 weltweit an zweiter Stelle der tödlichen Erkrankungen stehen. In Deutschland sind Schätzungen zufolge 30 % der Schüler und 40 % der Studenten neurotisch und ebenfalls 40 % aller Erwachsenen haben psychisch bedingte Gesundheitsstörungen, bei jüngeren Betroffenen hat sich die Anzahl in den letzten 10 Jahren verdoppelt. Laut Statistik gibt es etwa 4 Mio. depressiv Kranke in Deutschland, weitere 10 Millionen werden bis zum 65. Lebensjahr eine Depression erlitten haben.

Die Dunkelziffer ist jedoch weitaus höher, da viele Betroffene gar nicht wissen, daß hinter ihren gesundheitlichen Problemen eine Depression steckt (larvierte Depression), viele es nicht wahrhaben wollen (Sissi-Syndrom) und sich wieder andere gar nicht erst trauen, zu einem Arzt zu gehen. Man geht davon aus, daß bei jedem zweiten die Erkrankung nicht erkannt wird.

Es ist schwierig, eine korrekte Einteilung der verschiedenen Depressionsformen vorzunehmen, weil sich hier die Fachwelt selbst uneins ist. Lange gab es eine Einteilung in psychogene (rein seelisch bedingt, durch psychosoziale Belastung und Lebensereignisse), endogene (biologische Ursache) und die somatogene Depression (durch Krankheit entstanden). Da man aber feststellte, daß Aspekte aller drei Einteilungen letztlich bei fast allen Verlaufsformen eine Rolle spielen und man die Abgrenzung gar nicht so genau setzen kann, wurde eine neue Klassifikation vorgenommen und auch die Terminologie verändert.

Dem Betroffenen ist es in der Regel ziemlich egal, wie genau sich die Form der Depression nennt, unter der er leidet, aber der Vollständigkeit halber sei hier den medizinischen Ergebnissen Rechnung getragen.

Alte Einteilung	Neue Einteilung
Endogene Depression unipolar	Leichte, mittlere oder schwere depressive Episode/rezidivierende depressive Episode
Endogene Depression, Bipolar (Manie)	Bipolar affektive Störung
Depressive Neurose	Dysthymie, Depressive Störung mind. 2 Jahre lang, jedoch mit Pausen dazwischen
Reaktive (psychogene) Depression	Anpassungsstörung

Die neue Einteilung erfolgt nun weniger nach dem Gesichtspunkt der – medizinisch angenommenen – Ursache, sondern vielmehr nach der Art und Verlaufsform. Es wird also nicht mehr zuerst hinterfragt, welche Ursache zugrunde liegt, sondern ob es sich um

- eine leichte, mittlere oder schwere depressive Episode handelt;
- eine Dysthymie, bei der der Betroffene zwar immer wieder Ruhephasen zwischen den Schüben hat, der Verlauf jedoch wesentlich länger ist;
- eine Anpassungsstörung als Reaktion auf ein traumatisches Ereignis in der Lebensgeschichte oder
- um eine bipolare Störung, also einer Manie, bei der nicht nur das Empfinden von Leere, Sinnlosigkeit und Niedergedrücktheit vorherrscht, sondern sich mit extremen Hochstimmungen abwechselt, in denen der Betroffene augenscheinlich voll unbegrenzter Energie und Tatkraft ist.

Grundsätzlich ist es fraglich, ob diese Einteilungen überhaupt Sinn machen, da das Wesentliche nicht erkannt wird. Denn durch welche Umstände auch immer eine Depression hervorgerufen wird, sei es durch anhaltende Streßfaktoren, einen Schicksalsschlag (Verlust eines geliebten Menschen, Ende einer Beziehung, Verlust des Arbeitsplatzes, finanzielle Ausweglosigkeit) oder durch ein vorausgehendes Krankheitsgeschehen im Körper, immer sind dies nur Auslöser.

Die eigentliche Ursache der Depression wird man nie im Außen finden, sondern immer nur im Inneren. Und damit ist nicht das Körperinnere gemeint, sondern der geistig-seelische Bereich. Der menschliche Geist mit seinen Gedanken und Glaubenssätzen und die Seele mit ihren Bedürfnissen und ihrer Ausdrucksform, den Gefühlen, sind, wenn sie nicht in entsprechender Weise kontrolliert, korrigiert sowie zum Ausdruck gebracht und gelebt werden, die Urheber für jegliche Form von Krankheit. Läßt der Mensch seinen mentalen Aspekt unbeaufsichtigt walten oder unterdrückt er seinen seelischen, emotionalen Aspekt, entsteht eine Disharmonie, die alle drei Ebenen des Menschen (Geist, Seele, Körper) beeinträchtigt und aus der Erkrankungen wie die Depression resultieren.

So stellen der Geist und die Seele, unterdrückt, unterschätzt oder mißachtet man sie, nicht nur den Ausgangspunkt für etwaige Unpäßlichkeiten dar, in ihnen liegt auch wiederum der Schlüssel zur Heilung. Diesen findet man nicht bei einer Erhöhung des Serotonins, auf der neuen Arbeitsstelle, in den Psychopharmaka oder der neuen geliebten Person, er liegt nur in dir selbst. Hermann Hesse gelangte zu dieser Erkenntnis bereits beim Schreiben seiner Erzählung Siddhartha: »Die Lösung muß immer innen liegen!« Trotzdem wollen wir uns erst einmal der schulmedizinischen Betrachtungsweise nähern, um alle Aspekte zu berücksichtigen.

Als typische Symptomatik für eine Depression gelten
- Energiemangel,
- Antriebslosigkeit,
- Stimmungstiefs,
- mangelnde Lebensfreude,
- permanente negative Lebenseinstellung,
- fehlende Begeisterungsfähigkeit,
- Schlafstörungen,
- verringerter Sexualtrieb,
- vorübergehende, aber wiederkehrende Traurigkeit,

- Verdauungsstörungen,
- Appetitmangel,
- Eßsucht,
- Kopfschmerzen,
- ständige Grübeleien,
- alles negativ betrachten,
- fehlendes Selbstwertgefühl in Verbindung mit Schuldgefühlen.

Manchmal gehen auch Angstgefühle mit Symptomen einher, die sich in nervöser Unruhe, Zittern, Herzrasen äußern. Die Stärke der Symptome wechselt mit der Tageszeit, wobei man allerdings nicht spezifizieren kann, wann welche Depressionsform am stärksten auftritt.

Manche Betroffene fühlen sich morgens schon sehr depressiv und matt, andere wiederum fallen erst gegen Abend in ein tiefes Loch. Bei mir war es so, daß es sich im Laufe der Zeit immer mal wieder verändert hat. Es fand öfter ein Wechsel statt, mal fühlte ich mich morgens bereits sehr schlecht, dann wieder monatelang abends oder nachts. Oft ist es aber so, daß die Intensität der depressiven Phase tagsüber erträglicher ist.

Zu den Symptomen ist zu sagen, daß man sehr genau hinschauen muß, ob bei einer gelegentlichen Traurigkeit oder Melancholie bereits eine depressive Verstimmung vorliegt. Für eine zweifelsfreie Diagnose sollten schon einige der aufgelisteten Symptome zutreffen und diese dann auch über einen längeren Zeitraum fortbestehen.

Hier gilt es, sehr vorsichtig und genau hinzuschauen, denn nicht bei allen Verstimmungen und melancholischen Perioden liegt sogleich eine depressive Erkrankung vor. Nur weil man nach dem Verlust eines geliebten Menschen eine längere Trauerphase durchmacht, ist damit noch lange keine Depression indiziert. Denn dies stellt eine vollkommen normale und auch gesunde Reaktion dar. Ebenso ist Trauer, Melancholie und Niedergedrücktsein bei kranken oder schwerkranken Menschen vollkommen verständlich und eine normale Gemütserscheinung.

Sie haben aufgrund ihrer körperlichen Verfassung auch guten Grund dazu und ein Recht darauf, ihre Traurigkeit auszuleben und sie durch Glauben, Güte, Reife und Selbsterkenntnis zu überwinden. Nicht immer ist diese phasenweise negative Grundeinstellung gleichbedeutend mit einer tatsächlichen Depression.

Daher gilt erhöhte Vorsicht und Sensibilität, will man eine exakte Diagnose stellen. Diese zu normalen Gemütsschwankungen nicht immer klar abzugrenzende Symptomatik ist auch der Grund, weshalb sich viele Ärzte mit dem Erkennen der Depression schwertun. Jeder Mensch hat mal schlechte Tage, ist nach einer Kündigung niedergeschlagen, vielleicht auch verzweifelt und braucht im Falle eines Verlusts eine gewisse, auch mal länger andauernde Trauerzeit.

Das Augenmerk sollte dann aber darauf liegen, ob dieser Mensch sich nach einer gewissen Zeit wieder aufrappelt und weitermacht, sein Leben also wieder angeht, oder ob er sich vollkommen in Negativität und Sinnlosigkeit verliert.

Auch sollte einer Diagnose immer eine medizinische Untersuchung vorausgehen, um sicherzustellen, daß den körperlichen Symptomen (Kopfschmerzen, Verdauungsstörungen usw.) keine ernsthafte Krankheit (z. B. Schilddrüsenfehlfunktion, Tumor) zugrunde liegt. Hierbei ist die Sachkenntnis des Arztes gefragt, der unterscheiden muß zwischen einem der Depression vorausgehenden pathologischen Geschehen oder einer durch die Depression erst entstandenen Erkrankung (wie dies z. B. oft bei Verdauungsbeschwerden, Kopfschmerzen, Magengeschwüren, Morbus Crohn usw. der Fall ist).

Hinsichtlich der Entstehung der Depression ist sich die Fachwelt insoweit einig, als daß sie heute von einer multifaktoriellen Ätiopathogenese spricht, d. h. also, von einer Reihe sich wechselseitig beeinflussender Ursachen ausgeht. Dabei liegt der Schwerpunkt der Krankheitsbetrachtung in der Schulmedizin leider immer noch auf dem körperlichen Geschehen und weniger im persönlichen Bereich.

So werden folgende Faktoren als maßgeblich am Krankheitsgeschehen beteiligt angesehen:
- genetische Disposition,
- soziale Umwelt,
- Art und Dauer des psychosozialen Streß,
- organische und neurobiologische Krankheiten.

Obwohl diese Faktoren gemeinhin als eindeutige und angeblich erwiesene Depressionsverursacher gelten, können sie einer genaueren

Betrachtung und Überprüfung nicht standhalten, wie ich nachfolgend noch erörtern werde. Viel zu wenig Beachtung wird der meiner Meinung nach eigentlichen Ursache, nämlich der Persönlichkeitsstruktur des jeweiligen Menschen geschenkt. Sie umfaßt das Seelenleben, die Gedankenwelt und die eingefahrenen Glaubensmuster sowie die Stärken und Schwächen und bildet die Grundlage. Je nachdem, wie stabil diese Grundlage ist, ermöglicht sie das Einwirken der äußeren Einflüsse, mit denen der Menschen konfrontiert wird, und lenkt ihn entweder in positiv stärkende oder aber in negativ schwächende Bahnen.

Genau dort ist die eigentliche Lösung zu finden, und auch nur an dieser Basis greift der Heilungsansatz und bewirkt Veränderung. Denn Fakt ist: Neigt ein Mensch zur Depression, wird es ihm langfristig (!) nicht helfen, für einige Monate sein Streßpensum herunterzufahren, seine akute Krankheit zu heilen, die Arbeitsstelle zu wechseln oder »Glückspillen« einzunehmen. Solange er sich selbst nicht verändert, seinen Bezug zur Außenwelt überprüft und seine Lebenseinstellung korrigiert, wird ihn das Leben mit seinen Überraschungen immer wieder in Situationen bringen, in denen er depressive Verstimmungen erlebt.

Aber wenden wir uns nun erst einmal den einzelnen schulmedizinischen Theorien zu, die als Auslöser von Depressionen angesehen werden.

Hier sind einige Erkrankungen aufgeführt, die nachweislich die Entstehung einer Depression begünstigen können bzw. auslösen sollen:
- Schilddrüsenüberfunktion,
- Epilepsie,
- Multiple Sklerose,
- Morbus Parkinson,
- Alzheimer,
- Stoffwechselerkrankungen (Diabetes),
- hormonelle Veränderungen (Klimakterium),
- Tumore,
- Calcium- und Magnesium-Mangel,
- Mitralklappenprolaps,
- Prämenstruelles Syndrom.

Was die Theorie, daß ein krankhaftes Geschehen im Körper Depressionen verursacht, als zweifelhaft erscheinen läßt, ist die Tatsache, daß viele Menschen, die unter diesen Krankheiten leiden, trotz aller Schwere und Belastung nicht an Depressionen erkranken. Somit können sie also lediglich als begünstigend eingestuft werden, jedoch nicht als Ursache. Die These, daß Depression auch aus einer erblichen Veranlagung heraus entstehen könnte, ist durch eine Untersuchung genährt worden, die aufzeigt, daß bei depressiven Menschen das Gen SERT (ist an der Bereitstellung des Botenstoffs Serotonin beteiligt), welches auf dem 17. Chromosom liegt, in einer verkürzten Form existiert.

Diese Theorie der genetischen Disposition soll von der Tatsache untermauert werden, daß schon Kinder im Alter von drei Monaten an Depression erkranken, insbesondere eben Kinder von depressiven Müttern. Meist zeigt sich die Depression bei diesen Kindern in Form sogenannter »Gedeihstörungen«, wie z. B. Bettnässen, Reizbarkeit, Schlafstörungen, Eßprobleme usw. Interessant hierbei ist die auf weiteren Untersuchungen beruhende Feststellung der Ärzte, daß, sobald der depressiven Mutter Heilung ermöglicht wird, das Kind automatisch auch geheilt ist. Hier beißt sich die Medizin in ihren eigenen »Forschungsschwanz«. Denn wenn diese Krankheit vererbbar wäre, dann würden die Kinder, die ja dieses Gen in sich tragen, weiter an Depressionen leiden, unabhängig vom Gesundheitszustand ihrer Mutter.

Mit dieser Feststellung stellt sich die Schulmedizin also selbst ein Bein, da sie bisher keine Erklärung für die Depression gefunden hat. Mit einer spirituellen Sichtweise erscheint dieses »Phänomen« allerdings durchaus logisch und erklärbar.

Zudem, und das läßt die Gen-Theorie ebenfalls wacklig werden, gibt es auch Menschen mit diesem verkürzten Gen, die jedoch nachweislich in keiner Weise eine Neigung zur Depression haben. Dieser Ansatz ist also nicht nur fragwürdig, sondern wird zudem von anderen Forschungsergebnissen aus den eigenen Reihen torpediert, die wiederum Gene in den Chromosomen 4, 5, 6, 11, 12, 18, 22 sowie dem X Chromosom für die Entstehung der Depression verantwortlich machen wollen. Es ist anzunehmen, daß bei diesem munteren Chromosomen-Gene-Raten noch einiges an »erstaunlichen« Entdeckungen auf uns zukommt, die, das wage ich vorwegzunehmen, jedoch nichts an der Tatsache ändern werden, daß hier an falscher Stelle gegraben wird.

Eine andere, zu Recht ebenfalls zurückhaltend vorgebrachte Theorie besagt, daß Depression durch ein stagnierendes Wachstum der Gehirnzellen hervorgerufen werden könnte. Jedoch fehlen für diese Annahme entsprechende Untersuchungen und eindeutige Beweise.

Die dritte und populärste Theorie sieht das Problem im Gehirnstoffwechsel.

Unser Gehirn besteht aus Milliarden von Gehirnzellen, Neuronen, von denen aus jede Sekunde Millionen Nervenimpulse über verschiedene Pfade geleitet werden, die unterschiedliche Teile im Gehirn miteinander verbinden. Da Nervenzellen nicht direkt miteinander verbunden sind, müssen die Impulse, die von Nervenzelle zu Nervenzelle gesendet werden, springen. Diesen Zwischenraum (Synapsenspalt) überqueren sie mit Hilfe chemischer Botenstoffe, sogenannter Neurotransmitter wie Adrenalin, Noradrenalin, Serotonin und Dopamin. Diese Botenstoffe sickern also in den Synapsenspalt und leiten so den Impuls weiter.

Es gibt mehr als zwanzig Neurotransmitter im Hirn, jedes System besteht aus einem Netzwerk von Nervenzellen, die über ihre Rezeptoren jeweils nur einen spezifischen Transmitter aufnehmen können. Zum Beispiel ist das noradrenerge System sensibel für Noradrenalin, das serotonerge System für Serotonin. Die Art und Menge der Transmittersubstanz, die für jede Synapse höchst spezifisch ist, bestimmt, ob die nachfolgende Nervenzelle Erregung weiterleitet oder nicht.

Problematisch wird es nun, wenn diese Botenstoffe zu schnell aufgenommen werden und so die Nervenimpulse nicht mehr richtig weitergeleitet werden können. Dies hat eine einschneidende Wirkung auf bestimmte Hirnbereiche. Die Amygdala, ein Kerngebiet des Gehirns, die für die Aktivierung der Nebennieren, der Muskulatur und des Herz-Kreislaufsystems zuständig ist, wird durch Streß oder Angst dauerhaft überregt und aktiviert dadurch auch andere Hirnareale des Stammhirns wie z. B. den Hippocampus.

Kommt es zu einem Mangel an Neurotransmittern, etwa dem Serotonin, werden die Amygdala und die anderen Hirnstrukturen aufgrund der nun ausbleibenden Nervenimpulse nicht mehr ausreichend gedämpft (Inhibition). Die durch diesen Vorgang vermehrt ausgeschütteten Streßhormone werden dann nicht mehr ausreichend gehemmt, wodurch das System schließlich überreagiert und übersensibilisiert wird.

Serotoninwiederaufnahmehemmer (SSRI) und trizyklische Antidepressiva wirken deshalb so, daß sowohl die Monoaminooxidase (Enzym, das die Botenstoffe abbaut) als auch eine zu starke Rückresorption der Nervenzellen gehemmt wird und so dem Gehirn mehr Neurotransmitter zur Verfügung stehen. Das antidepressive Mittel Prozac/Fluctin sorgt z. B. dafür, daß das Serotonin nicht zu schnell im Synapsenspalt aufgenommen wird. Die Folge ist, daß mehr Botenstoffe vorhanden sind und ein reibungsloses Weiterleiten der Nervenimpulse und eine Regulierung der Streßhormone gewährleistet ist, die nun die Amygdala stabilisieren und desensibilisieren.

Serotonin wirkt auf das Gehirn stimmungsaufhellend, motivierend, entspannend und schlaffördernd, es fungiert sozusagen als ein Schutzschild, welches sich schützend vor die Nervenzellen und Hirnareale stellt und so alle negativen Emotionen und ihre Folgen fernhält.

Bei den letzen beiden Theorien sind sich inzwischen jedoch selbst die Schulmediziner nicht mehr einig, ob diese Körperreaktionen nun der Auslöser oder eine Begleiterscheinung bzw. Konsequenz sind. Fakt ist, daß sich bei längerwährenden Depressionen die physische Gehirnstruktur verändert und die Neuronen verkümmern. Es kann eine bis zu 40 %ige Reduktion des Nervengewebes der Amygdala (Quelle von Wut, Ängsten und Ekel) und im Hippocampus-Bereich (Beziehungsaufnahme, Flexibilität unseres Verhaltens) geben.

Allerdings sei hier zur Entwarnung vorgebracht, daß insbesondere unser Gehirn – ebenso wie unser übriger Körper – eine enorm hohe Regenerationsfähigkeit besitzt. Je nach Qualität des Bewußtseins, welches den Körper formt und prägt, findet in ihm eine ständige Neujustierung des biologischen Materials (Zellen, Organe usw.) statt. Der menschliche Körper ist keinesfalls ein statisches Gebilde; als Beispiele seien hier erwähnt, daß die Haut sich einmal im Monat erneuert, die Magenschleimhaut sogar alle vier Tage, und die Hornhaut des Auges kann sich sogar über Nacht regenerieren. (Mehr dazu in den nachfolgenden Kapiteln.)

Das bedeutet, sollte ein Mensch sein Bewußtsein neu ausrichten, erweitern und einen erfolgreichen Heilungsweg beschreiten, so erneuert sich auch das Nervengewebe wieder. Insofern ist nach Auflösung der Depression wieder ein vollkommen reibungsloser und vollständiger Ablauf der Gehirnprozesse möglich.

Grundsätzlich ist die Annahme, daß Depression eine Transmitter-Krankheit sei, aus vielerlei Gründen mit Vorsicht zu betrachten. Denn die daraufhin eingesetzten Medikamente zeigen bei vielen Patienten keinerlei Wirkung, haben enorme Nebenwirkungen (vom ungewollten hochfrequenten Phasenwechsel bei bipolaren Störungen bis hin zu erhöhter Selbstmordgefahr) und sorgen letztlich nicht dafür, daß die Krankheit als solche geheilt wird, sondern nur die Symptome verschwinden. Zudem handelt es sich dabei lediglich um einen neurobiologischen Erklärungsansatz, denn, das müssen sich die Ärzte eingestehen, die exakte biologische Ursache der Depression ist bislang noch nicht gefunden.

Inzwischen mehren sich Argumente, die bekräftigen, daß ein aus den Fugen geratenes hirnchemisches Gleichgewicht nicht die Ursache, sondern lediglich die mögliche Folge einer Depression ist. Neueste Untersuchungen haben nämlich ergeben, daß die hypothetische Kausalbeziehung zwischen Hirnstoffwechsel und Depression in dieser Form gar nicht existiert, sondern durchaus in umgekehrter Richtung funktioniert.

Das bedeutet, die Psyche kann den Transmitterhaushalt beeinflussen und wirkt sich sogar auf hirnorganische Zusammenhänge wie etwa neuronale Verbindungen aus. Es sind also wir, die Einfluß auf die Vorgänge in unserem Körper haben. Mit diesen Untersuchungsergebnissen haben wir endlich den Beweis für die Selbstverantwortung des Menschen.

Ins Wanken gerät die Theorie des depressionsverursachenden Serotoninmangels auch in Hinblick auf die Entdeckung des Biochemikers H. A. Fischer vom Max-Planck-Institut für Hirnforschung in München. Er wies in den 70er Jahren schon darauf hin, daß die Reizübertragung von der Nervenzelle über den synaptischen Spalt nicht allein mit Hilfe von chemischen Botenstoffen bewerkstelligt wird, da diese viel zu langsam wären, sondern primär über Biophotonen. Dies hätte zur Folge, daß nicht nur die Medikation überflüssig wäre, sondern auch die komplette Herangehensweise der Schulmedizin korrigiert werden müßte.

Was Biophotonen sind und mehr über Biophotonenforschung schreibe ich im Kapitel »Geist, Seele und Körper – der energetische Mensch«.

Eine weitere Hypothese ist jene, die als Auslöser dieser Prozesse den schon eingangs erwähnten Streß sieht, unter dem viele Menschen leiden. Das Streßsymptom ist ja heutzutage für unsere Gesellschaft typisch und wird als Ursache für vielerlei Beschwerden gesehen. Durch emotionale Aufregung oder einen hohen Streßpegel wird die Funktion des Nervensystems gestört, das Immunsystem geschwächt und bereits vorhandene Krankheiten verschlimmert. Unsere Gesellschaft überhäuft uns regelrecht mit psychosozialem Streß, die daraus resultierende Zunahme von mentalen und psychischen Krankheiten – Krebs, Allergien, Schlafstörungen, Herzprobleme und Rückenbeschwerden – wird verdrängt oder mit einfachen Problemlösern behandelt.

Ob zunehmender Konkurrenzdruck in der Schule oder auf dem Ausbildungs- und Arbeitsmarkt, die steigende Arbeitslosigkeit oder das Mobbing: Die Menschen werden immer rücksichtsloser gegeneinander ausgespielt, erfahren bei ihrer Tätigkeit weder eine Zukunftssicherung noch eine motivierende Einbindung in die Firma. Die wenigsten üben einen Beruf im Sinne von Berufung aus. Es wird weitgehend ein Job gemacht, der kaum noch nach Kriterien wie Talent, Begabung, Freude oder Interesse ausgewählt wird, sondern einzig nach Verfügbarkeit und Verdienst. So ist Streß wahrlich zu einer wahren Volksseuche geworden.

Bei vielen Menschen wird das Gehirn mit Streßhormonen förmlich überschwemmt, wobei dann Kortisol und ACTH fast immer erhöht sind, ebenso wie der Botenstoff CRF, welcher Angstgefühle auslöst. Dieser Prozeß wird hauptsächlich von der Hypothalamus-Hypophyse-Nebennierenrinde-Achse gesteuert und funktioniert insbesondere bei Depressiven und Angstpatienten fehlerhaft.

Ist ein Mensch einer Streß- oder Angstsituation ausgesetzt, schüttet der Hypothalamus das Hormon CRF aus, welches in der Hypophyse die Produktion von ACTH ankurbelt. Dieses regt dann die Nebennieren an, vermehrt das Streßhormon Cortisol zu bilden. Von dort aus gelangt das Cortisol nun in den Blutkreislauf und versetzt den Organismus in einen Alarmzustand, bis die entsprechende Situation bewältigt ist. Der erhöhte Cortisolspiegel hemmt gleichzeitig automatisch eine weitere Ausschüttung von CRF und ACTH.

Ist diese Rückkopplung gestört, kommt es zu einem Übermaß an Streßhormonen, das Gehirn ist folglich in einem Daueralarmzustand. Die aufgehobene Rückkopplung und das daraus resultierende Überschwemmen des Körpers mit gesundheitsschädigenden Streßhormonen sind typisch bei Depressiven und Angstpatienten.

Die aktuell bekanntesten Depressionsformen, die auf ein Zuviel an Streß zurückgeführt werden, sind das Burnout- und Boreout-Syndrom. Burnout ist das typische Sich-ausgebrannt-Fühlen, meist trägt ein zu hohes Arbeitspensum einen großen Anteil daran, gepaart mit fehlender Motivation, lähmender Routine und zu wenigen Erholungsphasen. Burnout trifft jeden Menschen, die Hausfrau und Mutter, den hart arbeitenden Familienvater, den perfektionistisch unter Leistungsdruck stehenden Schüler, die verantwortungsüberladene Führungskraft und sehr oft den karrierefixierten Single, der sich nur über seine Arbeit definiert.

Beim Boreout, welches durch Unterforderung und aus einem Zustand der aufgezwungenen Passivität und Untätigkeit heraus entsteht, sind es hauptsächlich zwei Personengruppen, die unter dieser Form der Depression leiden. Dabei handelt es sich zum einen um die Gruppe der Arbeitslosen, von denen der Großteil unfreiwillig in diese Situation kam und sich gern wieder beruflich einbringen würde, was ihnen aber aus verschiedensten Gründen versagt bleibt. Bei ihnen führt diese mißliche Lage, in der sie sich nicht mehr gebraucht fühlen und die Zeit nicht mehr mit einer sinnvollen Tätigkeit ausfüllen können, sowie die permanente Zukunftsangst verbunden mit ständigen Geldsorgen zu einem Frustempfinden, das an ihrem Eigenwert kratzt und sich dann häufig zu einer Depression steigert. Die andere Gruppe sind Pensionäre, die zeitlebens viel gearbeitet und sich stets über ihren Job definiert haben. Die Arbeit war für sie Hauptbestandteil des Lebens, und mit dem Eintritt ins Rentenalter fällt dieser nun plötzlich weg. Auch sie leiden mitunter sehr an dieser Betätigungslücke, die jetzt in ihrem Leben klafft, fühlen sich nutzlos und müssen sich erst wieder ein Ziel oder eine Herausforderung suchen, die ihrem Dasein einen Sinn gibt und sie befriedigt. Gelingt ihnen das nicht, finden sie keine Möglichkeit, ihren Tagesablauf mit erfüllenden Aktivitäten neu zu strukturieren, sich neue Ziele zu setzen und ihre Lebensaufgabe und ihren Selbstwert neu zu definieren, quälen sie sich gelangweilt und unmotiviert durch den Tag und rutschen schnell in eine depressive Verstimmung, die für Boreout charakteristisch ist.

Daß Streß in der heutigen Zeit der Krankheitsauslöser Nr.1 ist, steht außer Frage. Jedoch muß auch hier zuvor eine gewisse Resonanz, eine Empfänglichkeit dafür vorhanden sein, damit der Streß eine solche pathologische Wirkung im Menschen erzielt. Es liegt also weniger am Streß selbst, sondern mehr an der persönlichkeitsbedingten Art der Streßverarbeitung. Denn unumstritten ist die Tatsache, daß es auch sehr viele Menschen gibt, die zwar hohem Streß ausgesetzt sind, aber dennoch nicht unter Depressionen leiden. Also kann auch Streß nicht die alleinige Ursache sein.

Ein weiterer Auslöser, der einer Depression Vorschub leisten kann, ist das kaum noch vorhandene stabile soziale Netz. In den Partnerschaften gibt es immer weniger langanhaltend glückliche Ehepaare, sondern nur noch Lebensabschnittsgefährten, man bemüht sich nicht mehr umeinander, sucht oftmals nur nach schneller Befriedigung, verliert seine Individualität in einer Beziehung oder stellt seine Ansprüche des Geldes oder der Kinder wegen zurück.

Es gibt kaum noch Großfamilien, die in ihrer Funktion so unglaublich wichtig sind und ein geschwächtes Glied in der Familienkette auffangen könnten. Man definiert sich nur noch über die Anzahl seiner Freunde, pflegt zahllose oberflächliche Kontakte, mit denen zwar gemeinsames Feiern und Abhängen möglich ist, wo in den seltensten Fällen jedoch eine gegenseitige geistige Befruchtung stattfindet.

Auch die Übergänge in die verschiedenen Lebensabschnitte stellen einen kritischen depressionsverstärkenden Aspekt dar. Zum einen ist da das Herannahen der Pubertät, wenn man sich schwertut, die Kindheit loszulassen (insbesondere bei Kindern, die sehr wohlbehütet aufwuchsen), seinen Platz in der Gesellschaft und den Weg, den man beschreiten möchte, zu finden, und besonders bei sensiblen Jugendlichen gesellt sich der in der Pubertät oft empfundene allgemeine Weltschmerz hinzu.

Nicht umsonst leiden etwa 60 % der Mädchen in Deutschland an Eßstörungen, sie wollen sich lieber »Verdünnisieren« und praktizieren dabei nichts anderes als Selbstmord auf Raten. Das Tragische ist, daß speziell bei Jugendlichen Depressionen von ärztlicher Seite oft übersehen werden. Meist schiebt man es auf die Hormonumstellung und tut es als typisch pubertäres Verhalten ab. Hinzu kommt die Feststellung, daß Antidepressiva bei Jugendlichen in der Regel nicht die erwünschte Wirkung erzielen wie bei Erwachsenen, was die ganze Angelegenheit aus schulmedizinischer Sicht noch erschwert.

Hier fehlt komplett der richtige Ansatz, die jungen Menschen auf das Leben entsprechend vorzubereiten und ihnen bestimmte Werte und auch Weisheit zu vermitteln, die ihnen helfen würden, sich in dieser Welt besser zurechtzufinden, sie zu verstehen und so ihren Platz einzunehmen. Dies geht aber eben nur über die Vermittlung von philosophischem und auch spirituellem Wissen, womit sich ja allerdings auch die Erwachsenen schwertun. Anstatt sie in der Schule mit unpraktischem Fachwissen zu langweilen, wäre es sinnvoller, die Kinder und Jugendlichen über das Leben und den Tod sowie die menschliche Struktur (Geist, Körper, Seele) und die universellen Gesetzmäßigkeiten zu unterrichten. Damit hätten sie das nötige Rüstzeug, um selbstbewußt und optimistisch in ihre Zukunft zu gehen.

Weitere Lebensabschnitte, die dafür prädestiniert sind, in depressive Verstimmungen zu münden, können sein:
- der Übergang in eine feste Bindung bzw. Heirat einhergehend mit dem Auszug aus dem elterlichen Haus,
- das Mutterwerden, bei dem betroffene Mütter nach der Entbindung häufig unter dem »Baby Blues« leiden und das Gefühl haben, unter der Last der zunehmenden Verantwortung und Verpflichtung zusammenzubrechen,
- das Leere-Nest-Syndrom, welches ebenfalls mehr Frauen befällt, da die Kinder plötzlich aus dem Haus sind und man niemanden mehr zum Umsorgen hat,
- die Lebensmitte, die das Bilanzproblem mit sich bringt, wo über das bisherige Leben resümiert, das Erreichte genau überdacht wird und die noch offenen Träume und Wünsche immer lauter im Hinterkopf nach Erfüllung verlangen. Ähnliches geschieht bei der Pensionierung, nur kommt dann die Schwierigkeit hinzu, daß keiner täglichen Arbeit mehr nachgegangen werden kann und man somit auf sich selbst zurückgeworfen wird. Um so deutlicher wird dann der Ruf nach

Selbstverwirklichung einhergehend mit der Erkenntnis, daß man so viele Jahre hat verstreichen lassen, ohne seinen Träumen auch nur einmal nachzugehen. Man bekommt Angst und fühlt den Druck, nun schnellstmöglich sein Leben zu genießen, und nicht selten stellt man ernüchtert fest, daß man sich nur über seine Arbeit identifiziert hat und mit ihrem Wegfall der augenscheinliche Selbstwert und erreichte gesellschaftliche Status ins Wanken gerät. Es stellt sich dann häufig die Frage, ob das wirklich alles war, und man fühlt tief in sich die Unbefriedigung, sein Leben nicht voll gelebt zu haben. Auch dann wird die Frage nach dem Lebenssinn lauter. Damit verbunden ist nicht selten die Angst vor dem Alter, die Gesundheit wird zum höchsten Gut und man hofft inständig, nicht zum Pflegefall zu werden oder seine Selbstständigkeit aufgrund gesundheitlicher Probleme einzubüßen. Hier liegt weiterer Nährboden für depressive Verstimmungen, insbesondere dann, wenn man gesundheitlich eingeschränkt und im Alltag auf die Hilfe und Unterstützung von anderen angewiesen ist. Besonders schlimm ist die Situation für die Pflegepatienten in Alten- oder Pflegeheimen, die häufig depressiv sind, weil zum einen ihre Lebensbilanz nicht erfüllend und befriedigend ausfiel und zum anderen, weil sie gesundheitsbedingt nicht mehr in der Lage sind, dies zu korrigieren oder zumindest für die verbleibenden Jahre nachzuholen.

Setzt man sich nun einmal genau mit der Thematik auseinander und erarbeitet sich unter Berücksichtigung oben genannter Theorien ein umfassendes Bild der Erkrankung, stellt sich einem zwingend die Frage: Warum leiden denn nun manche Menschen an Depressionen, obwohl sie keinen Serotoninmangel haben, keinen Verlust erleben mußten, keine genetische Disposition haben und in einem stabilen Familiengefüge eingebettet sind? Und warum erkranken manche Menschen nie an Depressionen, obwohl diese vielleicht trotzdem ein verkürztes Gen, einen geringen Serotoninspiegel im Blut, viel Streß in ihrem Leben, eine lange Zeit der Trauer durchlebt, keine einzigen Familienangehörigen als Rettungsanker haben und gerade in Pension gegangen sind?

Die Antwort kann nur lauten: Alle vorgebrachten Gründe sind lediglich Auslöser, sie fungieren sozusagen als Aktivator, die eigentliche

Ursache jedoch muß woanders liegen! Diese Ursache sollte folglich also weniger bei den körperlichen pathologischen Abläufen oder den äußeren Einflüssen gesucht werden, sondern ist vielmehr im geistig-seelischen Bereich und damit in der Persönlichkeitsstruktur zu finden.

Wenn Menschen ihr geistiges und seelisches Wesen nicht leben oder diese Prinzipien nicht fortwährend vitalisieren, entwickelt sich daraus ein Ungleichgewicht in der menschlichen Persönlichkeit, welches, als Störung latent vorhanden, nur darauf wartet, durch irgendeinen Umstand hervorzubrechen. Es mag mit Sicherheit Krankheiten und Situationen geben, die eine depressive Verstimmung forcieren, und Streß ist zweifellos Gift für die Gesundheit eines Menschen, jedoch diesen als Hauptursache zu nennen, ist meiner Ansicht nach viel zu oberflächlich und packt das Übel nicht an der Wurzel.

Denn wenn dies so wäre, hätte jeder Mensch, der diesen Auslösern in irgendeiner Form ausgesetzt ist, mit Depressionen zu kämpfen, das ist aber eindeutig nicht der Fall. Einen guten Erklärungsansatz und eine Bestätigung für die These, daß jede Krankheit, auch Depression, ihre Ursache im unbewußten seelischen Geschehen hat und auf einer Unterdrückung der geistigen und seelischen Bedürfnisse beruht, liefert uns die Psychosomatik. Sie findet die Erklärung für die Entstehung dieses Krankheitsbildes (und aller anderen) im Seelenleben, im Denken und in den festgefahrenen Verhaltensschemata, die man sich durch falsche Glaubenssätze angeeignet hat.

Für die Verfechter der Psychosomatik ist es geradezu eine medizinische Groteske, immer alles auf eine körperliche Ursache zu reduzieren. Für die Schulmedizin ist es hingegen fast schon ein Muß für jedes pathologische Geschehen eine körperliche Ursachenkomponente zu finden, denn dann kann sie erleichtert dem Krankheitsbild wieder jeglichen seelischen Anteil absprechen.

Bleiben wir aber nun bei der psychosomatischen Betrachtungsweise, dann müssen wir uns im Krankheitsfalle zwangsläufig mit folgenden Fragen auseinandersetzen, da sie zur Erkenntnis und Einsicht führen können.

Warum habe ich diese Krankheit?
Was lerne ich aus meiner Krankheit?
Wozu zwingt mich die Krankheit?

Woran hindert sie mich?

Wenn wir uns diesen Fragen stellen, können wir bei der Depression im Hintergrund sehr oft eine tiefsitzende Wut ausmachen, die zu empfinden man kein Recht zu haben glaubt. Es geht vorrangig um Hoffnungslosigkeit, um fehlendes Vertrauen in den Fluß des Lebens, um unterdrückte Aggressionen, die gegen einen selbst gerichtet werden; um unterdrückte Trauer, um Flucht vor dem Druck, um ein Festsitzen zwischen Wut und Trauer, um Angst vor Verantwortung, um eine unerlöste Form der Beschäftigung mit dem Tod und letztlich um fehlenden Glauben.

Bei Depression herrscht immer ein Mangel an Lebensenergie vor. Dieser resultiert daraus, daß man sich nicht nur gegen äußere Reize verschließt, sondern auch sein Inneres blockiert, um sich vor schmerzhaften Empfindungen zu schützen. Dies bedeutet aber den Verlust der Verbindung zum eigenen Wesenskern mit der Folge, daß damit auch die Anbindung an die uns umgebende und uns durchdringende Lebenskraft unterbrochen wird. Aufgrund dieser Erstarrung ist man gezwungen, im Augenblick zu leben, der aber unerträglich ist. Die Hoffnungen für die Zukunft sind gleich Null, Mut und Unternehmungsgeist sind verschwunden, und die eigene Wertlosigkeit scheint das einzig Sichere im Universum zu sein.

Hinterfragt man die psychologische Bedeutung der einzelnen Symptome, so gehen sie alle mit dem Grundton der Verweigerung und Unterdrückung konform. Die meist vorherrschende Appetitlosigkeit z. B. steht dabei für die Absicht, das Leben nicht mehr integrieren bzw. verdauen zu wollen. Das Leben »schmeckt« nicht mehr. Man weigert sich das Leben (= Essen) in sich aufzunehmen.

Bei den Schlafstörungen ist es ähnlich. Schlafen bedeutet immer auch, in einen Zustand des Loslassens zu finden, was Depressive nicht können. Sie werden durch ein permanentes Gedankenkarussell mit dem Tag nicht fertig, und das Grübeln und Festhängen in den Gedanken verhindert, daß sie den Schlafzustand einnehmen und auch annehmen können. Zudem beinhaltet Schlaf das Thema »Aufwachen«, was jedoch beim Depressiven mit einem weiteren qualvollen Dahinsiechen verbunden ist. Die Weigerung zu schlafen dient unbewußt dazu, sich dem Aufwachprozeß nicht stellen zu müssen.

Depression ist eine Form der Autoaggression. Alle die Gefühle wie Schuld, Wut, Abhängigkeit, Schwäche, Versagen und Angst verwandeln sich, sobald sie verdrängt werden, in Aggression, entweder gegen andere oder gegen sich selbst. Daher bildet der Zugang zu seinen Emotionen den Schlüssel zur Heilung. Alle verdeckten Empfindungen müssen aus der Tiefe hervorgeholt und bereits vergegenwärtigte, wie Schuldgefühle oder Ängste, müssen bearbeitet werden. Ganz besonders wichtig ist eine schnellstmögliche Auflösung jedweder Schuldempfindungen oder Selbstvorwürfe! Sie sind Gift für jeden Menschen, vor allem für Depressive, denn sie legen sich wie ein bleierner Umhang um den Betroffenen und ziehen ihn immer weiter nach unten.

Depression fragt auch: Was weigerst du dich zu lieben, obwohl es deine Liebe verdient?

Die Antwort darauf ist im Grunde bei jedem Depressiven dieselbe. Er weigert sich letztlich sich selbst, seine Lebenssituation und sein Leben allgemein zu lieben.

Die Hauptthemen bei Depression sind immer Sinnlosigkeit und Glaubensverlust. Daher ist es von entscheidender Wichtigkeit, dem Ruf der inneren Stimme zu folgen, wenn man ihn vernimmt, und seinen Glauben an sich und das Leben wiederzufinden. Viele Menschen fühlen sich zu bestimmten Dingen hingezogen, fühlen eine gewisse Berufung, oder sie träumen von einem anderen Leben, weigern sich jedoch aus den unterschiedlichsten Beweggründen, die notwendigen Schritte auszuführen, meist weil sie die Veränderung fürchten und ihnen der Mut fehlt, die entsprechenden Folgen auf sich zu nehmen.

Diese Weigerung zieht jedoch weit massivere Konsequenzen nach sich, als jede bewußte Lebensumgestaltung und Veränderung es täten. Sie endet nämlich fast ausnahmslos in der Depression. Die Suche und das Finden des persönlichen Sinns und damit auch des Glaubens an eine Macht in sich und um sich herum bildet das Fundament des Lebens und ist nicht nur für depressive Menschen von elementarer Bedeutung.

Jeder Mensch braucht einen Glauben an etwas Ordnendes oder Leitendes. Dieser Glaube muß nicht religiöser Natur sein. Glaube bedeutet auch nicht, seinen Fokus auf eine äußere Kraft zu richten, in der Hoffnung, daß diese durch höfliches Bitten oder übertriebene Selbstdisziplin wohlwollend gestimmt wird und alle Probleme und Schwierigkeiten aus dem Weg räumt. Der echte Glaube steht für das Wissen, daß diese höhere Macht einem die Kraft gibt, durchzustehen, was auch immer kommen mag, und daß alles einem generellen Wandel unterliegt. Nichts bleibt wie es ist, auch scheinbar unsäglich Negatives nicht. Dieser Glaube nährt stetig die Hoffnung auf Besserung und schenkt uns die Gewißheit, daß alles aus einer großen Kraft stammt und wir ein Teil von ihr sind.

Negiert der Mensch diese Kraft, negiert er auch sich selbst und seine Seele. Integriert er jedoch seinen Glauben und damit seine Seele in sein Leben, dann findet er Antworten auf die Frage, warum er sich für das Leben entschieden hat. Er akzeptiert den Lauf des Lebens und er erkennt die Magie darin. Hier liegt auch die Tatsache begründet, daß wirklich gläubige Menschen und Völker mit einem tief verankerten spirituellen Glauben die Krankheit »Depression« überhaupt nicht kennen bzw. nie an Depressionen erkranken.

Jeder Mensch möchte zudem seinen Platz in der Welt kennen, die Gewißheit haben, gebraucht zu werden, und daß sein individueller Beitrag für das Ganze anerkannt wird. An diesen existentiellen Sinnfragen sind auch die Identitätsfragen eng gekoppelt.

Wer bin ich?

Was treibt mich an?

Lohnt sich mein Leben?

Fehlt diese Einschätzung und Selbstbestimmung, verfällt der Mensch in Sinnlosigkeit, er droht in der breiten Masse unterzugehen und erkennt weder den Wert des Lebens allgemein noch den seines eigenen Daseins. (Mehr dazu im Kapitel »Finde deinen Lebenssinn«.)

Eine schwere Depression, das kann man allgemein sagen, beruht auf der Weigerung, überhaupt das eigene Leben zu leben; sie richtet sich, wie bei mir, gegen das Leben als Prozeß im ganzen. Eine mittlere und leichte Depression beruht meist auf der Verweigerung eines nächsten, eigentlich dringend anstehenden Schritts, der getan werden sollte. Das kann ein Berufswechsel, das Beenden einer Beziehung oder die Änderung einer Einstellung sein. Irgend etwas in deinem Leben ist aus dem Lot geraten oder bedarf dringend einer Korrektur, und du sollst dich nun damit beschäftigen.

Es ist eine Tatsache, daß die Lösung zur Heilung der Depression nur im eigenen Daseinssinn und in der richtigen Einstellung zum Leben liegt und keineswegs in der Befriedigung seiner materiellen Bedürfnisse. Sehr schnell wird daraus nämlich eine Übersättigung, die zwangsläufig in einer Depression münden muß, denn sobald man äußerlich alles erreicht hat, wird einem deutlich, was im Inneren noch alles fehlt.

Viele Menschen suchen Erfüllung in der Befriedigung äußerer Bedürfnisse, während sie meist die *inneren Bedürfnisse* gar nicht erkennen. Man mißt ihnen nicht den Stellenwert bei, den sie eigentlich verdient hätten. Denn letztlich sind nur sie es, die dem Menschen ein Gefühl von Befriedigung und Glücklichsein bescheren können.

Niemals sollte man äußere Dinge zur Triebkraft werden lassen und niemals sollte man darauf sein Selbstwertgefühl und seine Identität aufbauen. Hält man sein seelisches Wachstum zurück, sucht sich das Leben einen Ausgleich, und so kommt es oft zu einem körperlichen Wachstum, allerdings in negativer, da unerlöster Form. Dies spiegelt sich in der enormen Zunahme von Krebserkrankungen, also entartetem Zellwachstum, wider. Deswegen nennt man Depression auch den Krebs der Seele, der sich unaufhörlich weiterfrißt, gebietet man ihm nicht auf breiter Front Einhalt. Irgendwann muß jeder Mensch erkennen, daß er mit dem Erreichen der materiellen Ziele nur einer Illusion hinterher gejagt ist.

Nicht zuletzt verweigert sich der Depressive aber vehement dem Leben und bringt sich damit gleichsam in eine Position, in der er sich selbst so verblenden läßt, daß er im Tod einen rettenden Ausweg sieht. Daß es eine Illusion ist, sich dem Leben entziehen zu können und den Tod als Befreiungsschlag zu sehen, wissen viele Depressive nicht. Die Auseinandersetzung mit der Sterblichkeit und den Gesetzmäßigkeiten des Jenseits sind wesentliche Schlüsselaufgaben für Betroffene.

Insbesondere Depressive haben es infolge ihrer ambivalenten Einstellung zum Tod schwer, sich ein objektives und ungeschöntes Bild von ihm zu machen. Ihnen erscheint der Tod als großer Erlöser, der einen schlagartig aller Verantwortung und Sorgen enthebt. Daß dies ein gravierender Irrtum ist, entzieht sich entweder ihrer Kenntnis oder sie wollen es nicht als Tatsache akzeptieren. Denn dies würde letztendlich bedeuten, die einzige Hoffnung auf Ruhe und Frieden und somit die einzige Alternative auf ein stilles Entschwinden durch die Hintertür aufgeben zu müssen.

Haben sie erst eingesehen, daß der Tod keine Lösung ist und ihnen keine andere Wahl bleibt, empfinden sie natürlich noch mehr Resignation, ohnmächtige Wut, Ausgeliefertsein und Hoffnungslosigkeit. Diese Einsicht ist aber letztlich unabdingbar, um überhaupt die Voraussetzung und die Bereitschaft zu schaffen, sich mit seinem Leben auseinanderzusetzen.

Ebenso unabdingbar sind die Selbstreflektion, das Auf-sich-selbst-zurückgeworfen-Sein und das zwangsläufig daraus aufkeimende Bedürfnis, das Leben und seinen Sinn zu hinterfragen.

Hierin liegt auch ein Geschenk des Lebens, denn ganz gleich, wie schlimm es ist, die Gewißheit, daß es gute Fragen und lebenswichtige Antworten gibt, kann durch die Depression nicht ausgelöscht werden.

Um dieses Feuer zu löschen, das sich durch die verweigerte Selbsterkenntnis gegen sich selbst richtet, wäre ein sinnvoller Lösungsansatz, sich vom Alltagsdruck zurückzuziehen, in die Angst »hineinzugehen«, sich mit der eigenen Sterblichkeit zu beschäftigen, seine Lebenseinstellung zu hinterfragen und zu korrigieren und bewußt die Auseinandersetzung mit unterdrückten Emotionen wie Trauer und Wut zu suchen. Nur ein Ausleben und Zulassen der Emotionen und Bedürfnisse ebnet den Weg zur Heilung und befreit dich aus den Fängen dieser gefährlichen Krankheit.

Panikattacken

Panik ist das, was du fühlst, wenn deine eigenen Emotionen dich erschrecken und du nicht weißt, wie du dich beruhigen sollst.
Ellen Bass und Laura Davis

Ich möchte mich in meinem Buch hauptsächlich den Panikattacken widmen, die keine offensichtliche Ursache haben und den Menschen sozusagen aus heiterem Himmel treffen. Aus mehreren Gründen habe ich mich dafür entschieden, eben nur diese Panikschübe zu thematisieren. Zum einen wollte ich nur über Krankheitsformen schreiben, die ich selbst kenne, erlebt und auch überwunden habe, um meine Authentizität zu wahren. Zum anderen möchte ich mir nicht anmaßen, ein so großes Spektrum, wie es Angstzustände nun einmal sind, in einem einzigen Buch abzuhandeln. Es gibt unzählige Formen, allein die Gruppe der Phobien und Zwangsstörungen hätte zur Konsequenz, daß mein Buch ein dicker informationsüberladener Wälzer geworden wäre.

Zudem sind die von mir beschriebenen Angstzustände, die ganz plötzlich und unerwartet auftreten und auf keine vorausgehende Konfrontation mit einer bestimmten Situation (wie bei Phobien) zurückgeführt werden können, von dem Betroffenen viel schwieriger einzuschätzen und zu analysieren. Hier kann dann ein Therapieansatz sehr viel schwerer gefunden werden und sich der Heilungsverlauf noch aufwendiger gestalten. Allerdings sei angemerkt, daß die aufgeführten Heilungsmethoden bei allen anderen Angststörungen, in welcher Schwere und Form auch immer sie sich zeigen, ebenso effektiv und nachhaltig wirken.

In Deutschland leiden etwa 15 Millionen Menschen unter Angststörungen und Panikattacken. Die Auslöser sind auch hier wieder multifaktoriell (haben mehrere Ursachen) und mit denen der Depression identisch. Über die Genetik, das bereits angesprochene Stoffwechselproblem im Gehirn, Streß, Erziehung bis hin zu traumatischen Erlebnissen, alles bildet den Nährboden für eine Prädisposition zur Angststörung.

Wie die Depression kann auch die Angststörung mit einem biologischen Ungleichgewicht im Gehirn (Serotoninmangel) oder physischen Dysbalancen einhergehen und braucht allein deshalb ebenfalls einen mehrdimensionalen Heilansatz. Grundsätzlich bin ich aber auch hier der Meinung, daß körperliche Faktoren als Ursache nicht in Betracht kommen. Sie sind allenfalls Folgen einer bereits vorhandenen Disharmonie im Wesen des Menschen. Selbst wenn ein Mensch nachweislich eine Stoffwechselstörung im Gehirn aufweist, ist dies noch lange nicht die Ursache für Panikattacken.

Natürlich haben auch Erziehung, Prägung und Umfeld einen starken Einfluß auf den Menschen, aber sie können ihn nur dann tangieren und die entsprechenden körperlichen Prozesse aktivieren, wenn der geistige und seelische Wesensteil des Menschen geschwächt ist und dadurch keine Kompensationsmöglichkeit besteht.

Ich bin fest davon überzeugt, daß die Neigung zu Angststörungen, ebenso wie jene zu Depressionen, bereits in der Persönlichkeitsstruktur verankert ist, welche durch eine Trennung bzw. Unterdrückung der Wesensaspekte Geist, Seele und Körper so instabil geworden ist, daß es nur eines Auslösers bedarf, der den Menschen mit einer Angststörung reagieren läßt. Daß der Körper mit krankmachenden Symptomen auf ein Fehlverhalten aufmerksam machen will, ist eine logische Konsequenz, da – wie schon mehrfach erwähnt – ein intensives Wechselspiel zwischen Geist, Seele und Körper besteht.

Natürlich wäre es einfacher, wenn man sagen könnte, es läge am Stoffwechsel oder irgendeinem Gen. Aber es wäre allzu naiv, anzunehmen, daß mit einer körperlichen Störung auch die Ursache gefunden wäre und mit deren Behebung eine sofortige Gesundung einträte. Man sollte wissen, daß die Natur im allgemeinen und das menschliche Wesen im besonderen viel zu komplex sind, als daß man auftretende Probleme auf nur einen ursächlichen Faktor reduzieren könnte.

Jetzt höre ich manchen Leser sagen: Na, wenn es an der Persönlichkeitsstruktur liegt, dann kann ich daran ja nicht viel machen, es ist bei mir also doch angeboren. Ich bin ein armes Opfer des Schicksals und muß damit leben, obwohl ich es mir nicht ausgesucht habe.

Dem muß ich sofort widersprechen, denn nichts davon trifft zu, wobei wir nun wieder zum Spirituellen kommen. Weder ist man ein armes Opfer der Umstände, noch hat man es sich nicht vorher ausgesucht oder ist es unabänderbar. Auf die Opferhaltung und das »unkontrollierbare« Schicksal werde ich in den nachfolgenden Kapiteln noch genauer eingehen.

Zu der Persönlichkeitsstruktur möchte ich anmerken, daß es nur eine Frage der Selbsterkenntnis, der Einstellung und der Übung ist, seine Persönlichkeit zu verändern und seine Wesensteile zu integrieren und damit auch den Keim, der die Anfälligkeit für Depressionen oder Panikattacken in sich birgt, zu zerstören.

Ähnlich wie bei der Depression sind als *Auslöser* (nicht als Ursache!) traumatische Erlebnisse, posttraumatische Belastungsstörungen, familiäre Hintergründe, eine falsche Prägung oder Erziehung und nicht zu vergessen kumulativer, d. h. über einen längeren Zeitraum aufgebauter Streß durch Konflikte oder Lebensveränderungen zu sehen. Die Affinität zu übersteigerter Angst liegt jedoch im Wesen des einzelnen, in seiner durch Glauben, Denken und Reagieren geprägten persönlichen Struktur. Dieses im betreffenden Menschen vorhandene Ungleichgewicht sorgt für ein tief verankertes erhöhtes Angstgefühl und bildet damit die Grundlage jeder Panikattacke.

Angst als solche ist keineswegs nur negativ, sie schützt uns vor Gefahren, kann uns motivieren und zu Höchstleistungen antreiben. Wenn sie allerdings unkontrollierbar und zu einem ständigen Begleiter geworden ist und den Menschen in seinem Leben so sehr einschränkt, daß er phasenweise sogar handlungsunfähig wird, dann liegt ein krankhaftes Geschehen vor, welches unbedingt der Heilung bedarf.

Körperliche Beschwerden, die mit diesem chronischen Angstempfinden einhergehen sind:
- Muskelverspannungen,
- Kopfschmerzen,
- Magen-Darm-Beschwerden,
- Schlaf- und Konzentrationsstörungen,
- Unruhe,
- Reizbarkeit,
- Erschöpfung und
- ein Gefühl, als wäre man wie gerädert.

Alle diese bei Angst entstehenden Wirkmechanismen werden vom vegetativen Nervensystem gesteuert und hängen mit einem vorübergehenden Anstieg der Streßhormone im Blut zusammen. Panik ist letztlich nichts anderes als eine Übersteigerung einer an sich völlig normalen Alarmreaktion.

Wie bei der Depression sind auch hier wieder fehlerhafte Nervenimpulse, ein Transmittermangel und ein Zuviel an Streßhormonen für diese Überreaktion des Körpers verantwortlich. Bei Panikattacken werden neben dem limbischen System allerdings noch Teile des Stammhirns aktiviert. Nämlich:
- Locus caeruleus = steuert den Körper bei allgemeiner Erregung
- Hypothalamus = Adrenalinausstoß
- Zentrales Höhlengrau = steuert das Verteidigungsverhalten
- Parabrachialer Kern = steigert die Atemfrequenz

Der Hypothalamus steuert, wie bereits erklärt, alle hormonellen und vegetativen Prozesse und setzt nun das entsprechende Programm über das vegetative Nervensystem in Gang. Der Sympathikusnerv (gehört zum vegetativen Nervensystem und reguliert automatische Funktionen wie Herzschlag, Verdauung, Atmung) löst bei einer Attacke diese intensive Reaktion aus. Die Drüsen schütten daraufhin Adrenalin aus, dies verursacht Herzklopfen, schnelle Atmung, Schwitzen und Zittern. Gleichfalls sorgt der Sympathikus dafür, daß sich die Gefäße verengen, was einen ansteigenden Blutdruck bewirkt und die Muskeln anspannt, was wiederum zu dem Engegefühl in der Brust und der damit empfundenen Atemnot führt. Die Verdauung ruht, Magensäure wird in höherem Maße produziert, die Leber setzt Blutzucker frei und der Stoffwechsel wird angekurbelt. Sobald das Adrenalin wieder von Leber und Niere aufgenommen wird und eine Rückkopplung zwischen dem Streßhormonspiegel und dem Hypothalamus stattfindet, ebbt der Panikschub wieder ab.

Grundsätzlich ist dieser Ablauf nicht außergewöhnlich und vollzieht sich immer dann im Körper, wenn eine Ausnahmesituation einen Menschen dazu zwingt, entweder in die Angriffsposition oder ins Fluchtverhalten überzugehen.

Bei Panikattacken besteht jedoch das Problem, daß der Hippocampus die Situation nicht richtig einordnet und anstatt Entwarnung und Entspannung zu signalisieren, den Alarmzustand aufrechterhält, so daß die Ausschüttung der Glukokortikoid-Hormone nicht gehemmt wird. Zudem besteht ein Konflikt zwischen Körper und Gehirn, da es trotz der Hirnimpulse keine echte Situation gibt, vor der man fliehen oder in der man sich verteidigen muß, findet der Körper auch keine Möglichkeit, diesen Prozeß durch eine entladende Aktion oder Reaktion zu stoppen.

Durch den Überschuß an Streßhormonen sind die Nerven überstimuliert und es entstehen die für eine Panikattacke typischen Symptome auf körperlicher Ebene wie Atemnot, Herzrasen, Schwindel, Schwäche, Zittern, Schwitzen, Übelkeit, Depersonalisation (Unwirklichkeitsgefühl), Taubheit der Extremitäten, Hitzewallungen oder Frösteln, Engegefühl in der Brust, und auf psychischer Ebene kommt die Angst hoch, verrückt zu werden, zu sterben oder die Kontrolle zu verlieren.

Panikattacken sind insbesondere beim ersten Auftreten äußerst traumatisch, da sie den Betroffenen völlig hilflos und verängstigt zurücklassen. Viele wissen bei der ersten Attacke gar nicht, was gerade mit ihnen passiert und worauf diese Extremsituation eigentlich zurückzuführen ist. Da dieses Krankheitsbild selten thematisiert wird, ist den wenigsten Menschen nach der ersten Angstattacke bewußt, was sie durchlitten haben und daß diesem Zustand eine eigenständige Erkrankung zugrunde liegt.

Typisch für Panikanfälle ist, daß man durch das plötzliche und intensive Erleben massiver Todesangst so verunsichert und erschüttert ist, daß man sehr lange braucht, um innerlich wieder einigermaßen ruhig zu werden.

Durch diesen unvorhersehbaren traumatischen Moment bildet sich dann eine sogenannte Erwartungsangst heraus, man baut also eine Angst vor der Angst auf, was das ganze noch erschwert. Oft entstehen daraus auch andere Ängste bzw. Phobien, da man die jeweilige Situation, in der der erste Panikschub auftrat, unbewußt mit der Attacke selbst in Verbindung bringt und zukünftig fälschlicherweise versucht, diese zu meiden. Nicht selten entwickeln Betroffene daraus eine Flugangst, Klaustrophobie, Agoraphobie oder ähnliches.

Man hat das Vertrauen in seinen Körper verloren, horcht permanent in sich hinein, ob man irgendein Anzeichen verspürt, daß wieder eine

Angstattacke kommt, und gerät bei der kleinsten Veränderung in Panik. Viele haben das Gefühl, danach nie wieder ganz normal zu werden. Sie leiden unter einer tiefsitzenden Unsicherheit, da sie sich in dem Glauben befinden, nun ständig mit dieser Angst leben zu müssen und daß jederzeit wieder etwas passieren könnte. Das Leben scheint aus einer Aneinanderreihung nicht einzuschätzender Momente zu bestehen, die mit einem beklemmenden Gefühl erwartet werden und jede Zukunftsplanung in Frage stellen.

Die massive Angst bei einer Panikattacke kommt häufig ganz unerwartet und dauert meist 10 bis 20 Minuten an, sie kann aber je nach Schwere und Verhalten des Betroffenen auch schon mal ein bis zwei Stunden anhalten. Am häufigsten tritt die erste Panikattacke zwischen der Adoleszenz und dem 20. und 30. Lebensjahr auf.

Alle Betroffenen sollten aber unbedingt wissen, daß Panikattacken nicht gefährlich sind!

Es handelt sich um eine ganz normale körperliche Reaktion, die nur eben zum falschen Zeitpunkt und übertrieben stattfindet. Da keine unmittelbare Bedrohung besteht, aus der dieser Erregungszustand resultieren könnte, neigt man dazu, die Körpersymptome einer ernsthaften Erkrankung zuzuschreiben. Überhaupt ist für diese Angstpatienten das hypochondrische, das heißt, das ängstliche und vor allem unbegründete Grübeln typisch.

Viele denken zuerst, sie hätten gerade einen Herzanfall. Menschen, die unter Panikattacken leiden, neigen häufig zu Katastrophendenken bei körperlichen Empfindungen. Jedes noch so kleine Symptom wird als negativ und bedrohlich gedeutet. Ständig wird der Körper auf Anzeichen überprüft, und sobald etwas nicht »normal« läuft, wird überreagiert, wodurch man sich nicht selten in eine erneute Attacke hineinsteigert. Diese krankhafte Internalisierung der Aufmerksamkeit (Innenschau) verschärft das Problem erheblich.

Hilfreich ist es, sich eine Strategie zurechtzulegen, die im Notfall abgerufen werden kann. Als erstes sollte man sich bemühen, nicht allzu sehr gegen die Attacke anzukämpfen oder sich zu verkrampfen. (Ich weiß, es ist einfacher gesagt als getan, wenn man in dem Glauben ist, sein letztes Stündlein habe geschlagen!) Hier ist es von entscheidender Bedeutung, sich schon vorher seiner Angst vor dem Tod so gut es geht zu stellen und sich bewußt mit dieser Thematik zu befassen. (Mehr dazu im Kapitel »Setze dich mit deiner Sterblichkeit und dem Tod auseinander«.) Hat man sich erst mit diesem Aspekt des Lebens beschäftigt und zumindest als Teil des Lebens akzeptiert, wird man sich weniger gegen die Panikattacke wehren und leichter loslassen können. Man lernt so, den Prozeß als solchen nur zu beobachten und damit objektiver umzugehen.

Ebenfalls wichtig ist, seinem Katastrophendenken Einhalt zu gebieten. Das bedeutet, daß man sich selbst ganz ruhig vorsagt, warum man diese Symptome hat, daß sie nicht gefährlich sind, man den Vorgang kennt und schon einige Male erfolgreich gemeistert hat. In Ruhephasen sollte man hinterfragen, was der Auslöser sein könnte und ob es bestimmte Zeiten, Situationen oder Umstände gibt, die den Beginn einer Attacke forciert haben. Eine hilfreiche Strategie bei leichteren Schüben besteht darin, die Aufmerksamkeit auf äußere Dinge zu richten, z. B. die Leute an der Kasse vor einem zählen, den Verkehr beobachten, Kaugummi kauen, rückwärts zählen, singen, kalt duschen und vor allem: sich bewegen.

Manchen Betroffenen hilft es auch, der Angststörung mit einem gesunden Maß an Aggression oder Wut zu begegnen. In diesem Fall sei aber betont, daß die Wut sich lediglich gegen die Angst an sich und nicht gegen andere Menschen oder Tiere richten darf!

Eine ganz entscheidende Hilfe stellt die *Atmungskontrolle* dar. Mit bewußtem, langsamem und tiefem Atmen in den Bauch hinein bekommt der Körper das Signal »Gefahr gebannt«, und eine Beruhigung aller Alarmzustände kann sich einstellen.

Da der Körper nicht gleichzeitig angespannt und entspannt sein kann, wird er zugunsten seines Systems und dem durch das Atmen vermittelten Impuls der Entspannung nachgeben.

Sehr wirksam ist auch eine einfache Übung, bei der man sich mit den Händen die Stirn, insbesondere den Stirnansatz (wo bei manchen die sogenannten Geheimratsecken liegen), massiert. Bei Panik oder Streß fließt das Blut vermehrt in den Hinterkopf und aktiviert dort das vegetative Nervensystem. Durch die Massage lenkt man nun das Bewußtsein und die Blutversorgung in die Stirn, also in den rationalen Denkbereich.

Ich weiß selbst sehr genau, was es bedeutet, unter massiven, langanhaltenden Panikattacken zu leiden. Daher möchte ich auch die schlimmsten Gedanken ansprechen, die während eines Angstschubs aufkommen. Wenn man weiß, warum man bestimmte Dinge fühlt und was im Körper abläuft, wird der Situation schnell die Todesangst entzogen, unter der die Betroffenen unsäglich leiden.

Panikattacken können nicht zum Herzstillstand führen!
Das menschliche Herz erträgt mehr als man denkt. Ein gesundes Herz hält 200 Schläge pro Minute tage- oder sogar wochenlang aus. Das Herzrasen wird durch das Adrenalin verursacht. Viele Untersuchungen haben gezeigt, daß – entgegen der Empfindungen der Betroffenen – der Puls sich lediglich um 10 Schläge erhöht, was wirklich sehr moderat ist. Beim Sport werden diese Herzfrequenzen leicht erreicht. Auch die einzeln auftretenden Extrasystolen des Herzens (das sogenannte Herzstolpern) sind durchaus bei 90 % aller gesunden Menschen hin und wieder vorhanden.

Panikattacken können nicht zum Atemstillstand führen!
Das Empfinden, zu ersticken, wird durch das Engegefühl in der Brust hervorgerufen. Die Muskeln im Nacken und Brust ziehen sich unter Streß zusammen, wodurch die Luftaufnahme der Lunge behindert wird und die Atemkapazität abnimmt. Jedoch können sich die Muskeln niemals so sehr zusammenziehen, daß man daraufhin ersticken würde.

Bei Panikattacken kann man nicht in Ohnmacht fallen!
Oftmals fühlt man sich benommen oder schwindlig und schwach. Dies entsteht durch die gedrosselte Blutzufuhr im Gehirn und durch die flache Atmung. Ohnmächtig könnte man nur werden, wenn der Blutdruck dramatisch abfallen würde; da das Herz jedoch schneller schlägt und somit den Kreislauf ankurbelt, kann man nicht ohnmächtig werden.

Bei Panikattacken verliert man nicht den Verstand oder die Kontrolle über sich!
Das Gefühl, orientierungslos und der Wirklichkeit enthoben zu sein, entsteht durch die verminderte Blutzirkulation im Gehirn. Man wird jedoch nicht verrückt. Psychische Störungen wie Schizophrenie oder bipolare Störungen usw. entstehen nicht aus einer Panikattacke heraus.

Aufgrund des vom Körper ausgeführten Alarmprogramms ruft das Gehirn alle typischen Angstgedanken ab, die der Mensch öfter durchdenkt oder im Unterbewußtsein gespeichert hat. Diese werden dann durch das überreizte Nervensystem und verstärkt durch die Körpersymptome immer wieder abgespult. Der Kontrollverlust ist ebenfalls ein Mißempfinden, welches nur auf der Überreaktion des Gehirns beruht.

Spirituelle Blockaden oder Entwicklungsschübe als Auslöser
Zum Abschluß dieser Analyse möchte ich noch einen anderen Punkt aufgreifen, der ebenfalls die Ursache sowohl von Depression als auch von Panikattacken sein kann. Diese Betrachtung soll aber nur kurz sein, damit der Rahmen dieses Buches nicht gesprengt wird und ich meiner Absicht, jedem Leser, gleich welcher geistigen Ausrichtung, gerecht zu werden, treu bleibe.

Ich werde diese Thematik vielleicht in einem zweiten Buch ausführlicher erläutern. Für Menschen, die weniger spirituell ausgerichtet sind, wäre sie vermutlich zu fremdartig und schwer nachvollziehbar. Ich habe aber bei mir selbst erlebt, daß beide seelischen Disharmonien (Depressionen und Angstattacken) häufig auch aufgrund einer spirituellen Krise entstehen können. In diesem Fall sollte man das geistige Fundament, auf dem das eigene spirituelle Leben aufgebaut ist, eingehend prüfen und entsprechend weiter ausbauen.

Heutzutage sind Esoterik und Spiritualität in immer größeren Bevölkerungskreisen verbreitet, und es gibt mittlerweile viele Menschen, die sich auf der Suche nach ihrem Lebenssinn einer spirituellen Arbeit zugewandt haben, diese mit Hingabe verrichten und meinen, nach den universellen Gesetzmäßigkeiten zu leben. Und trotzdem müssen sie sich mit gesundheitlichen Schwierigkeiten auseinandersetzen.

Es liegt schon eine gewisse Ironie darin, wenn ausgerechnet Reiki-Meister, Heiler, Lebensberater, Familiensteller und Channel-Medien unter physischen und psychischen Unpäßlichkeiten leiden. Und das, obwohl man gerade von ihnen annehmen sollte, daß sie aufgrund ihrer Fertigkeiten und professionellen Ausrichtung zwangsläufig auch gesunde und glückliche Menschen sein müßten. Das Gegenteil ist jedoch oft der Fall.

Natürlich sind auch sie nur Menschen, mit Stärken und Schwächen, mit Fehlern und Untugenden. Auch ihnen steht das Recht zu, sich einmal schlecht zu fühlen, einmal schlecht gelaunt oder erkältet zu sein. Allerdings ist es schon markant, daß insbesondere diese Berufsstände oft unter chronischen Beschwerden leiden und das weise und gütige Wesen meist nur aufgesetzt ist.

Bei meinen Recherchen begegnete mir auf diese Frage hin sehr oft eine seltsame Mischung aus demonstrativer Demut und Resignation. Es hieß, daß dies eine Berufskrankheit sei und viele mediale Menschen diese Probleme hätten, mit denen man leben müßte. Wenn man mit außergewöhnlichen Gaben gesegnet sei, dann müsse man dieses Opfer bringen. Das Traurige daran war, daß ich es oft zu hören bekam und ich mich niemals damit abfinden konnte und wollte. Ich war und bin der Meinung, daß es irgendwie auch anders gehen muß und diese Probleme ein Hinweis darauf sind, daß bei diesen Personen eben noch nicht alles geheilt war.

Jeder Mensch sollte das lehren, was er selbst lernen muß, weil er es dann am besten verinnerlicht. Verständlicherweise ist man zu Beginn seiner beruflichen Tätigkeit nicht perfekt, man muß ja erst einmal Erfahrung und Weisheit sammeln. Aber, und das ist gerade für diese Personengruppe wichtig, geht es hierbei eben nicht um eine »normale« Tätigkeit. Diese Heilberufe verlangen bereits zu Beginn ihrer Ausübung ein hohes Maß an Selbsterkenntnis, an Weisheit (angewandtem Wissen), an Integration und Umsetzung der Lebensgesetze, und sie erfordern eine solide geistige, seelische und körperliche Konstitution, über die nur wenige Menschen verfügen.

Bevor man nicht selbst vollkommen gesund und heil ist, hat es keinen Sinn, sich um das Heil anderer zu bemühen, diese Grunderkenntnis wird allzu gern übergangen. Die meisten Menschen, die sehr spirituell ausgerichtet oder auf diesem Gebiet tätig sind, erkennen eben zu spät, daß ihnen das entsprechende Fundament fehlt, um unbeschadet in diesem Bereich arbeiten zu können. Ihnen fehlt es an Objektivität und Ehrlichkeit zu sich selbst, um sich einzugestehen, daß die nötige geistige Basis noch nicht stabil genug ist.

Ohne die ganze Tragweite ermessen zu können, welche Auswirkungen die Arbeit mit Energie, die Steigerung der übersinnlichen Fähigkeiten und ihr Einsatz (z. B. Telepathie, Handauflegen usw.) auf sie hat, laufen diese Menschen Gefahr, sowohl seelische als auch körperliche Probleme zu bekommen.

Wie gefährlich es sein kann, wenn man krampfhaft versucht, sein Drittes Auge zu öffnen, um seine Wahrnehmung zu erhöhen, oder wenn plötzlich Fähigkeiten durchkommen, ohne daß derjenige darauf vorbereitet ist und mit ihnen umgehen kann, machen viele der Psychiatrie-Insassen deutlich. Bei ihren Störungen handelt es sich häufig um nichts anderes als eine spirituelle Krise. Sie bräuchten eigentlich nur einen geschützten und ruhigen Raum, Hilfe beim Einordnen ihrer Erfahrungen und eine genaue Erklärung der Vorgänge.

Dies sollte nicht als Kritik mißverstanden werden oder gar despektierlich klingen. Ich möchte nur mit Nachdruck darauf hinweisen, daß das »Wandern in der magischen Welt« durchaus riskant und gefährlich sein kann, wenn man nicht über die nötige Ausrüstung und Vorbereitung verfügt. Vieles bedarf hier der Korrektur, denn leider hat sich in esoterischen Kreisen vieles verselbständigt. Die Aussagen werden einfach so übernommen, ohne daß man ihre Richtigkeit für sich überprüft. Hervorheben möchte ich den oft geforderten Selbstschutz, die exzessive Ausübung positiven Denkens oder die immer wiederkehrende Betonung, daß man vollkommene Macht über sein(en) Leben(slauf) hat, sobald man es denn schafft, all seine Gedanken zu beherrschen.

Nur so viel soll dazu gesagt sein: In all diesen Bereichen werden zum Teil gravierende Fehler gemacht oder es bestehen große Mißverständnisse. Ausführlicher werde ich mich dazu gegebenenfalls in einem nachfolgenden Werk äußern.

Ein weiterer Personenkreis, der häufig von Depressionen und noch öfter mit Panikattacken betroffen ist, sind jene Menschen, bei denen durch eine zunehmende Sensibilität für esoterische Themen plötzlich ungeahnte Fähigkeiten durchbrechen. Wie bei mir geschehen, sehen sie sich meist vollkommen unvorbereitet in einer eher beängstigenden Situation, in der sie imstande sind, auf einmal Dinge wahrzunehmen oder zu wissen, die sich der Vernunft vollständig entziehen. Besonders bei Jugendlichen führt dies unweigerlich zu Ängsten oder massiven Selbstzweifeln an ihrem Verstand und ihrer Psyche. Sie haben in der Regel keinen Ansprechpartner, sind verunsichert und müssen mit diesem neuen Umstand alleine klarkommen.

Die Probleme, die dann durch diese Veränderungen in der Persönlichkeit und der geistig-seelischen Entwicklung auftreten, reichen von einer erhöhten Sensitivität über paranormale und oft beängstigende Sinneswahrnehmungen bis hin zu sehr realen, massiv behindernden körperlichen Beschwerden.

Wichtig ist es dann, die Aufmerksamkeit vollständig von den äußeren Reizen abzuziehen, sich schrittweise und allmählich mit der geistigen Welt auseinanderzusetzen und sich dringlich mit seinem Selbst zu befassen. Das Ausleben und die Umsetzung der spirituellen Sichtweise und Erkenntnisse im Alltag sollten soweit integriert werden, daß man eine Grundstabilität erhält, ganz gleich, mit welchen Umständen man von außen konfrontiert wird. Aber bevor man sich überhaupt weiter mit diesen Themen befaßt, kommt man nicht umhin, seine körperliche, seelische und geistige Verfassung zu festigen, seinen Ängsten zu begegnen und sein Wesen so gut es geht kennenzulernen und zu stärken.

Es gilt, zwei unbedingt erforderliche Tugenden unablässig zu üben: Gelassenheit und Achtsamkeit.

Hilfreich und unbedingt notwendig für die Meisterung dieser Krise ist es, die Erdverbundenheit bzw. Erdung in seinen alltäglichen Verrichtungen zu integrieren und mit einzubeziehen. Dies gelingt anhand einfacher Tätigkeiten wie Gartenarbeit, Spazierengehen, Sport oder auch im Umgang mit Tieren. Solange man sich selbst nicht gut genug kennt, seine Schwächen nicht im Griff hat und keine Wurzeln in seinem Dasein und der Welt hat, kann die Beschäftigung mit diesem Bereich der Esoterik gefährlich werden.

Ich kann dies gar nicht oft genug sagen. Denn, rückblickend betrachtet, hatte ich alles in allem noch sehr viel Glück, daß ich trotz meiner damaligen Unwissenheit und der recht späten Einsicht nicht schlimmere Konsequenzen tragen mußte.

Mehr zu diesem umfassenden und immer aktueller werdenden, wichtigen Thema möchte ich in meinem geplanten zweiten Buch schreiben. Jedem Leser, der sich mit dieser Problematik konfrontiert sieht oder sich damit identifiziert, sei aber versichert, daß er nicht bis zum Erscheinen dieses Buches warten muß, um Hilfe zu finden. Mein nachfolgend beschriebener Heilungsweg kann ihm bereits sehr gut dabei helfen, die bestehende Krise zu überwinden und sein Fundament und Wesen so stabil zu machen, daß er wieder gefestigt und gesund auf seinem spirituellen Weg voranschreiten kann.

Unumgänglich ist allerdings für jeden Angstpatienten, sich ganz bewußt seiner Angst zu stellen, sie sich anzuschauen und zu hinterfragen. Sie ist ja nicht ohne Grund da, sie möchte dich auf etwas aufmerksam machen, dich auf etwas hinweisen, dem du zu wenig Beachtung geschenkt oder das du verdrängt hast.

Frage dich doch einmal, welche Lebensziele du hast. Was würdest du tun, wenn die Angst nicht da wäre, und was wolltest du immer schon machen, wurdest aber durch die Umstände oder Menschen daran gehindert? Überlege dir eine Antwort auf die Frage: Was würdest du machen oder ändern, wenn du nur noch ein halbes Jahr zu leben hättest?

Bei Panikattacken geht es in letzter Instanz immer um die Auseinandersetzung mit dem eigenen Tod. Darauf beruhen alle Ängste, und sich mit seiner Endlichkeit abzufinden und sie zu akzeptieren, das ist die größte Herausforderung, der sich ein Mensch je stellen muß. Deshalb sieh die Angst als Freund an, der dir deutlich macht, daß wir alle nicht unbegrenzt Zeit haben, um unsere Träume zu verwirklichen, und daß man manchmal auch unbequeme Wege gehen muß, um sein Selbst und sein persönliches Glück zu finden.

Im nun folgenden zweiten Teil meines Buches erläutere ich die verschiedenen Begriffe meines Heilsystems, und ich erkläre in einzelnen Schritten, wie man sich vollständig von Depressionen und Angstattacken befreien kann und welche Methoden eine schnelle Linderung akuter Symptome bewirken.

Um sich erfolgreich aus dieser Krankheit lösen zu können, bedarf es einer ehrlichen Reflektion, des mutigen Anpackens von Ängsten, Blockaden und festgefahrenen Verhaltens- und Denkmustern, einer gehörigen Portion Selbstdisziplin und vor allem Kampfgeist.

Ich kann aus eigener Erfahrung sagen, daß der kleine Schweinehund im Inneren ziemlich hartnäckig und fies werden kann, wenn er merkt, daß es um seine Existenz geht.

Aber es ist machbar!

Und selbst wenn du einmal einen schlechten Tag hast und vom Kämpfen müde dem kleinen Monster scheinbar das Feld überläßt, so gehe nicht allzu hart mit dir ins Gericht. Es ist sehr anstrengend und vollkommen normal, wenn man immer mal wieder einen schwachen Moment hat. Auch diesen heißt es dann zuzulassen und zu akzeptieren, ohne sich gleich zu verurteilen. Dann macht man eben am nächsten Tag weiter, denn jeder Tag ist ein neuer Start und gibt dir die Chance, neu anzufangen.

Wichtig ist nur, daß man sich bemüht, diese Phasen möglichst kurz zu halten, um nicht vollends einzubrechen. Denn je länger die kampflose Zeit andauert, um so stärker wird das kleine Biest wieder. Ebenfalls wichtig sind die vielen kleinen Belohnungen, die man sich bei jeder einzelnen erfolgreich bewältigten Etappe gönnt. Der freundliche, verständnisvolle Umgang mit sich selbst ist sehr entscheidend bei der Selbstheilung. Um sich immer mal wieder belohnen zu können, muß man ja erst einmal lernen, sich und seine Anstrengungen ehrlich zu bewerten und anzuerkennen, womit man automatisch seine Selbstreflektion und Selbstachtung schult. Mit den Belohnungen, so klein sie auch sein mögen, übt man sich ebenfalls in Eigenliebe und Wertschätzung seiner Person.

Über die Jahre hinweg habe ich, wie bereits erwähnt, etliche Methoden ausprobiert, so daß ich inzwischen über ein breites Wissensspektrum verschiedenster Heilverfahren und deren Wirksamkeit verfüge. Eine Therapieform kam für mich allerdings niemals in Betracht (Psychopharmaka-Einnahme). Andere Methoden brachten mir zwar interessante Erkenntnisse, halfen mir jedoch im akuten Krankheitszustand nicht sehr viel weiter (Reinkarnationstherapie). Viele halfen mir in begrenztem

Maße (Homöopathie, Bachblüten u. dgl.), aber auch nicht während eines schweren Schubs. Erst durch das Zusammenspiel bestimmter Praktiken und dem Segen, daß ich die Meridian-Klopf-Technik (MET) kennenlernte, konnte ich mich sowohl von den Depressionen als auch den Panikattacken befreien. So hatte ich nun das nötige Rüstzeug, um Ängste in jeglicher Gestalt sofort nachhaltig zu eliminieren, Blockaden zu lösen und Krisen erfolgreich durchzustehen, ohne wieder rückfällig zu werden.

Depressionen und Angststörungen sind sehr komplexe Krankheitsbilder, die tief in der jeweiligen Wesensstruktur verwurzelt sind. Folglich ist es ein Muß, auch genauso komplexe Heilmethoden anzuwenden. Mein Heilsystem ist eine Zusammensetzung aus verschiedenen Übungen, und es kann weit mehr, als nur zur Heilung von Depressionen, Ängsten oder anderen Krankheiten beizutragen, denn es erfaßt den Menschen in seiner Gesamtheit und ist somit heilsam für sein ganzes Sein.

Der aufmerksame Leser wird feststellen, daß dies alles Vorgehensweisen sind, die – bei regelmäßiger Anwendung – dem Menschen dazu verhelfen, sein Selbst wiederzufinden, seinem Leben wieder einen Sinn zu geben, und ihm den Weg zum Glücklichsein und zur Erfüllung zu ebnen. Es ist wahrhaft eine Methode, um das Beste aus seinem Leben zu machen und ein glücklicher und zufriedener Mensch zu werden, sie ist sozusagen eine allumfassende Lebenshilfe.

Die hier aufgeführten einzelnen Praktiken habe ich im Selbstversuch teilweise über einen langen Zeitraum hinweg angewandt und kann ihnen daher mit Überzeugung eine große Wirksamkeit attestieren. Ich habe sie zu einem stimmigen Komplettprogramm zusammengefügt, welches auf alle Ebenen einen positiven Einfluß hat und zudem für jeden leicht nachvollziehbar und umsetzbar ist.

Also fasse den Mut, bereite dich auf den Kampf deines Lebens vor und verscheuche die Geister der Schwachheit und Zerstörung!

Dummheit ist, wenn man alles wie immer macht, aber andere Ergebnisse erwartet.

Albert Einstein

Schopenhauer sagte einmal: »Es gibt nur eine Gesundheit, aber Tausende Krankheiten.«

Da alles Sein dem Gesetz der Polarität unterworfen ist, müßte es als Gegenpol zur *einen* Gesundheit eigentlich auch nur *eine* Krankheit geben. Dann wären die Tausenden Krankheiten letztlich nur Abwandlungen der einen Krankheit.

Im Grunde gibt es nur eine Krankheit, und diese ist eine Abkehr von der universellen Energie und damit der Schöpfung. Blockiert man, warum auch immer, den Fluß der Lebensenergie und versucht, sich von seinen immateriellen Wesensteilen abzuspalten oder sie zu verleugnen, dann ist eine Disharmonie in dem nach Ordnung strebenden energetischen System vorprogrammiert.

Dieses trägt die Störung durch alle Energieschichten hindurch bis in die dichteste Energieform, die Materie, mit der Konsequenz, daß eine Krankheit entsteht. Was ich genau damit meine, soll dir im nun folgenden Abschnitt verständlicher werden.

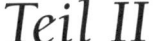

Geist, Seele und Körper – der energetische Mensch

Die schönste und tiefste Rührung, die wir empfinden können, ist das Erfahren des Mystischen. Sie ist der Säer aller wahren Wissenschaften. Wem diese Rührung fremd ist, wer sich nicht länger wundern, nicht länger in verwirrter Ehrfurcht dastehen kann, der ist so gut wie tot.

Albert Einstein

Eine gute Gesundheit ist ein Segen, auf den ein jeder selbst großen Einfluß nehmen kann. Dazu muß man aber gleich ergänzen, daß diese Einwirkungsmöglichkeiten eben nicht nur auf das körperliche Wohlbefinden reduziert sind.

Die Redewendung: »Jeder ist seines Glückes Schmied« trifft auf die Menschen in außerordentlicher Weise zu, denn sie haben unbestritten die Fähigkeit, ihre Erfahrungen und ihr persönliches Glück selbst zu erschaffen und zu lenken. (Und dies ist durchaus kein leeres New-Age-Gefasel oder ein Slogan aus einem Mentaltrainingskurs!)

Die meisten Menschen vergessen dies jedoch im Tumult, den das moderne Leben mit sich bringt, oder sie verdrängen es aus Angst vor der damit einhergehenden Verantwortung. Sie sind so sehr auf materielle Ziele und oberflächliche Werte fixiert, in ihrem Denken zu begrenzt und von ihrer Lebensangst dermaßen eingeengt, daß sie sich nicht mehr auf das Wesentliche besinnen und ihre Macht erkennen und annehmen können.

Manche versagen sich diese Fähigkeit, weil dann das bequeme, von Selbstmitleid durchtränkte Dasein einer aktiven und bewußten, aber mit Anstrengung verbundenen Lebensführung Platz machen müßte. Andere können aus Unwissenheit nicht daran glauben, daß der Mensch mit einer solchen alles beeinflussenden Kraft ausgestattet sein soll.

Aber dank der Quantenphysik, der vielen Querdenker in den Naturwissenschaften und nicht zuletzt dank der Esoterik finden inzwischen langsam wieder alte Erkenntnisse und Weisheiten Zugang zu den Menschen. Und ein Wandel im Denken, dem sich auch die deterministische Wissenschaft nicht verschließen kann, ist bereits unaufhaltsam im Gange. So bestätigt heute die moderne Forschung, was in allen alten Heiltraditionen schon immer bekannt war:

Der Mensch ist mehr als nur sein Körper. Er ist ein energetisches geistiges Wesen, welches mit Hilfe seines Bewußtseins auf sich selbst und sein Leben in kreativer Weise einwirken kann, was immer unter Berücksichtigung von geistigen Naturgesetzen stattfindet. Geist (wissenschaftlich wird eher der Begriff »energetisches Bewußtsein« verwendet) und Körper bilden dabei eine untrennbare Einheit. Aber nicht nur die physische und geistige Ebene machen einen Menschen aus, von enormer Wichtigkeit ist auch die emotionale Ebene, die Seele. Die Seele dient als Mittler zwischen Geist und Materie (Körper), sie verbindet beide und hat damit einen großen Einfluß auf die Gesundheit bzw. auf ein Krankheitsgeschehen.

Dieser Dreiheitsaspekt von Geist, Seele und Körper ist für Menschen, die ein religiöses, esoterisches oder philosophisches Weltbild haben, ein selbstverständlicher und unumstößlicher Fakt, wenn auch in vielleicht unterschiedlicher Auslegung. Dennoch ist dieser Aspekt auch als grundlegende Einteilung aller Lebensbereiche von entscheidender Bedeutung.

Schon der Apostel Paulus schrieb in seinem Brief an die Thessalonicher von Geist, Seele und Körper. Alle Theologen des Mittelalters, wie Meister Eckhart, Teresa von Avila, Johannes vom Kreuz und andere, unterschieden zwischen diesen drei Aspekten des Seins, und Nikolaus von Kues sagte: »Die größte Einheit sei notwendig dreieinig.«

Nicht nur die Struktur des Menschen unterliegt dieser Einteilung in drei Aspekte. Alles in unserem Leben weist diese Trinität auf, sei es im organischen Leben Pflanze, Tier und Mensch, in der Psychologie Überbewußtsein, Unterbewußtsein und Bewußtsein, in der Physik Energie, Materie und Antimaterie, im Zeitlichen Vergangenheit, Gegenwart und Zukunft, im Räumlichen das Hier, das Dort und der Raum dazwischen. Trotz ihrer Dreiteilung bilden diese Bereiche zugleich eine untrennbare Einheit.

Nun basieren dieses Buch und das von mir ausgearbeitete Heilsystem aber nicht nur auf dem Gedanken der Trinität. Damit geht auch das Wissen einher, die alles verbindende und durchdringende Lebensenergie mit einzubeziehen und auch die universellen Gesetzmäßigkeiten anzuerkennen und einfließen zu lassen. Natürlich ist es unmöglich, diese umfangreichen Themen mal eben in einem einzigen Kapitel abzuhandeln. Jedes für sich würde schon Bände füllen, erst recht, wenn man zum besseren Verständnis Erklärungen und Beispiele aus den Naturwissenschaften heranzieht.

So stand ich vor der Herausforderung, diese Themengebiete zwar umfassend und nachvollziehbar zu erklären, dabei aber wiederum nicht den Rahmen meines Buches zu sprengen. Aber nicht nur Art und Umfang meiner Erläuterungen unterlagen ständig einer kritischen Betrachtung, es gibt noch ein anderes Problem, mit dem man als Autorin konfrontiert ist.

Die Schwierigkeit liegt nicht allein darin, für spirituelle Begriffe oder Abläufe wissenschaftlich eindeutige Untersuchungen oder Beweise und verständliche und umfassende Erklärungen in der Physik oder Chemie zu finden. Vielmehr ist dieser Versuch, etwas miteinander zu verknüpfen, von vornherein mit massiver Kritik verbunden. Darzulegen, daß – entgegen der Überzeugung aller Dogmatiker – die Ansichten und Erkenntnisse durchaus miteinander korrelieren, ist ein zur Zeit noch beschwerliches, wenn auch ehrenwertes Unterfangen.

Wenn man als spirituell denkender Mensch versucht, das esoterische Weltbild mit Hilfe der Quantenphysik oder Neurowissenschaft zu untermauern und so für Zweifler und Skeptiker besser nachvollziehbar zu machen, löst dies bei bestimmten Personen vielfach heftigen Widerspruch aus. Dieses Verknüpfen zweier scheinbar konträrer Wissenschaften empfinden viele Naturwissenschaftler als anmaßend, und häufig sind sie der Ansicht, man würde die Quantentheorie mit ihren Erkenntnissen vollkommen falsch auslegen oder sie als Beweis für eine angeblich haltlose esoterische »Spinnerei« mißbrauchen.

Leider fehlt vielen Menschen die nötige Offenheit, alles muß nach herkömmlichen Maßstäben beweisbar und meßbar sein, jede neue und nicht ins Schema passende Überzeugung wird erst einmal als nichtig und lächerlich niedergeschmettert. Ja, selbst bei beweiskräftigen Argumenten wird, wenn alles nicht hilft, der »liebe Zufall« als Ausflucht bemüht. Diesbezüglich haben sich manche Zeitgenossen anscheinend nicht viel weiterentwickelt und sind auf dem Niveau jener mittelalterlichen Kleingeister stehengeblieben, welche – damals ebenso unbeugsam – die Erde für eine Scheibe hielten.

Wie uns die Vergangenheit schon mehrfach gelehrt hat, wird derartige Starrsinnigkeit, Unbeweglichkeit und Festgefahrenheit im Denken letztlich durch neue Erkenntnisse dann selbst der Lächerlichkeit preisgegeben. Dies soll jedoch nicht Gegenstand dieses Buches sein. Wir stehen also nun vor einem Grundproblem, nämlich, die Esoterik und die Naturwissenschaft zu vereinen oder zumindest ansatzweise miteinander in Verbindung zu bringen. Ich möchte mich aller etwaigen Entrüstung zum Trotz dennoch daran wagen, wenn auch nur im begrenzten Umfang.

Da mein Buch für jeden Leser gedacht ist, gleich welche Philosophie oder Weltsicht er vertritt, möchte ich zumindest dafür sorgen, daß jedem auch das nötige Hintergrundwissen zur Verfügung steht und er mit Begriffen wie Lebensenergie, Gedankenkraft und Meridiansystem etwas anfangen kann, um die Wirkweise der Selbsthilfemethoden auch gut zu verstehen und nutzen zu können.

Meine Erklärungen und Beschreibungen zu den Themen Energie, Seele, Geist usw. stützen sich, so weit wie möglich, auf die neuesten wissenschaftlichen Erkenntnisse. Trotz allem bleibt aber vieles meine subjektive Ansicht und eigene Interpretation. Sie erheben keinerlei Anspruch auf wissenschaftlich perfekte Wiedergabe, sondern sind so beschrieben, daß sie jeder, ohne an Wahrheitsgehalt einzubüßen, leicht verstehen kann. Sie sollen in erster Linie als Denkanstöße für den interessierten Leser dienen. Für eine vertiefte Auseinandersetzung mit den entsprechenden Themen gibt es zahllose Fachliteratur, sofern noch Erklärungsbedarf besteht.

Meine Überzeugung ist vielleicht nicht für jeden das Maß aller Dinge, vieles ist bisher noch ungenügend erforscht, aber für mich ist weniger ein Forschungsergebnis entscheidend, sondern vielmehr die Erfahrung und das Erleben. Für mich sind sie beweiskräftiger als jede physikalische Formel. Und alle wissenschaftsverliebten Skeptiker und Zyniker, die über die Theorie einer unsterblichen Seele, eines Lebens nach dem Tod und einer spirituellen Weltsicht den Kopf schütteln und sie konsequent ad absurdum führen, möchte ich mit einem mathematischen Satz provozieren, daß auch für die Antithese gilt: »Was zu beweisen wäre!«

Ich werde versuchen, immer wieder zwischen dem Wissenschaftlichen und dem Spirituellen eine Brücke zu schlagen, um beide Seiten mit einzubeziehen und deutlich zu machen, daß durch die Quantenphysik, Biophotonenforschung und Neurobiologie neuerdings Erkenntnisse vorliegen, die Jahrhunderte altes esoterisches Wissen und spirituelle Weisheiten bestätigen.

Eine Wahrheit muß alles umfassen, oder sie ist keine Wahrheit. Eine begrenzte Wahrheit ist ein Widerspruch in sich selbst.

Beginnen wir also damit, uns eingehend mit der alles durchdringenden und mit allem verbundenen Lebensenergie, dem energetischen Aspekt des Menschen sowie den daran gekoppelten universellen Gesetzen zu beschäftigen.

Energie

Zwei dieser Gesetzmäßigkeiten, die für Physik und Metaphysik gleichermaßen gelten, sind »Alles fließt« und »Alles ist Energie«. Wenn wir dazu die Wissenschaft bemühen, sind vorrangig die Erkenntnisse aus der Quantenphysik und der Biophotonenforschung interessant. So wurde erkannt, daß das materielle Universum, unsere Umgebung und wir selbst nichts anderes als sehr dichte Form von Energie sind, die in unterschiedlicher Schwingung existiert.

Alles, von der subtilsten Ebene energetischer Strukturen bis hin zur dichtesten Ebene der Materie, ist in einem energetischen Kontinuum (einer in sich selbst stetig zusammenhängenden Struktur) ausgerichtet, wobei die Schwingungsfrequenz der Energie ganz unterschiedlich ist. Diese Energie befindet sich beständig im Fluß zwischen der hohen feinstofflichen Ebene und der materiellen Ebene, wobei die Schwingungsfrequenz abnimmt, je größer die materielle Dichte ist.

Die Quelle aller Energien und aller Energiefelder bezeichnet die Wissenschaft als Nullpunktenergie. Aus ihr ist das Universum hervorgegangen.

Sie besitzt keine eigene Frequenz, sondern stellt ein Mischprodukt aller existierenden Frequenzen und eine Matrix, aus der die uns bekannte Materie hervorgeht, dar.

Im Christentum wird sie als »Heiliger Geist«, in Esoterikkreisen als »kosmische Energie« oder »Äther« und allgemein als Lebens- oder Bioenergie bezeichnet. Fernöstliche Kulturen haben sie seit jeher als Chi, Ki oder Prana in ihr Wissen und ihre Heilkunst integriert. Diese Nullpunktenergie ist vor der Materialisierung der Objekte vorhanden und wurde bereits 1986 vom US-Verteidigungsministerium anerkannt.

Unabhängig davon, ob sie nun als Nullpunktenergie oder Lebensenergie bezeichnet wird, in jedem Fall enthält sie Informationen für alle Muster dynamischer Energien. In ihr haben alle Energie- und Informationswellen ihren Ursprung. Aus ihr bilden sich verschiedene Energiefelder, die alles im Universum, einschließlich uns Menschen erschaffen und durchdringen, wie namhafte Wissenschaftler, Heisenberg, Planck oder Einstein, um nur einige zu nennen, erkannt haben.

Der Physiker und Kosmologe Alan Guth beschäftigt sich seit 1979 mit der Hypothese der feinstofflichen organisierenden Energiefelder, auch skalare Felder oder Tachyonenfelder genannt, welche aus der Nullpunktenergie heraus entstehen. Vor ihm war es Nikola Tesla, der 1896 die Urenergie und skalaren Felder erwähnte. Er stellte fest, daß alles Leben von der Urenergie synchronisiert wird, diese sich im Menschen und seiner Umwelt manifestiert und alle Ebenen des Seins – physisch, mental, emotional und spirituell – durchdringt. Diese skalaren Felder sind die Vorlage für lebendige Systeme, die sie mit Energie erschaffen und versorgen, da sie organisierende Kräfte und Muster darstellen. Rupert Sheldrake bezeichnete sie als morphische Felder* (»formbildende Verursachung«).

Die Energie dieser Felder, deren Teilchen sich mit Überlichtgeschwindigkeit bewegen, wird heruntertransformiert und bildet spiralförmige Energiewirbel, die sich auf der Ebene der Lichtgeschwindigkeit als Wechselwirkungsteilchen, den sogenannten Photonen oder Lichtquanten herausbilden. Besonders diese Biophotonenforschung ist es, die interessante Erklärungen für komplexe Vorgänge liefert.

* ursprünglich »morphogenetische Felder« genannt

Biophotonen sind Lichtteilchen, welche die Ur-/ Nullpunkt- oder Lebensenergie samt ihrer Information aufnehmen und als Informationsträger mit Lichtgeschwindigkeit alles Lebende durchdringen, die von ihnen getragenen Informationen weiterleiten und neue Informationen aufnehmen und so einen permanenten Austausch zwischen den einzelnen Feldern vornehmen. Bei uns Menschen sind sie z. B. dadurch in der Lage, biochemische Prozesse zu aktivieren oder zu hemmen, Strukturen zu bilden oder aufzulösen. Sie fungieren somit als Mittler zwischen Geist und Materie. Die Biochemie unterliegt hierbei dem Irrtum, daß Information lediglich von chemischen Substanzen übermittelt werden kann. In Wirklichkeit wird sie von Energiefeldern bzw. Energieteilchen (Photonen) transportiert, denn diese sind um ein Vielfaches schneller und effizienter.

Der Mensch – ein energetisches Wesen

Da der Mensch zu 99,999 % aus Energie besteht, sind die Erkenntnisse der Quantenphysik und Biophotonenforschung besonders aufschlußreich, denn sie geben uns eine naturwissenschaftliche Erklärung für die menschliche Aura, das Meridiansystem und unsere energetischen Wechselwirkung mit unserem Umfeld.

Biophotonen (Lichtteilchen) transportieren die Lebensenergie mit ihren Informationen in jede Zelle hinein und geben sie an die im Stoffwechsel aktiven Moleküle weiter. Bestimmte Moleküle (DNS, RNS, Enzyme, Chlorophyll) besitzen die Fähigkeit, mit Hilfe der Biophotonen den Stoffwechsel zu koordinieren. Lange Zeit fand die Biochemie keine schlüssigen Antworten auf die Frage, wie ein derart komplexes Geschehen, wie es die Abläufe im Körper nun einmal sind, so koordiniert ablaufen kann. Man ging zuvor davon aus, daß die dafür nötigen Informationen von chemischen Botenstoffen übertragen würden, was nun jedoch von der Biophotonenforschung korrigiert wurde.

Herangezogen wurde u. a. der Zellabbau im Körper: Wenn pro Sekunde im Körper 10 Millionen Zellen absterben, dann müßten sämtliche Zellen im Organismus in einer äußerst kurzen Zeitspanne informiert werden, damit sie Vorkehrungen für den Ersatz treffen können. Für den Zellverband bedeutet das, daß bei einem Zellverlust von 10 Mio. Zellen pro

Sekunde der gesamte Verband innerhalb 1 Millionstel Sekunde informiert werden muß, um den Tod einer Zelle zu registrieren. In Anbetracht der Entfernung bedeutet dies, daß die Botschaft mit Lichtgeschwindigkeit übertragen werden muß. Dies schafft jedoch kein chemischer Botenstoff, sondern nur die Biophotonen.

Es war auch lange Zeit unklar, welche Funktion die DNS noch innehat, da sie zu 97 % aus Material besteht, das gar kein Träger von Erbgut ist und dessen Aufgabe noch ungeklärt war. Mit der Photonenforschung erlangte man die Einsicht, daß dieser Hauptteil der DNS eine umfassendere Funktion als die Transkription von Proteinen hat.

Man erhoffte sich Antworten auf die Fragen, wie die Aktivität der Gene überhaupt gesteuert wird bzw. wie dieses Form- oder Ordnungsprinzip, das einen lebenden Organismus ausmacht, zustande kommt. Tatsache war, daß es, entgegen der Auffassung der Biochemie, ein Ordnungsprinzip geben, also eine Kohärenz bestehen muß. Das oftmals angegebene Zufallsprinzip konnte keine Erklärung sein, da in jeder Zelle pro Sekunde Hunderttausende wohlkoordinierte chemische Umsetzungen stattfinden, die bestens aufeinander abgestimmt sind und in diffizilster Weise zusammenwirken. Und dies nicht nur in jeder Zelle, sondern auch in jedem Zellverband und in allen Organen. So etwas kann unmöglich aus einem Zufallsprozeß heraus entstehen. (Ein Beispiel soll dies noch besser verdeutlichen: Wäre die Zellwachstumsrate im Darm nur um wenige Prozentpunkte höher, würde der Mensch in wenigen Tagen an Darmverschluß sterben.) Demzufolge wurde auch die Funktion, die nun der Großteil der DNS Bestandteile hatte, mit den Biophotonen in Verbindung gebracht. Man nahm an, daß diese 97 % der DNS Biophotonen aussenden und empfangen, um den Zellstoffwechsel zu koordinieren.

So werden nicht nur biologische Rhythmen (Hormonausschüttung) von den Biophotonen gesteuert, sondern auch die Homöostase (physiologische Selbstregulation des Organismus). Durch die Aufnahme und Aussendung der Biophotonen, die ja aus Licht bestehen, wird im gesamten Organismus ein Strahlungs- oder Energiefeld um den ganzen Körper herum gebildet, innerhalb dessen sowohl ein Informationsaustausch im Innern als auch mit der Umgebung stattfindet.

Damit ergab sich nicht nur eine Erklärung für das »Phänomen« der Aura des Menschen, die zwar bereits fotografisch dargestellt werden kann, aber wissenschaftlich bisher bezüglich ihrer Funktion und Beschaffenheit noch einige Fragen offen ließ. Des weiteren wurde so bestätigt, daß die Biophotonen mit ihren Informationen als regulierende Instanz den Hauptanteil daran tragen, aus einem gestaltlosen Haufen ein lebendiges und geordnetes Ganzes entstehen zu lassen.

Wie der Mensch selbst, so ist auch jede Aktivität, die von ihm ausgeht, energetischer Natur. All unsere Gedanken, Emotionen, Worte und Taten sind letztlich energetische Kräfte und besitzen damit die Fähigkeit, auf das ebenfalls (energetische) Umfeld einschließlich uns selbst einzuwirken.

Selbst für uns unwichtige und banale Gedanken haben demzufolge große Macht. Verbinden sich diese noch mit Gefühlen, bilden sie eine enorme Kraftquelle, die als Bewußtsein nicht nur die Geschicke des Körpers lenkt. Der Körper ist in seiner Urform materialisiertes Bewußtsein. Je nach der Information, die das Bewußtsein darstellt, reagiert der Körper entsprechend mit einem reibungslosen Ablauf (der Energiefluß verläuft frei – er ist gesund) oder mit einer Störung im System (der Energiefluß staut sich bzw. ist blockiert – er ist krank).

Meridiane und Akupunktur- oder Akupressurpunkte

Durch die Biophotonenmessung konnte auch die Existenz des Meridiansystems und der darauf liegenden Akupunkte eindeutig nachgewiesen werden. Meridiane sind keine materiellen Kanäle, sondern eher ein »Lichtleitsystem« (ähnlich wie ein Glasfaserkabel). Wissenschaftlich formuliert, dient dieses System als Wellenleiter für kohärente elektromagnetische Wellen, auf denen Biophotonen reiten und Informationen austauschen. Nach fernöstlicher Auffassung fungiert dieses feinstoffliche Meridiansystem als ein Geflecht von Leitbahnen, über das die Lebensenergie fließt; und so ist es daran beteiligt, die Energie aus der Aura in den physischen Körper zu integrieren.

Jeder Meridian ist einem Organ bzw. Organsystem zugeordnet, steht in Kontakt mit Muskeln und Muskelgruppen und ist mit bestimmten Gefühlen gemäß ihrer energetischen Entsprechung verbunden. (Mehr dazu im Kapitel »Akupressur«.)

Die Akupunktur- bzw. Akupressurpunkte sind nichts anderes als Knotenpunkte dieses gesamten Trägerfeldes. Das Meridiansystem ist eng an den physischen Körper gekoppelt, gleichzeitig aber auch in seiner Funktion mit unserem gesamten Energiekörper verbunden.

Aura

Dieses gesamte Strahlungs- oder Energiefeld ist gemeinhin auch als Aura bekannt und umgibt und durchdringt unseren Körper. Ähnlich wie die Energiefelder im Universum besteht auch die Aura aus mehreren Energie- und Informationsfeldern (auch Schichten oder Körper genannt), die sich gegenseitig überlagern, beeinflussen und in Wechselbeziehung zueinander stehen. Je weiter diese vom Körper weg sind, um so feinere Schwingungen weisen sie auf.

Die Funktion der Aura besteht darin, Energie und Information aufzunehmen, sie zu speichern und dem physischen Körper zu übermitteln. Gleichzeitig erfüllt sie eine Schutzfunktion, da alles, was von außen kommt, erst einmal dieses Feld passieren muß. Da die Informationen, die von außen an unser Energiefeld herangeführt werden, eine sehr hohe und für uns nicht direkt nutzbare Schwingungsfrequenz aufweisen, besteht die Aufgabe der Aura und ihrer Chakren (Energiezentren) darin, diese herunterzutransformieren und so in eine für uns verständlichere Form zu bringen.

Die Aura regelt alle Lebensvorgänge im menschlichen Körper und alle anderen daran beteiligten Energiesysteme. Dazu gehören die Erzeugung von Bioelektrizität, das biomagnetische System und die Meridiane. Weiter steuert sie die endokrinen Drüsen, reguliert das Immunsystem, ermöglicht Zellregeneration und hält die Stoffwechselprozesse und Organfunktionen aufrecht.

Wie schon erwähnt, sind auch Gedanken, Emotionen und Taten Energie in unterschiedlicher Schwingung, und unser gesamtes Denken, Fühlen und Tun sowie die Verarbeitung der unterschiedlichsten Sinneseindrücke sind eng mit der Aura verknüpft. Die Energie wird sozusagen in ihrer Frequenz verwandelt und durch unsere geistigen und emotionalen Einstellungen und Muster geprägt.

Sind diese in ihrer energetischen Beschaffenheit so konzipiert, daß sie den Energiefluß behindern (z. B. Ängste, negative Emotionen) kommt es zu Stauungen innerhalb des Feldes, was wiederum den Energie- und Informationsfluß blockiert und sich bis auf die physische Ebene auswirkt, wodurch dann Krankheit entsteht. Hier schaffen wir wieder eine Verbindung zur Wissenschaft, da als Tatsache angesehen werden kann, daß jeder Veränderung im Materiellen eine Veränderung im Energiefeld vorausgeht, schließlich ist die Basis jeder Materie Energie, sie geht also dem Grobstofflichen immer voraus.

Für uns Menschen bedeutet dies, daß eine Disharmonie zunächst einmal in der Aura bzw. in unserem Energiefeld entsteht, bevor sie sich als Krankheit im Körper manifestiert. Jede Krankheit resultiert folglich aus einem energetischen Ungleichgewicht und ist unmöglich allein auf eine körperliche Ursache zu reduzieren.

Der Ursprung liegt also in der Beschaffenheit und dem Umgang mit den von uns aufgenommenen und den selbst erzeugten energetischen Informationen, wie es unsere Gedanken und Gefühle sind. Diese haben also eine Schlüsselfunktion, sowohl im Hinblick auf unsere Lebensgestaltung als auch auf unsere Erfahrungen und unsere Gesundheit. Mit ihnen haben wir Einfluß auf das Materielle, auf unseren Körper und gleichzeitig auch auf das Energetische, was uns Menschen ausmacht und umgibt. Die Entfaltung unseres geistig-seelischen Potentials und vollkommener Gesundheit sind also direkt davon abhängig, wie gut die Lebensenergie aus der unmanifesten Nullpunktenergie durch unsere feinstofflichen Ebenen bis in den Körper wirken kann.

Um wieder einen Zusammenhang zu unserer eingangs erwähnten Trinität des Menschen herzustellen, müssen wir nun die Begriffe Geist, Seele und Körper dazu in Beziehung setzen.

Geist

Beginnen wir zuerst mit dem Geist.

Hier ist natürlich nicht der Geist gemeint, den wir aus Spukgeschichten kennen, sondern das Geistige, die alles belebende göttliche Kraft, das immaterielle Prinzip, das dem Leben zugrunde liegt. Geist ist in jeder

Zelle des Körpers, ist Information und Energie zugleich. John A. Wheeler meinte dazu: »Geist bzw. Information ist der Baustoff des Universums.«

In der Quantenphysik kamen neben Max Planck auch viele andere Wissenschaftler zu dem Schluß, daß allen Teilchen in einem gewissen Masse Bewußtsein zukommt, wobei die Photonen die höchste Bewußtheit aller Teilchen besitzen, also einer höheren Intelligenz (dem Geist) folgend agieren. Man hatte festgestellt, daß die Elementarteilchen der Materie Anklänge von Willenskraft, Selbstaktivität und somit »Geist« besitzen. Die Naturwissenschaft nennt diese Energieform »Bewußtsein«, welche den gesamten Raum durchdringt.

Bewußtsein ist eine Information, die sich selbst kennt und erlebt, sie ist ein natürliches Gestaltungsprinzip, welches weit über die menschliche Nervenaktivität hinausgeht und omnipräsent in jedem Individuum vorhanden ist. Unsere Welt besteht aus Geist (= Bewußtsein = Energie), der sich in den verschiedenen Aggregatzuständen der Verdichtung manifestiert, alle Gedanken und Objekte sind darin enthalten. Materie ist letztlich nichts anderes als verdichteter Geist, und Geist und Materie sind somit lediglich verschiedene Zustandsformen.

Meiner Meinung nach wird die Welt von einem universellen Geist durchströmt. Geist ist in allem, er verschafft sich nur Ausdruck in vielfältigen Formen von Information, Energie und Materie, er schafft Fakten und damit Realität. Geist in individualisierter Form ist Besitz und Empfindung mentaler Zustände wie Vorstellungen, Gedanken und Erinnerungen, er plant und erwartet. Da der energetische Zustand die Grundlage für jegliche Materialisation darstellt, muß folglich jeder Veränderung in der materiellen Welt eine Veränderung im Energiefeld vorausgehen.

Die meisten Menschen glauben, daß sie Kraft und Gesundheit erlangen, wenn sie ihrem Körper Essen und Trinken, Luft und Bewegung zuführen. Aber über allen materiellen Substanzen thront der ordnende Geist. Er steuert letztlich die Billionen Zellen, Dutzende Hormone, Tausende Enzyme und Abertausende Blutkörperchen. Will man seinen Körper stärken, gilt es zuerst, seinen Geist zu stärken.

Der Geist hat also die Herrschaft über die Materie, oder wie Friedrich Schiller es ausdrückte: »Es ist der Geist, der sich den Körper baut.« Letztlich ist es unerheblich, ob man diese Energie oder Kraft als Geist,

Bewußtsein, kosmische Intelligenz oder Gott betitelt; daß sie existiert, ist unumstößlich, ganz gleich, welche Begrifflichkeit man ihr zuordnet.

Seele

Wissenschaftlich betrachtet ist die Seele ein isolierter Quantenprozeß, der sich im Laufe der Evolution immer weiter entwickelt. In der Quantentheorie gilt als Lösung für das Leib-Seele-Problem, die sogenannte Protyposis – eine gestaltete Quanteninformation. Die Seele ist Energie, die sich in ganz bestimmter Weise mit unterschiedlichen Merkmalen und Eigenschaften verdichtet.

Sie ist ein immaterielles Formprinzip, welches als geistige Substanz unsterblich ist. Sie bedarf eines Körpers, um tätig werden zu können, hängt in ihrer Existenz zwar nicht von der Materie ab, ragt jedoch tief ins Körperliche hinein. Sie gilt als das immaterielle, organisierende Prinzip, welches das Leben eines Individuums und seine durch die Zeit hindurch beständige Identität und – im Wechselspiel mit der Materie des Körpers – einen lebendigen Organismus erzeugt.

Die Seele ist das Organ der Individualität, sie ist der Sitz der Persönlichkeit und Wirksamkeit des Menschen, sie beherbergt den freien Willen und die Entschlußkraft. Sie ist sozusagen eine Entwicklungsstufe des Geistes, eine Besonderung und Vereinzelung des Geistes.

Der Körper trägt nicht die Seele, sondern die Seele trägt den Körper in sich.

Die Seele ist Sitz des Bewußtseins in seiner individualisierten Form. In ihr wird das kosmische Bewußtsein in drei Bewußtseinsstufen (Unter-, Be- und Überbewußtsein) gegliedert. Demnach ist sie gleichsam Träger des Selbstbewußtseins und hat auch ohne den Körper die Fähigkeiten der Wahrnehmung, der Erinnerung, des Denkens und der bewußten zielgerichteten und intelligenten Handlung. Ihre Aufgabe ist es, dafür zu sorgen, daß der Geist und der Körper ihre wichtige Beziehung nicht verlieren.

Die Seele ist die Gesamtheit aller Gefühlsregungen und geistigen Vorgänge im Menschen. Sie liegt diesen Vorgängen zugrunde, ordnet sie und wirkt sich dadurch auf die körperlichen Vorgänge aus, lenkt sie oder führt sie herbei. Sie ist die individuelle Instanz, das sogenannte kontinuierliche Ich.

Obwohl der Körper sich ständig ändert, Substanz auf- und abbaut, hat jeder das Gefühl, ein Leben lang derselbe zu sein. Dies ist die Seele. Die innere Seelenverfassung formt das Wesen und die Bewußtheit ihres Eigners.

Die seelischen Qualitäten lassen sich nicht wiegen, messen oder zählen, dennoch sind sie unbestreitbar vorhanden und zeigen sich in Form von Liebe, Güte, Zuversicht, Geduld und Warmherzigkeit. Oftmals wird die Seele auch als das Höhere Selbst beschrieben, als der göttliche Funke, den jeder in sich trägt. Sie verhält sich zu Gott, zur kosmischen Macht, zum allgemeinen Geist wie ein Sonnenstrahl zur Sonne.

Körper

Der Körper bedarf keiner näheren Erläuterung, denn was er ist und wofür er gebraucht wird, ist offenkundig und jedem klar. Er ist nicht nur ein Wunderwerk der Natur, er dient dem Menschen, genauer gesagt seiner Seele, als Instrument, mit dem sie sich in der physischen Welt bewegt. Mit Hilfe des Körpers können wir wahrnehmen, an unserer Umgebung teilhaben, Erfahrungen machen und aktiv handeln. Er agiert unsere Gedanken, Überlegungen und Gefühle aus, er ist eine Widerspiegelung dessen, wer wir sind und worum es in unserem Leben geht.

Um die Unterschiedlichkeit aber gleichzeitige Verbundenheit aller Teile besser deutlich zu machen, möchte ich das Bild eines Hauses anführen. Die Luft außerhalb des Hauses und in dem Haus ist vollkommen identisch. Und doch stellt man fest, wenn man verschiedene Häuser betritt, daß es in jedem anders riecht, eine andere Atmosphäre herrscht und irgendwie eine andere Energie da ist.

So verhält es sich auch mit Geist, Seele und Körper.

Das Haus als solches ist der Körper, die Luft, die überall um jedes Haus herum und in jedem Haus vorhanden ist, entspricht dem Geist, und die Luft, die in einem Haus ist und doch im Vergleich zur Luft draußen oder in anderen Häusern anders wahrgenommen wird, entspricht der Seele.

Um es noch anschaulicher zu machen, kann man sich auch des Vergleichs mit einem Ozean bedienen. Hier ist das Meer der Geist, ein Tropfen daraus die Seele, und um ihr Form zu geben, bedarf es eines Glases, des Körpers.

Auf den Menschen übertragen bedeutet dies:
- Der Geist schöpft das Leben, erschafft es und läßt es existieren. Er drückt sich besonders im menschlichen Dasein über die mentale Ebene aus. – An ihr nehmen wir teil mit unseren Wünschen, Gedanken, Einsichten und Weisheiten. Der Geist speichert unsere Lebensphilosophie, Maximen, Prinzipien und Einstellungen.
- Die Seele ist das Individuelle, das Ich und umfaßt unsere Persönlichkeit, sie drückt sich über die emotionale Ebene aus. – An ihr nehmen wir teil mit unseren Gefühlen, Neigungen und seelischen Bedürfnissen. Sie läßt uns Selbstbewußtsein und Selbstwert erfahren.
- Der Körper ist unsere Hülle, ein Vehikel, um sich in der Materie zu bewegen, er drückt sich über die physische Ebene aus. – An ihr nehmen wir teil mit unseren fünf Sinnen. Wir haben die Möglichkeit, unsere Erfahrungen zu machen, können handeln und unsere mentalen Konstrukte in die materielle Welt übertragen und umsetzen sowie ihre Auswirkungen erleben.

Alle drei Prinzipien sind letztlich energetische Zustände in unterschiedlichen Qualitäten, jedoch mit der gleichen Grundlage. Diese Basis ist eine unsichtbare übergeordnete »Informationswelt«, die unabhängig von Raum und Zeit existiert und alle Informationen über die materielle Welt enthält und diese durchdringt. Da diese Welt nach dem Prinzip der größtmöglichen Ordnung arbeitet, ist sie neben den bekannten Naturgesetzen (z. B. der Gravitationskonstante) auch universellen Gesetzmäßigkeiten unterworfen. Ich möchte hier nur jene aufführen, die für uns im Zusammenhang mit dem Verständnis der Krankheit und einer angestrebten Heilung von Bedeutung sind.

»Alles ist Energie« und »Wie oben so unten«

Jegliche Materie, jeder Gedanke, jede Gefühlsregung – alles Dasein ist nichts anderes als unterschiedlich verdichtete Energie. Alles ist energetische Schwingung, nichts existiert für sich, sondern alles ist als Bündelung innerhalb eines universellen Energiefeldes zu betrachten. Das Universum ist genaugenommen ein unteilbares Ganzes, in welchem zwar eine Vielzahl an Individuen existieren, diese aber trotzdem durch die ihnen identische Ursubstanz alle miteinander verwoben sind.

Durch zahlreiche Wissenschaftler, wie die Physiker John Stewart Bell und David Bohm, und unzählige Versuche, wie das Einstein-Podolski-Rosen-Experiment, wurde bestätigt, daß alle Teilchen und Materiephasen zusammenhängen, da sie aus der gleichen Quelle, nämlich aus einem Urknall hervorgehend, stammen. Hier liegt auch die Erklärung für die Überzeugung des All-Verbunden-Seins, die als Grundlage der Esoterik gilt. Es gibt keine eigenständige Entität, alles existiert in einem Netz von miteinander wechselwirkenden Energiefeldern, und alles ist von Bewußtsein durchdrungen.

Inzwischen gehen Wissenschaftler sogar noch einen Schritt weiter. Sie gehen nicht nur davon aus, daß alles Energie ist und alle Teilchen miteinander verbunden sind, sondern sie sind der Ansicht, daß jeder Teil des Universums das Ganze widerspiegelt und es gleichzeitig enthält. Das bedeutet, daß unser Universum letztlich holographisch aufgebaut bzw. ein holographisches Bewußtsein ist.

Jeder Teil im Universum, ob Stern, Atom oder Mensch, ist untrennbar mit dem Ganzen verbunden und enthält ebenfalls das Ganze. Es entspricht also der Wahrheit, wenn man behauptet, das Universum spiegele sich in einem einzigen Sandkorn wider. Die Wissenschaftler Karl Pribram und David Bohm stützten mit ihren Experimenten den Symmetriesatz Mikrokosmos = Makrokosmos. Jesus wußte dies ebenfalls und sagte dazu: »Ich und der Vater sind eins«. Es gibt keine Trennung zwischen Individuum und Universum, denn alle Zustände, Aspekte und Wahrscheinlichkeiten des Universums sind auch als Ganzes in jedem Individuum enthalten.

Daß selbst 15 Milliarden Jahre nach dem Urknall noch immer alles mit allem verbunden ist und die morphologischen Grundmuster sich aufgrund ihres identischen energetischen Ursprungs sowohl im Großen als auch im Kleinen wiederfinden, belegen anschauliche Hinweise.

Triboliten, urzeitliche Tiere, die vor 570 bis 300 Millionen Jahren lebten, entsprechen in ihrer Struktur dem Atom des Elements Rubidium.

Die Spiralform von Schneckenhäusern ist mit der von kosmischen Spiralnebeln identisch.

Die Blütenblätter der Sonnenblume gleichen in ihrem Aufbau den Strömungen auf der Oberfläche der Sonne (Korona).

Das menschliche Auge gleicht im Aussehen bis ins Detail einem Sonnenflecken.

Die im menschlichen Körper permanent existierende Mikrovibration (4 bis 18 Hertz), die 1944 vom Wiener Psychologen Hubert Rohracher entdeckt wurde, ist identisch mit der Frequenz, in der die Erdrinde, die Ionosphäre und die Alpha-Gehirnwellen schwingen.

Russische Forscher haben mit Hilfe der Kirlianfotografie entdeckt, daß die menschlichen Energiefelder immer in Übereinstimmung mit der Sonnenoberfläche aufflackern.

Den wohl bekanntesten Beleg für das holographische Weltbild finden wir im Mikrokosmos Mensch, und er wird als genetischer Code bezeichnet. Dieser Code beweist, daß jede Zelle nicht nur Teil eines Ganzen ist, sondern in jeder Zelle unseres Körpers auch die Information und der Bauplan des gesamten Körpers vorhanden sind. Der Mensch ist also das getreue Abbild des Universums, denn es gibt außen nichts zu finden, was nicht analog mit ihm ist.

Die energetischen Grundbausteine sind überall dieselben. Das ist wohl damit gemeint, wenn das Orakel von Delphi jeden Besucher auffordert: »Erkenne dich selbst, damit du Gott erkennst.« Oder wie es Laotse formulierte: »Bleibe daheim und begreife das Universum.«

Jetzt kann man vielleicht auch verstehen, warum immer wieder darauf aufmerksam gemacht wird, daß jeder Mensch ein Teil Gottes bzw. des universellen Geistes ist und somit auch über ungeahnte Fähigkeiten verfügt. Hier liegt ein unglaubliches Potential, und wird dieses Wissen weise genutzt, erschließt sich einem eine ganz neue, um nicht zu sagen magische Welt.

Da alles Energie ist, auch jede Aktivität des Menschen, gleichgültig ob sie verbal oder nonverbal stattfindet, bleibt kein Gedanke, keine Regung, keine Tat ohne eine Auswirkung auf die Energie des eigenen Wesens und auch die der Außenwelt. Das was ein Mensch im Kleinen ersinnt und erschafft, zeigt sich also sowohl bei ihm selbst als auch zwangsläufig immer im Äußeren. Er (Mensch = Mikrokosmos) besitzt die Fähigkeit, mit seinen Gedanken, Worten und Taten Einfluß auf seine Umgebung und sein Leben (Makrokosmos) auszuüben.

Für unser Thema »Depressionen« bedeutet dies, daß die Beschaffenheit und Energie unserer Gedanken und Emotionen erhebliche Auswirkungen auf unseren Körper und auf unsere Erfahrungswelt hat. Wir sind demnach weder ein Opfer des Schicksals, noch müssen wir Krankheiten oder widrige Umstände widerspruchslos hinnehmen.

Aufgrund dieser Gesetzmäßigkeiten haben wir die Möglichkeiten unser (Er-)Leben und unsere Gesundheit zu beeinflussen, unsere Persönlichkeit zu ändern und unser Wesen positiv zu gestalten. Wir verfügen also über eine Kraft, die kaum jemand nutzt und die viele nicht wahrhaben wollen, und wir tragen damit ein hohes Maß an Selbstverantwortung, vor der sich viele fürchten und die sie deshalb verleugnen. Genauso wie Energie sich ständig im Fluß und Austausch befindet, so interagieren auch wir als energetisches Wesen und sind also ebenfalls nicht statisch oder unveränderbar.

Jede Ursache hat eine Wirkung

Entsprechend dem 3. Newtonschen Gesetz kann eine Kraft (actio) nie allein für sich auftreten und bestehen. Sie produziert zwingend eine Gegenkraft (reactio) in gleicher Höhe. Da alles miteinander wechselwirkend verbunden ist, bleibt kein Impuls in diesem energetischen Netz ohne Folgen.

Jede noch so kleine Veränderung bewirkt gleichsam auch eine Veränderung im Großen. Jeder Gedanke, sei er noch so klein, hat unglaubliche Kraft, er ist gebündelte Energie und hat entsprechend Einfluß auf die Materie, wie es in der Heisenbergschen Unschärferelation nachgewiesen und von Masaru Emoto in seinem Wasserexperiment (siehe Kapitel »Ändere deine Denkweise«) sehr anschaulich demonstriert wurde.

Alles, was ein Mensch denkt, fühlt, spricht und tut, hat Konsequenzen und wirkt sich entsprechend des Informationsgehalts positiv oder negativ auf ihn und seine Umgebung aus. Belegt wurde dies auch von dem oben bereits erwähnten Hubert Rohracher, der feststellte, daß die Mikrovibration im menschlichen Körper zwar in ihrer Frequenzstabilität konstant blieb, jedoch ihre Amplitude (Intensität) sich bei Gedanken, Vorstellungen und Emotionen auffallend veränderte. Richtet man seine Gedanken, seine Aufmerksamkeit nun auf eine bestimmte Sache, dann verändert sich nicht nur das Energiefeld, diese Gedankenenergie fließt dann diesem Umstand zu und läßt ihn auf diese Weise energetisch wachsen.

Schon die altchinesischen Meister wußten: Kraft, also Energie folgt immer dem Gedanken. Das, worauf du deine Aufmerksamkeit richtest, wird demnach größer und wächst.

Hier obliegt es nun dem Menschen, mit seinem freien Willen zu entscheiden, welcher Situation er seine Aufmerksamkeit und damit seine Energie schenkt. Konzentriert er sich auf seine Heilung, auf seinen Lebenssinn und auf alles, was ihn mit Freude erfüllt, oder denkt er ständig an seine Krankheit und seine Ängste, pflegt er seine Sorgen und den Umgang mit für ihn schädlichen Menschen und Situationen.

Natürlich muß man sich mit seinen Ängsten auseinandersetzen, um sie auflösen zu können. Aber hat man dies erfolgreich getan, immer im Hinblick auf seine angestrebte Genesung, dann muß es irgendwann gut sein, und man sollte seine Vergangenheit ruhen und loslassen. Aus diesem Grund ist es von entscheidender Bedeutung, sich in Gedankenhygiene zu üben, seine Einstellungen und Überzeugungen zu überprüfen und alles, was der positiven Weiterentwicklung und Gesundheit nicht förderlich ist, abzustreifen.

Ich denke, mit Hilfe meiner Ausführungen ist nun jedem Leser verständlich geworden, daß jede Krankheit immer erst durch eine Disharmonie im Denken und Fühlen, also auf geistiger und seelischer Ebene, entsteht und sich auf feinstofflicher Ebene herausbildet, bevor sie sich im Körper, also auf materieller Ebene, manifestiert. Ich denke, daß die Wichtigkeit des seelischen und geistigen Aspekts damit nun ganz anschaulich beschrieben und die Vernetzung dieser drei Wesensteile deutlich wurde.

Somit ist es jetzt besser nachvollziehbar, wenn ich behaupte, daß auch und insbesondere bei Depressionen und Panikattacken die Ursache nicht nur auf der körperlichen Ebene liegt, sondern schon davor auf seelisch-geistiger Ebene zu finden ist. Eine physische Ursache als alleinigen Grund für eine psychische Erkrankung anzunehmen, wäre so, als wenn man an Verkehrsunfällen den Autos die Schuld gibt.

Die Fehler im Materiellen oder Körperlichen zu suchen, bedeutet, an der Oberfläche zu kratzen, sich von der Symptomatik in die Irre führen zu lassen, die Komplexität des Menschen zu übergehen und ihn auf eine einzige Ebene zu reduzieren. Bei seinem Bemühen um Heilung und Gesundheit sollte man folglich immer den Weg beschreiten, der einen holistischen Charakter hat. Jede Therapie, die diesen ganzheitlichen Aspekt nicht berücksichtigt, therapiert nicht die Krankheit, sondern lediglich die Symptome.

Denn wie wir bereits festgestellt haben, würde es wenig Sinn machen, nur den Körper zu ertüchtigen und die Ernährung umzustellen und damit zu hoffen, daß sich der Rest von allein kuriert.

Das ist ebenso unnütz wie täglich zu meditieren, aber im Alltag seinen Körper weiter im Streßprogramm laufen zu lassen und die 23 Stunden des Tages, in denen nicht meditiert wird, mit Angst und Sorgen zu verbringen. Oder wenn man um seine Wünsche und Träume weiß, sie aber nicht mit Hilfe des Körpers umsetzt und so erst erfahrbar und erlebbar macht.

Man sieht also, es ist von entscheidender Bedeutung, alle drei Bereiche gleichzeitig zu fördern. Ich bezeichne dies als »kultivieren« im Sinne von etwas sorgsam pflegen, verfeinern und auf eine höhere Stufe bringen. Ich beginne bei den Heilmethoden mit der Kultivierung des Geistes, dann der Seele und zuletzt des Körpers. Die Reihenfolge soll jedoch nichts über ihre Wichtigkeit aussagen! Alle drei bilden eine Einheit, die den Menschen erst lebensfähig macht und somit maßgeblich für sein Glück ist, seine Gesundheit und sein Dasein.

Wichtig ist, daß man konsequent und beständig an sich arbeitet, nie vergißt, liebevoll und nachsichtig mit sich zu sein, und daß man seine Heilung aus persönlicher Überzeugung heraus anstrebt und nicht nur, weil man von außen dazu getrieben wird. Wie schon Bruce Lee sagte: »Man kann dir den Weg weisen, gehen mußt du ihn selbst.«

Laß dich nicht von der Vielzahl der Übungen und Techniken abschrecken, sie sind alle sehr einfach gehalten, und es bedarf weder einer großen finanziellen noch körperlichen Anstrengung. Jedoch – und das ist nicht wegzureden – bedarf es einer seelisch-geistigen Anstrengung. Aber ich bin mir sicher, daß du es schaffst und dich selbst heilen wirst.

Beginne damit, deinen Geist zu kultivieren, das heißt, setze dich mit deiner Krankheit auseinander, nimm sie an, forsche nach der Ursache und beginne damit, dein Denken zu verändern und durch Meditation deine Konzentration zu stärken.

Gleichzeitig stärke deinen Körper mit gesunder Ernährung und ausreichend Bewegung und widme deiner Seele die volle Aufmerksamkeit, indem du dich besser kennenlernst, dich durch eine neue Zielsetzung positiv ausrichtest, deine Ängste mit Hilfe von MET oder Akupressur angehst und auflöst und deinen Lebenssinn findest und festlegst.

Lege dir für jeden Tag ein Programm zurecht, nach dem du vorgehst. Bemühe dich nach Herzenskräften, dieses Alltagsprogramm einzuhalten. Es sollte eine Kombination aus verschiedenen Methoden sein, die alle drei Prinzipien aufgreift.

Das könnte z. B. so aussehen, daß du morgens als erstes deine Körperübungen machst, jeden Tag Zeit für deine Meditation und Selbstreflektion einplanst, dich bemühst, schrittweise zuerst kleinere Ängste anzugehen, und versuchst, so gut du kannst, dein Denken zu kontrollieren und gegebenenfalls zu korrigieren.

Achte auf dein Eßverhalten, trinke ausreichend Wasser und erinnere dich immer wieder daran, tief zu atmen.

Ebenso sinnvoll ist es, für Panikattacken ein Notfallprogramm vorzubereiten, damit du sofort einschreiten kannst, sollte es zwischendurch noch mal zu Problemen kommen. In diesem Fall ist es am besten, wenn du dir die wichtigsten Akupressurpunkte einprägst und dich immer wieder auf deine Atmung konzentrierst, so daß du in einer akuten Situation gewappnet bist und entsprechend schnell Linderung erfährst.

Damit das Nervensystem und der Hormonhaushalt auch wirklich nachhaltig umgestimmt werden können und man sich festgefahrene Denk- und Handlungsweisen abgewöhnt, bedarf es einer kontinuierlichen Stimulierung und Achtsamkeit.

Dies klingt alles sehr anstrengend, und ich kann mir denken, daß du jetzt schon etwas zweifelst, ob du das auch schaffst und durchziehen kannst. Aber glaube mir, es ist alles halb so schlimm.

Fang einfach an, betrachte es weniger als »Arbeit«, sondern vielmehr als ein Training, als eine lohnende Investition in deine Zukunft und dein Leben.

Sei nicht frustriert, wenn es eine gewisse Zeit dauert und der Kopf doch öfter mal nicht deinem Willen folgt. Laß dir die Zeit, fahre mit deinem Bemühen unbeirrt fort und achte auf die kleinen Erfolge und Schritte in die richtige Richtung, die es zu würdigen gilt.

Integriert ist das Erlernte erst dann, wenn du auch unter Streß oder in einer kritischen Situation Zugriff auf das Erlernte hast und sie dann ruhig und konzentriert angehst und meisterst.

Also: Werde zum Lebenskämpfer!

Handle tatkräftig und entschlossen, und überwinde und befreie dich von allen Hindernissen und von Stagnation. Sei bereit, dich den inneren und äußeren Anforderungen und Konflikten zu stellen und deinen Weg der Selbstverwirklichung zu gehen.

Ich kenne nichts Trostreicheres als die unbestreitbare Fähigkeit des Menschen, sein Leben durch bewußte Anstrengung auf eine höhere Stufe zu heben. Auf die Beschaffenheit des Tages einzuwirken, ist die höchste aller Künste.

H. D. Thoreau

Deinen Geist kultivieren

Um ein wahrer Meister des Schicksals zu werden, mußt du als erstes dein eigenes Schicksal erkennen. Wenn du zufrieden zwischen den Schwingen deines Drachen ruhen kannst, der durch ewige Zeitalter weder geboren wird noch stirbt, dann wird der Schatten für immer verschwinden.

Douglas Monroe: Merlins Vermächtnis

Oder wie die Chinesen sagen: »Geistige Krankheiten erfordern geistige Medizin.«

Erkenne und akzeptiere deine Krankheit

Es gehört Mut dazu, sich so zu zeigen, wie man in Wahrheit ist!

Vor jeder Heilung kommt das Erkennen und Akzeptieren. Bevor überhaupt irgendwelche Schritte unternommen werden, um die Heilung in Gang zu setzen, bedarf es der Einsicht und Anerkennung der Krankheit. Insbesondere hier liegt bei Depressiven der erste große Knackpunkt.

So weit zu sein, daß man sich selbst und anderen gegenüber eingestehen kann, an Depressionen oder Panikattacken zu leiden, ist ein bedeutender Schritt und nimmt zu Beginn eine relativ lange Zeit in Anspruch. Anders als bei anderen Krankheiten liegt die Problematik darin, daß Depressionen oder Panikattacken vom Krankheitsbild her immer noch als psychische Störung gelten und mit den damit verbundenen Vorurteilen und Ängsten behaftet sind.

Aus Angst, als verrückt oder geisteskrank zu gelten und im sozialen Umfeld ausgegrenzt zu werden oder sich gar der Lächerlichkeit und dem Hohn preiszugeben, wollen viele Erkrankte die Diagnose nicht wahrhaben und sich nicht eingestehen, oder sie wissen zwar darum, versuchen es aber zu verheimlichen. Hier ist viel Aufklärungsarbeit nötig, damit diese Thematik, wie schon das Burnout-Syndrom, gesellschaftsfähig wird und die ernsthafte öffentliche Aufmerksamkeit erfährt, die ihr zusteht.

Betroffene müssen das Gefühl bekommen, sich auch mit dieser Krankheit an Freunde, die Familie oder andere Vertrauenspersonen wenden zu können. Sie sollten mit Verständnis und Ernsthaftigkeit vorurteilsfrei Hilfe erhalten, wie es bei anderen »normalen« Erkrankungen selbstverständlich ist.

Unabdingbar für jedes Heilungsbestreben ist es herauszufinden, ob man an Depressionen bzw. Panikattacken leidet. Scheut man nun den Gang zum Arzt, so läßt sich auch mit Hilfe der beschriebenen Symptome in den Kapiteln »Depression und Panikattacken« recht einfach feststellen, ob tatsächlich eine Erkrankung oder lediglich eine vorübergehende Verstimmung vorliegt. Sollte nun tatsächlich eine ernsthafte Erkrankung bestehen, steht man vor der Herausforderung, erst einmal für sich zu akzeptieren, daß man an dieser psychischen Disharmonie leidet.

Es gilt, möglichst ruhig und gefaßt die Situation anzunehmen und zu analysieren und nicht emotional überzureagieren. Das heißt im konkreten Fall, daß man sich ganz deutlich sagt: Ich habe also Depressionen bzw. Panikattacken, werde mich aber davon befreien. Vermeiden sollte man destruktives Denken in Form von Sätzen wie: Ich habe Depressionen, oh Gott, mein Leben ist trostlos, freudlos, ich werde Tabletten nehmen müssen und nie mehr glücklich sein können.

Der nächste Schritt wäre dann, sich einer Vertrauensperson, der Familie oder Freunden anzuvertrauen, um die Belastung zu vermindern und dem Umfeld die Chance zu geben, auf das Verhalten mit Verständnis und Unterstützung zu reagieren und durch das Aufmerksammachen auf die Situation den Druck, der durch Verheimlichen und Vortäuschen entsteht, nach und nach aufzulösen.

Ich weiß aus eigener Erfahrung, wie schwer einem dieser Schritt fällt, aber es lohnt sich, diese Angst zu überwinden. Du wirst immer jemanden finden, der sich deiner annimmt, dir Hilfe zukommen läßt und für deine Ängste und Sorgen ein offenes Ohr hat.

Es wird dir ungemeine Erleichterung verschaffen zu wissen, daß du dich nicht mehr verstellen mußt oder irgendwelche Ausreden und Lügen finden mußt, wenn du einmal wieder einer Verpflichtung nicht nachkommen kannst oder deine Freizeitaktivitäten mit Freunden absagen mußt, weil ein depressiver Schub dir jegliche Lust und Kraft raubt. Auf lange Sicht ist es schlicht unmöglich, diese Krankheit zu verstecken, auch deshalb, weil es mit Unterdrückung zunehmend schlimmer und belastender wird.

Ich habe es acht Jahre lang geschafft zu verheimlichen, mit der Folge, daß ich wertvolle Zeit damit vertan habe, daß ich umsonst allein durch die Hölle ging, obwohl mir jederzeit meine Familie und mein Mann beigestanden hätten, und daß ich durch die unbeschreibliche Belastung, diese Bürde allein zu tragen und gleichsam so zu tun, als hätte ich sie gar nicht, dem Abgrund gefährlich nahe kam; viel näher, als es mit dem Beistand anderer geschehen wäre.

Also überwinde deine Angst und teile dich irgend jemandem mit, dem du vertraust, du mußt diesen Weg nicht alleine gehen!

Ebenfalls notwendig ist es, deine grundsätzliche Einstellung zur Krankheit zu überdenken und sich der Begrifflichkeit so objektiv zu nähern, wie es geht. Hierbei hilft die Erkenntnis, daß Krankheit im Grunde lediglich versucht, ungelöste Konflikte über den Umweg des Körpers zu bearbeiten. Und sie ist immer auch eine Aufforderung, seine bisherigen Gewohnheiten zu korrigieren. Jegliche gesundheitliche »Störung« beinhaltet eine Chance, sie stellt eine Aufgabe dar und niemals eine Strafe!

Selbst die Biophotonenforschung deklariert Krankheit nicht als rein negativen Zustand. Es sind notwendige Krisen in der ständigen Auseinandersetzung mit der Umwelt. Es sind Entwicklungskrisen, in denen eine momentane Stabilität und Identität durch eine neue Herausforderung in Frage gestellt wird und nach einem neuen Zustand höherer Stabilität ruft. Fürchtet man dagegen die Krankheit als Defekt, werden die Regulationspotentiale des Organismus nicht voll genutzt. Das Problem ist oft nicht darin zu sehen, daß der Organismus damit nicht fertig wird, sondern daß wir kein Vertrauen in seine Fähigkeit, sich selbst zu heilen, haben.

Hat man nun also herausgefunden und akzeptiert, daß eine seelische Störung in Form von Depression bzw. Angstattacken vorliegt und konnte man seine Einstellung zur Krankheit bzw. zum Kranksein so korrigieren, daß mit diesem Anerkennen keine lähmende Angst hervorkriecht oder sogleich die Welt zusammenbricht, dann gilt es, seine Einstellung zu diesem speziellen Krankheitsbild zu überprüfen.

Solltest du davon überzeugt sein, daß du aufgrund deiner eigenen Fehlprogrammierung und Denkweise an Depressionen oder Panikschüben leidest, dann gratuliere ich dir zu dieser Einsicht und rate dir, dich mit dem nächsten Schritt, der Ursachenforschung, zu beschäftigen.

Bist du allerdings der Ansicht, daß ein äußerer Umstand (Arbeitskollegen, Eltern, Wohnsituation, unbefriedigende Beziehung u. dgl.) an deinem Kranksein die Schuld trägt, dann solltest du dir die vorangegangenen Kapitel nochmals durchlesen und dein Denken genau hinterfragen sowie gegebenenfalls mit Hilfe der MET korrigieren.

Leider suchen viele Betroffene Entlastung in den Theorien, die sich darauf stützen, daß Depression eine organische Ursache hat oder ein von außen kommendes wesensfremdes Geschehen ist. Damit rechtfertigen sie ihre Überzeugung, sie könnten nichts dafür, daß sie an Depressionen leiden, sie haben eben Pech gehabt oder sind Opfer des Schicksals geworden.

Diese Projektion nach außen ist fatal, wird dabei doch vergessen, daß Schicksal letztlich nur das Resultat unserer eigenen Handlungsfreiheit ist. Man kann vielleicht nicht immer verstehen, daß auch die Herausforderungen im Leben letztlich selbst gewählt wurden, aber man kann sie als Chancen nutzen, die immer auch ein Geschenk mit sich bringen. Dann läßt sich erkennen, daß man über das »was kommt« nicht immer die Kontrolle hat, sehr wohl aber über das »wie man damit umgeht«. Hier offenbart sich die eigene Macht, man hat immer eine Wahl, und die Entscheidung liegt ganz allein bei einem selbst.

Das ist ja auch der Hauptgrund, weshalb sich Menschen so vehement gegen spirituelle Wahrheiten wehren, weil sie in dieser Verbindlichkeit eine Gefahr sehen. Dann müßten sie nämlich erkennen, daß jeder Mensch für sich genommen die gesamte Verantwortung für sein Leben und auch für seine Krankheiten trägt. Wichtig ist zu betonen, daß es hierbei niemals um Schuld geht, sondern lediglich um Eigenverantwortung!

Bei beiden Krankheitsbildern blockieren ganz bestimmte Schwierigkeiten das Annehmen des jeweiligen gesundheitlichen Problems. Liegt bei Depressionen das Hemmnis eher in der Tatsache, daß es sich um eine psychische Erkrankung handelt und aufgrund der vielfältigen Symptome überhaupt erst einmal schwer zu greifen ist, so ist es bei Panikattacken doch eher das Unverständnis gegenüber den teilweise unerklärlichen Ängsten und Gedanken und die Willkürlichkeit im Auftreten, die ein Anerkennen und Annehmen verzögern. Beiden liegen aber unerlöste Urängste und unterdrückte Gefühle zugrunde, die es zu befreien gilt.

Zusammenfassung: Erkenne und akzeptiere deine Krankheit

Befasse dich genau mit der Symptomatik, um zu erkennen, ob wirklich ein krankhaftes Geschehen bei dir vorliegt.

Wenn dies bei dir gegeben ist, dann gestehe dir ein, daß du an dieser Krankheit leidest. Nimm die Symptome ernst, aber verfalle deshalb nicht in Hoffnungslosigkeit – Heilung ist möglich.

Überprüfe deine Einstellung zum Kranksein allgemein und zu deiner Krankheit im besonderen.

Übernimm die Verantwortung und lasse weder Schuldzuweisungen noch Schuldgefühle aufkommen.

Vertraue dich einem Freund, Familienmitglied oder deinem Lebenspartner an.

Sprich offen und ehrlich über deine Gefühle, Ängste und Gedanken zu deiner Krankheit.

Die Suche nach der Ursache

Der Schatz liegt immer dort verborgen, wo wir ins Stolpern geraten.

Joseph Campbell

Vielen Menschen erscheint es zum besseren Verstehen oft wichtig, den damaligen Auslöser zu suchen, der vermeintlich Schuld am Ausbruch der Krankheit trägt. Damit erliegen sie dem Irrglauben, nur dann Heilung zu erfahren, wenn sie genau die Situation oder das Fehlverhalten anderer Menschen bestimmen können, die den Impuls zur Manifestierung der Erkrankung setzten. Natürlich hilft es, das eigene Verhalten und die Entstehung bestimmter Überzeugungen und Glaubenssätze besser zu verstehen, aber man sollte die Heilungschancen niemals davon abhängig machen.

Um den Auslöser zu finden, muß man zuerst überlegen, wo und wann das Problem aufgetaucht ist, und von dort aus zum frühestmöglichen Zeitpunkt zurückgehen. Häufig liegt der Krankheitsauslöser irgendwo in der Kindheit, und es bedarf sehr genauer Nachforschung, dieser Situation auf die Schliche zu kommen. Insbesondere dann wird es schwierig, wenn der Same für die Erkrankung bereits während der Schwangerschaft oder im frühen Säuglingsalter gesät wurde. Dann kann man sich nur im offenen Gespräch mit den Eltern oder Großeltern Klarheit verschaffen.

Ich habe die Erfahrung gemacht, daß die meisten Depressiven schon intuitiv wissen, was in ihrer Kindheit oder Jugend schiefgelaufen ist und warum die Erkrankung bei ihnen auftrat. Auch wenn sie manchmal die bestimmte Situation oder die Umstände nicht genau benennen können, so vermögen sie doch, den Auslöser aufgrund der Empfindungen und der Erinnerung annähernd zu rekonstruieren.

Für Betroffene, die erst im Erwachsenenalter durch eine Streßsituation oder einen Verlust in die Depression geraten sind bzw. unter Burnout leiden, gestaltet sich die Suche nach dem Auslöser auf den ersten Blick wesentlich leichter. Sie können recht schnell des Übels Wurzel ausfindig machen und dann mit der Bearbeitung des Themas beginnen. Jedoch sollten sie sich nicht dazu verleiten lassen, die Depression allein auf diese Situation zurückzuführen.

Ich möchte dazu ein Beispiel geben: Wenn man als Erwachsener mit einem Verlust durch den Tod eines geliebten Menschen konfrontiert wird und sich daraus eine Depression entwickelt, könnte man annehmen, daß dieser Verlust die Ursache ist. Das ist jedoch falsch. Der Verlust ist, wenn auch unsäglich schmerzhaft und bestürzend, immer nur der Auslöser, der die unterschwellig bereits vorhandene Disposition zur depressiven Erkrankung aktiviert.

Hier geht es nicht nur darum, sich mit dem Verlust zu beschäftigen, sondern mit dem, was der Verlust in uns auslöst, welche Urängste er in uns freisetzt und womit er uns konfrontiert, das uns den Atem raubt.

Bei manchen Betroffenen ähnelt jedoch die Suche nach dem Grund der Suche nach der Nadel im Heuhaufen. Entweder ist kein Familienangehöriger willens, sich eingehend mit der Vergangenheit zu beschäftigen, oder es ist vielleicht auch gar kein Ansprechpartner mehr da, der weiterhelfen könnte. Oder aber der Auslöser liegt so weit zurück, daß alle Beteiligten sich selbst bei größtmöglichem Bemühen einfach nicht mehr erinnern können.

All dies sollte jedoch nie Anlaß zur Resignation sein, denn, wie wir bereits wissen, handelt es sich um die Suche nach dem Auslöser und nicht nach der Ursache. Diese zu finden, ist letztlich das Entscheidende, und das ist insofern einfach, als sie nur in einem selbst gefunden werden kann.

Somit besteht ein Trost für jeden, der nicht fündig geworden ist, darin, daß man im Grunde nach keiner bestimmten Situation und nach keinem Umstand fahnden muß, die Schuld daran tragen, daß man unter Depressionen leidet. Das einzige, was man tun muß, ist intensiv in sich hineinzufühlen und seine Gedanken und Ängste im Hinblick auf bestimmte depressionsauslösende Situationen oder die Lebenseinstellung genau anzuschauen. Bei eingehender Betrachtung findet man sehr schnell heraus, welche falschen Denkweisen, Glaubensmuster und welche Lebenseinstellung die Depression begünstigt bzw. verursacht hat. Ist man ganz ehrlich zu sich selbst, entdeckt man meist einige Fehlüberzeugungen, die letztlich in die Depression münden.

Immer wenn es im Leben Schwierigkeiten bzw. Herausforderungen gibt, läuft bei depressiven Menschen ein ganz bestimmtes Schema ab.

Natürlich reagiert man erst einmal, je nach Situation, geschockt, traurig oder entmutigt. Sehr schnell stellen sich dann aber auch Gedanken ein, die mit der eigentlichen Situation gar nichts mehr zu tun haben und in aller Regel durch eine allgemeine Formulierung geprägt sind. Das können Gedanken sein, wie:
Das Leben ist eine einzige Tretmühle.
Alle Menschen sind immer nur unehrlich und verletzen mich.
Mein Leben macht keinen Sinn mehr.
Immer geht alles in meinem Leben schief.

Ich möchte mein vorangegangenes Beispiel nochmals aufgreifen, um deutlich zu machen, worauf ich hinauswill.
Wenn jemand eine ihm nahestehende Person verliert und daraufhin in eine Depression verfällt, dann ist der Verlust der Auslöser, jedoch nicht die eigentliche Ursache. Zu der findet man, wenn man seine Gedanken zu diesem Verlust einmal genauer beleuchtet.
Natürlich denkt man darüber nach, wie man nun ohne diesen Menschen weiterleben soll, was man ihm noch hätte sagen wollen und warum er einen so früh verlassen mußte. Aber es steckt mehr dahinter als diese vollkommen verständlichen Trauergedanken. Wenn man genauer hinschaut, wird man sich eingestehen müssen, daß man mit seiner Urangst konfrontiert wurde, auch einmal sterben zu müssen, auf den Lebensfluß keine Kontrolle ausüben zu können und dem Leben trotz allem vertrauen zu sollen. Dies zeigt sich dann durch solche Gedanken wie:
Das Leben ist unfair und schmerzvoll.
Mein Leben ist voller trauriger Momente.
Es macht keinen Sinn zu leben, denn irgendwann ist sowieso alles vorbei.
Ohne diesen Menschen ist mein ganzes Leben sinnlos.
Anhand dieses Beispiels wird offensichtlich, wie man durch genauere Betrachtung recht schnell zu der eigentlichen Ursache findet. Und so kann man jede Situation, jeden äußeren Umstand hinterfragen, der einen vermeintlich in die Depression getrieben hat, und wird immer auf einige dieser allgemeinen Glaubenssätze und damit den wahren Grund für die Depression stoßen.

Hieran wird deutlich, daß es viel mehr ist als nur die Trauer über den Tod des Menschen; es ist die Erschütterung der eigenen Seele, die diese Situation als Katalysator nutzt, um sich darüber auszudrücken und auf sich aufmerksam zu machen.

Nun ist also der Betroffene aufgefordert, natürlich auch seine Trauerarbeit zu leisten, aber vielmehr sich mit diesen immer wiederkehrenden allgemeinen Überzeugungen und Gedanken zu befassen und sie aufzudecken. Sie zeigen ihm, welche Einstellung er eigentlich zu seinem Leben hat und welche Grundängste ihn blockieren. Und genau dort muß er ansetzen, will er Heilung erfahren.

Aber kehren wir noch einmal zur Suche nach dem Auslöser zurück.

Solltest du mit der Suche nach dem Auslöser vorankommen und vielleicht auch fündig werden, so ist das durchaus sehr hilfreich, denn nun kannst du anhand dessen recht problemlos deine eigentlichen Beweggründe ermitteln, weshalb du dich damals in die Depression geflüchtet hast.

Es spricht also nichts gegen den Versuch, sich auf die Suche nach dem Auslöser zu machen und ihn zu finden. Hüte dich allerdings davor, zwei gravierende Fehler, die damit einhergehen können, zu begehen, und wahre immer die Priorität, nämlich die Ursache zu finden und nicht den Auslöser!

Fehler Nr. 1

Für eine erfolgreiche Auslöser-Suche gibt es u. a. zwei wertvolle Methoden, nämlich die Hypnose- und die Reinkarnationstherapie. Jedoch – und dies sei ausdrücklich betont – sollte sich der Einsatz dieser Methoden immer im Rahmen des wirklich Nutzbringenden bewegen. Ich hebe dies so deutlich hervor, weil es oftmals zu Mißverständnissen kommt und ihr Gebrauch schnell übertrieben wird.

Aufgrund des schon zuvor erwähnten Fehldenkens, nur mit dem Erkennen des Auslösers Aussicht auf nachhaltige Genesung zu haben, artet die Recherche nach dem Grund nämlich oft in eine zwanghafte Suche aus. Es werden alle möglichen Leben rekapituliert, und man reist gedanklich durch Jahrhunderte, immer wieder nach dem eigentlichen Grund suchend. Hier ist sofort die Notbremse zu ziehen, denn es ist nicht Sinn der Sache, alle bereits gelebten Leben zu rekonstruieren.

Aufgrund des universellen Gesetzes von Ursache und Wirkung und der enormen Komplexität, mit der die einzelnen Leben miteinander verwoben sind, wird man feststellen, daß man jedes Mal, wenn man meint, die Ursache gefunden zu haben, letztlich doch wieder nur die Wirkung einer anderen Ursache gefunden hat, man also noch weiter zurückgehen muß. Dies hat zur Folge, daß man sich nur noch mit der Vergangenheitsbetrachtung beschäftigt und damit die Gegenwart ganz aus den Augen verliert.

Solltest du also, aus welchen Gründen auch immer, noch nicht über den genauen Auslöser Kenntnis haben, dann sei nicht verzweifelt und verlagere deine Aufmerksamkeit von der Vergangenheit wieder auf dein jetziges Dasein, konzentriere dich einfach auf dich und deine Ängste und Denkmuster. Sie führen dich sicher zu dem ursächlichen Gedanken, der dich in die Depression geführt hat.

Wir brauchen also nicht zwanghaft die Wurzel jedes einzelnen Problems aufspüren und vollständig begreifen. Es reicht, wenn wir uns so mit der Ursache beschäftigen, wie sie sich im Augenblick erkennen läßt, und so objektiv wie möglich an sie herangehen.

Fehler Nr. 2

Das Problem beim Finden des Auslösers ist, daß dieser in den meisten Fällen mit dem Fehlverhalten anderer Menschen zusammenhängt und fast immer auch Menschen in einer für uns negativen Weise an dieser Schlüsselsituation beteiligt waren. Dies birgt eine große Gefahr, denn man neigt leider sehr schnell zur Schuldzuweisung. Und dies muß ganz nachdrücklich gesagt werden: Schuldzuweisungen haben bei der Heilung nichts zu suchen!

Was auch immer andere Menschen damals getan oder nicht getan haben, was sie verkehrt gemacht oder wie sehr sie uns wehgetan haben, niemals sollte man der Versuchung erliegen, hierin die Ursache für unsere Depression festzumachen.

Nicht nur, daß man sich dann an ihrem Fehlverhalten »festbeißt«, aufgrund der Enttäuschung gedanklich nicht mehr davon loskommt und durch ständige Konfrontation mit der vergangenen Situation diesen Menschen mit Vorwürfen überfrachtet und unablässig einer emotionalen

Belastung aussetzt. Man verliert auch den Blick fürs Wesentliche, nämlich die Konzentration auf seine eigene Heilung, wobei ein anklagendes Verweilen in Jahre zurückliegenden Ereignissen alles andere als dienlich ist.

Wenn man ehrlich ist, wird man sich eingestehen müssen, daß damit rein gar nichts gewonnen ist, es bessert sich weder die Situation, noch erwächst daraus die Chance auf Heilung. Zudem gibt man diesem bereits Geschehenen nur noch mehr Macht.

Es ist fraglich, ob man dieser Person oder dem Ereignis von damals wirklich so viel Macht über sich geben möchte, daß es einem nachhaltig das eigene Lebensglück raubt und einen daran hindert, gesund und glücklich zu leben. Ich für meinen Teil jedenfalls hätte so viel Trotz, daß ich wirklich niemandem gestatten würde, über mich eine derart negative Kraft walten zu lassen.

Abgesehen davon kann man den Menschen nicht immer böse Absichten unterstellen. Oft waren die Auslöser Situationen, in denen die Menschen es nicht böse meinten, vielleicht nur überfordert waren, es selbst nicht besser wußten oder kannten oder, was eben menschlich ist, einfach einen Fehler machten.

Aus all diesen vielen Gründen ist es wichtig, sich möglichst emotional distanziert auf die Suche zu begeben und sich immer wieder zu sagen, daß, egal was man finden wird, man sich immer nur auf sich und seine Heilung konzentriert.

Hat man den Auslöser gefunden, dann ist es in Ordnung – aber mehr auch nicht! Hat man ihn nicht gefunden, ist trotzdem eine vollständige Heilung möglich.

Konzentriere dich in diesem Fall mehr auf die Ursache deines Problems, also auf deine Gedanken, deine Einstellung zu bestimmten Dingen oder dem Leben allgemein und deine Überzeugungen, mit denen du die Art deiner Erfahrung vorwegnimmst.

Willst du also die Ursache finden, so betrachte, wie schon im vorherigen Beispiel erläutert, deine Emotionen und Gedanken genau. Hier kannst du meist schnell immer wiederkehrende Muster erkennen, die sich vor allem bei einem depressiven Schub wiederholen und besonders stark zutage treten. Versuche, so oft es dir möglich ist, in die Beobachterrolle zu schlüpfen, das heißt, schaue dir aus gewisser Distanz deine Empfindungen und Gedanken an, ohne dich gleich damit zu verbinden.

Zu Anfang wird es natürlich schwierig sein, weil die Themen ja sehr emotional geladen sind, aber man kann seine Gefühle und Gedanken leichter erkennen, wenn man sie aus einer Zuschauerperspektive betrachtet und auch aufschreibt.

Dann gilt es, erst einmal genauer zu klassifizieren, welche Emotionen vorrangig sind. Ist es eher Wut, ist es mehr Traurigkeit, ist es Lustlosigkeit, schiere Verzweiflung oder Verbitterung, ist es Enttäuschung oder purer Zorn? Wut und Zorn sagen uns, daß wir uns mit einer Verletzung nicht befaßt haben. Wut ist ein akuter Schmerz, während Zorn oft anhaltender Schmerz ist. Wenn wir Wut oder Zorn nach innen richten, entstehen oft Depression und Schuldgefühle.

Ich habe die Erfahrung gemacht, daß Gefühlsregungen wie Traurigkeit, Melancholie, Verbitterung oder Verzweiflung meist viel intensivere Empfindungen überlagern. Oftmals entdeckt man, wenn man tief genug gräbt, eine schier unermeßliche Wut, die einem zumeist sehr befremdet, und nicht selten erschrecken sich viele vor ihrer Intensität.

Depressive halten sich aufgrund ihrer Krankheit für ruhige, zurückhaltende und kontrollierte Menschen, die von sich niemals annehmen würden, eine derart negative Emotion in einer so destruktiven Stärke empfinden zu können.

Spürt man aber bei genauerer Betrachtung diese Wut oder Aggression, zeigt das, daß man dem Kern der Sache ganz nahe ist. Nun gilt es, diese starke Empfindung so zu durchleben, daß man genau in sich hineinhorcht, welche Gedanken zeitgleich mit diesem Gefühl einhergehen. Dann stellt man nämlich fest, daß es gar nicht um die vordergründige Lebenssituation geht, sondern um viel mehr.

Vielleicht erkennt man, daß da eine unglaubliche Angst vor dem Leben allgemein besteht, vielleicht eine Angst vor dem Alleinsein, fehlendes Vertrauen ins Leben oder aber, daß man keinen seiner Träume auch nur annähernd erfüllt hat, daß man den erwünschten, geplanten Weg aufgrund äußerer Zwänge oder Einflüsse nicht gegangen ist, sich selbst vergessen hat oder im Bewußtsein der Sterblichkeit und Endlichkeit des Daseins eine enorme unterschwellige Angst vor dem Tod aufgebaut hat.

Hat man nun einige falsche Überzeugungen, tief verwurzelte Ängste oder überholte Glaubensmuster aufgespürt, so kann man diese anhand der im Kapitel »Die Seele kultivieren« genauer erklärten Klopfmethode auflösen und damit seine Heilung in Gang setzen.

Natürlich ist es anstrengend, sich durch diese ganzen Emotionen, die oft so unvermittelt und wirr in einem wüten, durchzugraben und als neutraler Beobachter zu hinterfragen. Und es ist enorm schwierig, diese starken Gefühle wie Wut, Zorn und Verbitterung auszuhalten und sie zu betrachten. Ich hatte manchmal das Gefühl, sie würden mich in tausend Stücke zerreißen oder ich würde jeden Moment platzen.

Aber man schafft und erträgt es.

Wichtig ist dabei, daß man nachsichtig mit sich ist, daß man sich niemals auch nur ansatzweise dazu verleiten läßt, einen Schuldigen zu suchen und auch nicht sich selbst für irgend etwas die Schuld gibt. Was auch immer bei der Suche nach den Urängsten gefunden wird, es sollte einzig unter dem Aspekt der Einsicht und Heilwerdung und nie als Kritik oder Vorwurf betrachtet werden.

Bei Panikattacken gilt das in gleichem Maße, wobei man hier in der Regel die Situation, in der die Attacke das erste Mal auftrat, noch gut in Erinnerung hat. Insbesondere bei den Angststörungen wird jedoch offenkundig, daß niemals die erlebte Situation mit der Ursache zu verwechseln ist, ja, den meisten Attacken eigentlich kein besonderer Anlaß vorausging. Und wenn es denn einen Auslöser gab, so liegt dieser meist schon eine längere Zeit zurück.

Hier zeigt sich auch eine Ähnlichkeit zwischen Depressionen und Angstattacken. Denn nicht nur, daß das auslösende Ereignis oft weit in der Vergangenheit liegt, es spielen dabei immer auch unterdrückte Emotionen eine wichtige Rolle. Angst ist, wie bei der Depression, immer auch eine Folge von unverarbeiteter Wut. Wer viel Wut entwickelt, hat immer auch Angst. Denn Wut entsteht oft in Situationen des »Ausgeliefertseins«, man fühlt sich machtlos gegenüber Zwängen, Menschen oder dem Umfeld. Je intensiver ein Mensch von Wut erfüllt wird, um so nachhaltiger bildet sich auch eine Angst. Für Betroffene ist der Zusammenhang oft schwer zu erkennen, weil die Angst der Wut nicht unmittelbar folgt, oft vergehen zwischen dem Auslöser und der ersten

Angstattacke Monate oder gar Jahre. Daß aber die gleiche Situation bei dem einen Menschen später Angstzustände auslöst, bei dem anderen jedoch wirkungslos bleibt, macht ganz deutlich, daß es immer nur ein aktivierender Prozeß ist, niemals ein verursachender.

Ansonsten gilt die gleiche Vorgehensweise wie bei Depressionen, nur mit dem »Vorteil«, daß die Gefühle und angstbesetzten Gedanken aufgrund der Panikattacke überdeutlich zutage treten und man so recht schnell dem tiefsitzenden, fehlgeprägten Muster auf die Spur kommt. Panikanfälle sind immer eine Steigerung einer bereits vorhandenen, wenn auch nur latenten psychischen Störung.

Auch gehen sie nicht immer zwangsläufig mit Depressionen einher, aber sie lassen erkennen, daß etwas im Seelenleben aus den Fugen geraten ist und die daraus resultierenden Ängste und angestauten Emotionen in einer solch massiven Form Überhand genommen haben und sich nur so entladen können.

Daher ist es auch nicht damit getan, die während eines Anfalls vorherrschenden Gedanken zu bearbeiten und mit Hilfe der aufgeführten Methoden zu heilen. Man muß auch sein komplettes Gedankengebäude überprüfen, das heißt, seine Denkweise und Einstellungen einer eingehenden Betrachtung unterziehen.

Oft geht Panik mit dem Umstand einher, daß wir nicht in der Lage sind, unser höchstes Potential zu erfüllen. Wenn wir zu der Einsicht gelangen, daß unser Leben keine Richtung hat und wir irgendwie in einer Sackgasse gelandet sind, dann wird damit auch die existentielle Angst geweckt. Bei Panikattacken handelt es sich niemals um sogenannte Alltagsängste (Angst vor Dunkelheit, vorm Zahnarzt, Zukunftsangst), die uns immer mal wieder auch massiv behindern können und situationsbedingt auftreten. Es sind immer grundlegende Ängste (Angst vor einer schweren Krankheit, vor dem Verlust eines geliebten Menschen), die von der Seele als wirklich existenzbedrohend eingestuft werden und damit die Urangst schlechthin (Angst vor dem Tod) aktivieren.

Nirgends wird dies so deutlich wie bei einer Panikattacke, bei der das Gefühl, zu ersticken und sterben zu müssen, so stark ist, daß es einem fast den Verstand raubt. Diese Urangst ist der Urgrund aller anderen Ängste, die auch nur mit deren Überwindung aufgelöst werden können.

Ich weiß, es ist nicht immer leicht, der innersten Wahrheit ins Gesicht zu schauen.

Vielleicht befindest du dich in einer scheinbar ausweglosen Situation, vielleicht hast du das Gefühl, deine Krankheit zermürbt dich und du kannst ihr nicht mehr standhalten oder dir fehlt der Mut, deinen Träumen zu folgen, und du machst es dir einfach, indem du deine Realität ausblendest und dir Entschuldigungen suchst.

Wie du dich auch verhältst, eines ist gewiß: Um deinen inneren Frieden zu finden und alle Krisen unbeschadet zu bewältigen, darfst du keine Angst vor den Leichen in deinem Seelenkeller haben. Fürchte dich nicht vor dem Unbekannten, denn dort liegt deine innere Größe. Stelle dich den Geistern deiner Vergangenheit, schließe alle alten Themen ab und schaue dann der Gegenwart ins Gesicht.

Im Leben zählt nur der gegenwärtige Moment, und wenn du der Vergangenheit erlaubst, sich in die Gegenwart einzumischen, beschneidest du dein Glück, das darin besteht, das Jetzt mit seinen vielen Möglichkeiten zu genießen.

Das Gefühl ist die Hauptquelle jeglicher Bewußtwerdung.
Ohne Gefühl gibt es keine Transformation von Dunkelheit in Licht und von Apathie in Bewegung.

C. G. Jung

Zusammenfassung: Die Suche nach der Ursache

Die Suche nach der Ursache und die Suche dem Auslöser sind vollkommen verschiedene Ansätze.

Entscheidend ist die Suche nach der Ursache. Diese findest du in deinen Emotionen, Überzeugungen und Gedankenmustern.

Das Finden des Auslösers dient lediglich dem Verständnis; er vereinfacht die Reflektion und erleichtert dir den Zugang zu deinen Urängsten und Fehlüberzeugungen.

Findest du den Auslöser nicht, ist trotzdem eine vollständige Heilung möglich.

Verwechsle nicht die auslösende Situation, in der die Angstattacke auftrat, mit der Ursache.

Übertriebene permanente Vergangenheitsschau und Schuldzuweisungen sollten gänzlich vermieden werden.

Hinterfrage und beleuchte die auslösende Situation bzw. das Ereignis und die damit einhergegangenen Emotionen und Gedanken genau – sie weisen dir den Weg zu deinen Urängsten.

Versuche, eine Beobachterrolle einzunehmen, und beginne dann deine Denkweise, Glaubensmuster und Lebenseinstellung genau zu analysieren.

Welche grundlegenden Ängste sind vorherrschend?

Meist entlädt sich Angst, wenn das Leben festgefahren ist, keine Richtung hat, dir die Kontrolle scheinbar vollkommen entglitten ist oder die momentane Lebenssituation Zukunftsangst auslöst.

Angst ist oft die Folge von unverarbeiteter Wut. Man fühlte sich in einer zurückliegenden Situation oder einem Ereignis machtlos und ausgeliefert.

Die daraus resultierende unterdrückte Wut und entstandene Angst ist der Auslöser für spätere Angstattacken.

Gehe behutsam mit dir und deinen freigelegten Emotionen um. Kümmere dich um jede einzelne von ihnen, nimm dir dazu so viel Zeit wie du brauchst und löse sie mit den genannten Methoden auf.

Ändere deine Denkweise

Der Tod ist der Freund des Lebens, denn er ist der beste Ratgeber, um nichts zu verpassen.
Die Krankheit ist der Freund der Gesundheit, denn durch sie ist man gezwungen, auf die Gesundheit zu achten.
Unvollständigkeit ist der Freund der Vollständigkeit, denn nur Unvollständigkeit weist uns den Weg zur Vollständigkeit.

Gedanken sind mächtige Werkzeuge!
Gedanken beeinflussen den Körper in ungeheurer Weise, wie wir ja bereits im Kapitel »Geist, Seele und Körper« erfahren haben.
Die Medizin glaubt, daß sie die Ursache für Krankheiten durch Analyse der physiologischen Abläufe entdecken kann, dies ist jedoch ein Irrtum. Innerhalb des Körpers läuft nichts von selbst ab, sondern es bedarf eines organisierenden Prinzips, einer Information. Diese Information ist, ähnlich der Software für den Computer, immaterieller, in diesem Fall, geistiger, gedanklicher Natur.

Mache doch einmal eine einfache Übung, und du wirst feststellen, wie sehr deine Gedanken mit deiner Haltung und Ausstrahlung zusammenhängen. Versuche, bewußt in einer gekrümmten Haltung, die du normalerweise einnimmst, wenn du ganz ausgelaugt und niedergeschmettert bist, herumzulaufen und trotzdem dabei sehr fröhlich zu sein und an etwas Erfreuliches zu denken – du wirst feststellen, daß dies nicht so ohne weiteres geht.
Umgekehrt funktioniert es genauso. Stehe aufrecht, mit erhobenem Kopf und guter Körperspannung da und versuche, an etwas für dich sehr Belastendes und Trauriges zu denken. Auch dies ist kaum möglich.
Bei Sportlern funktioniert die Beeinflussung des Körpers durch Gedanken so stark, daß ihr Körper schon, wenn sie nur an die Ausübung der sportlichen Tätigkeit denken, mit der Ausschüttung von Adrenalin beginnt, obwohl sie noch keinen Finger bewegt haben.
Die Kraft der Gedanken wurde in der Vergangenheit schon durch verschiedenste Experimente nachgewiesen und in beeindruckender Weise deutlich. So wies das Weizmann-Institut für Wissenschaften in Israel

1998 in einem Experiment nach, daß der Einfluß des Beobachters auf das tatsächliche Geschehen mit der Intensität des Beobachtens wächst. Gedanken sind also formbildend und maßgeblich an der Erschaffung unserer Realität beteiligt.

Ein weiteres faszinierendes Beispiel für die manifestierende Kraft der Gedanken sind die Wasserexperimente von Masaru Emoto. Emoto ist ein japanischer Forscher, der wie kein anderer Wissenschaft und Spiritualität fundiert und beweisbar miteinander verbindet. Ihm gelang es nachzuweisen, daß Wasser eben nicht nur Nahrungsmittel Nr.1 ist, sondern auch Informationsspeicher Nr. 1. Wasser speichert nicht nur gute und schlechte Informationen, Musik und Worte, sondern auch Gefühle und Bewußtsein. Es hat die Fähigkeit, die Schwingung und Information von Worten und Gedanken, ungeachtet der Distanz des Aussendens, aufzunehmen und zu übertragen.

Allem im Universum liegt das Phänomen der Schwingung zugrunde, und alles, besonders das Wasser, hat die Eigenschaft, mit diesen Schwingungen in Resonanz zu treten, sie zu »kopieren« und weiterzutragen. Wasser nimmt Frequenzen am klarsten auf, und die Kristallform zeigt uns, welchem Bewußtsein das Wasser ausgesetzt wurde. An der Kristallbildung konnte Emoto die dem Wasser zugeführte Information ablesen.

Dazu füllte er Wasser in Flaschen, auf die er Worte wie »Liebe«, »Haß« oder »Dankbarkeit« schrieb. Anschließend fotografierte er die Kristalle, die aus diesem Wasser durch Einfrieren gewonnen wurden. Je nachdem, was auf der Flasche geschrieben stand, waren die Kristallstrukturen entweder sehr ebenmäßig und ästhetisch oder aber verkümmert und teilweise oder ganz amorph.

Dieses Ergebnis kam bei jedem Versuch zustande, unabhängig davon, welche Form der Informationsübertragung gewählt wurde. Brachte man dem Wasser positive Gefühle oder Gedanken, freundliche Worte oder heitere Musik entgegen, reagierte es stets mit einer wunderschönen, sechseckigen Struktur, setzte man es jedoch negativen Empfindungen, bösen Worten und aggressiver Musik aus, brachte es mißgebildete bzw. gar keine Kristallformen zustande.

Da der Mensch zu 70 bis 80 % aus Wasser besteht, kann man, ohne ein großer wissenschaftlicher Analytiker zu sein, sehr einfach schlußfolgern, was unsere Gedanken und Worte, die wir permanent aussenden, auf uns und unsere Gesundheit für eine Wirkung haben müssen.

Und wir kommen unweigerlich zu dem nächsten Schluß, daß wir durch die Kraft unserer Gedanken sowohl auf unseren Körper als auch auf unsere Gesundheit und unsere Wirklichkeit einen größeren Einfluß haben, als die meisten jemals vermuten würden.

Ja, der Einfluß ist so groß und die Bedeutung dieser Erkenntnisse so gewaltig, daß nicht wenige Menschen vor der nun offensichtlich werdenden Tatsache erschrecken, daß jeder die Verantwortung für sein Leben und damit auch für sein Kranksein selbst trägt. Sie weigern sich sogar, wissenschaftlich belegbare Untersuchungen und fundierte Ergebnisse zur Kenntnis zu nehmen.

Aber auch sie werden sich der Tatsache nicht auf immer entziehen können und irgendwann einsehen müssen, daß es sinnvoller ist, die Energie in die eigene Gedankenhygiene zu investieren als fortwährend gegen äußere Umstände Widerstand zu leisten.

Die Natur hat den Menschen mit nur einer absoluten Macht ausgestattet, nämlich der Macht über seine Gedanken und somit seinen Lebenslauf. Und nur der Mut zur Wahrhaftigkeit, Mißstimmungen unseres Körpers als Reaktion auf unser Denken zu verstehen, werden uns unserem Heil-Sein näherbringen. *Jeder* Gedanke, der von einer Gefühlsregung durchdrungen wird, schafft eine magnetische Kraft. Letztlich bestimmt dein Denken dein Handeln!

Das ist das Merkwürdige an uns Menschen: Wir wissen um so vieles und haben die weitreichendsten Erkenntnisse, und was machen wir mit diesem Wissen? – Nicht viel, wenn man sich mal eingehend mit sich und seinen Gedanken beschäftigt.

Jeder Mensch denkt rund 60.000 Gedanken am Tag, und davon sind in der Regel 95 % die gleichen wie am Vortag, es sind immer die gleichen Ängste, Sorgen und Probleme – wir sind Gefangene der Vergangenheit. Wir fühlen uns als potentielle Opfer, deren Aufgabe darin besteht, uns möglichst viele Sicherheiten zu schaffen und uns so gut als möglich vor Bedrohungen jeglicher Art zu schützen.

Wir streben nach materieller Sicherheit, nach emotionaler Sicherheit, indem wir alles tun, um von anderen Menschen Liebe und Anerkennung zu bekommen; nach religiöser Sicherheit durch Vertreter Gottes, die uns ein gottgefälliges Leben zeigen, damit er uns nach unserem Tod auch wirklich zu sich holt; nach körperlicher Sicherheit durch Jugendkult und Schönheitsoperationen. Dabei übersehen wir jedoch, daß ein abgesichertes Leben nicht zwangsläufig auch ein freudvolles Leben ist, das man liebt und in dem man sich wohlfühlt. Und wir vergessen, daß es im Leben eigentlich keine Sicherheiten gibt.

Wir machen uns ständig Gedanken, was gut und was schlecht ist, was geschehen sollte und was nicht geschehen darf, wo wir hingehen und was wir festhalten müssen. Ständig werden wir von der Angst geplagt, Dinge, die wir erkämpft haben, wieder zu verlieren oder generell an der feindseligen Welt zu scheitern. Unser Leben ist geprägt von Vermutungen, Befürchtungen, Erwartungen, Bewertungen und der Frage nach Richtig und Falsch. Wir fühlen uns allein und unterstellen dem Leben, daß es nicht auf unserer Seite ist.

Insbesondere Depressive bleiben ständig an alten, nicht verarbeiteten Erfahrungen hängen, an Vorwürfen oder negativen Erinnerungen, und sie können einfach nicht loslassen. In ihnen dreht sich ein nie endendes Gedankenkarussell, das durch seine negative Ausrichtung noch größeren Schaden anrichtet, als sich der Mensch bewußt ist. Ganz deutlich wird dies bei Menschen, die unter Angststörungen leiden. Ihr Leben ist von dem Risiko, jederzeit eine Panikattacke zu erleiden, dermaßen eingeschränkt und beengt, daß sich nicht selten alles in ihrem Leben nur noch um diese Angst dreht.

Sobald die ersten körperlichen Anzeichen auftreten, greift diese Gedankenspirale so drastisch ein, daß nicht selten aus einer gefühlsmäßigen Mücke ein panischer Elefant wird. Durch diese Panik vor der Panik gerät der Betroffene oft in diesen Angstzustand, ohne daß der Körper ursprünglich so reagiert hätte. Allein das Denken bzw. das gedankliche Hineinsteigern in die Angst löst dann den Panikschub aus.

Hier gilt es, unsere Einstellung und unser Denken akribisch zu hinterfragen und zu ändern. Das beginnt bei der schon eingangs erwähnten Einstellung zum Leben, zur Krankheit bis hin zu den alltäglichen Dingen und Situationen, die uns aus der Fassung bringen. Die Art zu denken ist eine Gewohnheit. Äußere Dinge können wir oft nicht ändern – aber unsere Einstellung, wie wir darüber denken und damit umgehen.

Die meisten Menschen sind der Meinung, daß Glück eine Reaktion auf ein Ereignis sei, aber in Wirklichkeit ist es ein Gemütszustand, der nur wenig mit dem zu tun hat, was um uns herum vorgeht. Glück hängt nicht davon ab, was geschieht, sondern wie wir mit dem Geschehen umgehen. Es wird davon bestimmt, wie wir das Geschehen interpretieren, wahrnehmen und in unseren Gemütszustand integrieren.

Höre einmal in dich hinein und beobachte, wie du alltägliche Dinge formulierst. Lebst du mehr mit einer negativen Denk- bzw. Ausdrucksweise? Kannst du Komplimente annehmen, ohne sie gleich wieder kleinzureden oder sie zu schmälern? Antwortest du auf die Frage: »Wie geht es dir?« mit »Ich kann nicht klagen« oder mit einem klaren »Es geht mir gut!«? Bist du ein Mensch, der immer zuerst das sieht, was er nicht hat und was er nicht möchte, oder sind deine Formulierungen im Alltag positiv und optimistisch?

Bei Depressiven erübrigen sich diese Fragen. Damit erschließt sich aber ein ganz großes Übungsfeld für sie, auf dem sie, anfänglich mit kleinen Dingen, die Gedankenkontrolle trainieren können. Wenn du dich immer wieder darin übst, positive Aussagen zu treffen, und deine Gedanken entsprechend ausrichtest, dann setzt sich ein Kreislauf in Bewegung, der nach und nach das gesamte Denksystem korrigiert.

Ähnlich wie bei eine Festplatte wird dann das Gehirn einfach mit den neuen Gedanken und Ansichten überschrieben, sozusagen mit neuen Informationen gefüttert. Dem menschlichen Gehirn fällt es wesentlich leichter, neue positive Denkmuster anzunehmen, als alte negative zu löschen, daher *ersetzt* man einfach die alten durch die neuen Gedanken, anstatt jeden negativen Gedanken einzeln abzuarbeiten. Genauso, wie wir unseren Körper trainieren, können wir auch unseren Geist trainieren, alle Denk- und Verhaltensmuster sind veränderbar und korrigierbar!

Ebenso wichtig ist es, sich dem Leben auch mal nur zu überlassen, die Kontrolle abzugeben und ganz in der Gegenwart zu sein. Es läuft nicht immer so, wie wir es gern hätten, und möchte man es stetig beherrschen und kontrollieren, wird man sich früher oder später daran aufreiben und resignieren. Versuche, auch wenn es dir schwerfällt, einfach mal loszulassen, abzuwarten, was passiert und wie es sich entwickelt. Meist wirst du feststellen, daß Dinge, die zu Beginn nicht funktionierten oder schiefgingen, etwas noch viel Besseres zum Vorschein bringen oder letztlich für dich doch einen überraschend positiven Ausgang finden.

Dafür ist es ganz entscheidend, sein Vertrauen ins Leben zurückzugewinnen und wieder in der Gewißheit zu leben, daß das Leben nur das Beste für einen im Sinn hat. Sollte dir das noch nicht möglich sein, so hättest du jetzt schon ein wichtiges Thema, welches du mit Hilfe der MET klopfen könntest. (Siehe Seite XX)

Niemand kann seine schlimme Kindheit oder traumatische Erlebnisse rückgängig machen und nachträglich ändern, aber man kann trotzdem ein schönes Leben führen. Man kann niemanden dazu bringen, einen zu lieben, aber man kann aufhören, diesem Menschen Zeit und Energie zu widmen. Man kann eine schlimme Krankheit nicht in Sekundenschnelle zum Verschwinden bringen, aber das bedeutet noch lange nicht, daß das Leben vorbei ist.

Jeder von uns wurde irgendwann einmal verletzt, und wir alle haben diesen Schmerz nicht verdient, aber wir wurden trotzdem verwundet, und wir haben mit Sicherheit auch andere Menschen einmal verletzt.

Das Problem entsteht, wenn wir diese Verletzungen nicht vergessen können oder wollen. Mit dem Loslassen dieser Erlebnisse erhalten wir unsere Macht zurück. Wir halten nicht länger an der Opferrolle fest. Es ist unsere Entscheidung, ob wir von jemandem oder durch etwas fortdauernd verletzt sind. Es geht beim Loslassen und Vergeben nicht um die Menschen, die uns verletzt haben. Was sie getan haben, hatte vermutlich mehr mit ihnen selbst, ihrer Welt und ihren Problemen zu tun als mit uns. Jeder hat seine eigenen Aufgaben zu lösen, und die der anderen gehen uns nichts an. Was uns jedoch etwas angeht, ist unser eigener Seelenfrieden, unser persönliches Glück.

Also: Laß einfach nur los und setze dich nicht damit unter Druck, anderen vergeben zu müssen, wenn du gar nicht so empfindest oder dabei das Gefühl hast, klein beizugeben. Sondern vergib ihnen, weil du das Thema abschließen und dich aus den Fängen deiner Vergangenheit befreien willst. Sage dir stets, daß du losläßt, nicht, weil die anderen es verdient hätten, daß ihnen vergeben wird, sondern weil du es verdient hast, nicht länger leiden und dir selbst wehtun zu müssen.

Bemühe dich, die Dinge positiv oder mit ganz anderen Augen zu sehen. Agiere bei der nächsten sich bietenden Gelegenheit vollkommen entgegen deinem typischen Denkmuster.

Die Buddhisten zum Beispiel betrachten Krankheit als einen Besen, der die Ansammlungen negativer Einstellungen und Emotionen wegfegt. Sie wissen, daß alles vergänglich ist, auch Krankheit! Allein diese Sichtweise nimmt dem Kranksein die negativ besetzte Energie und ermöglicht einen neuen heilsamen Zugang.

Vielleicht magst du aber auch erst einmal bei den kleinen Dingen anfangen, z. B. beim Regenwetter: Es ist an sich nur Regen. Der Bauer und die Tiere freuen sich darüber, für die Natur ist er ein Segen, die meisten Menschen jedoch nörgeln – im Grunde ist es also einfach Ansichtssache. Es kommt darauf an, wie man es sieht und damit umgeht.

Zieh dich beim nächsten Schauer wasserdicht an und genieße einfach, wie die Tropfen auf dein Gesicht prasseln, wie die Natur dann duftet und wie klärend es sein kann, im Regen zu stehen. Du wirst danach ganz anders darüber denken und sogar Freude daran haben.

Indem du dir eine andere Sicht der Dinge aneignest, erweiterst du deine Perspektive und hältst so deinen Erfahrungsspielraum offen. Damit kannst du dich auch darin üben, in etwas Negativem etwas Positives zu sehen nach dem Motto: Alles hat auch sein Gutes.

Unsere Gewohnheiten und Denkmuster sind wie ein tosender ungezähmter Fluß, den es wieder in geordnete, von uns bestimmte Bahnen zu bringen gilt. Also mache dir doch mal zu allem im Leben andere Gedanken als bisher und zwar grundsätzlich andere und vor allem eigenständige, unkonventionelle Gedanken.

Denke quer, unlogisch, unsachlich.

Phantasiere wild drauflos, entwickle alternative Vorstellungen.

Es ist besser, ein Phantast als ein eingefahrener Vernunftmensch zu sein, der nur alten Überzeugungen folgt.

Fasse den Mut, Gefühle wie Angst und Traurigkeit wieder zu erleben und anzuschauen, verdränge sie nicht immer gleich.

Auch Aggression braucht ein Ventil, unterdrücke sie nicht nur, weil du meinst, sie nicht fühlen zu dürfen oder du aggressive Gefühle als schlecht empfindest.

Versuche, sie in konstruktiver Form aus deinem Körper hinauszubringen, durch Sport, Schreien (natürlich nur für dich allein und nicht gegen eine Person oder ein Tier gerichtet), auf ein Kissen Einschlagen oder ähnliches.

Wenn du beginnst, dein Denken zu ändern und zu kontrollieren, dann tue das in kleinen Schritten, die dich selbst ermutigen. Und übe beharrlich, auch wenn es sich anfänglich wie ein gewaltiger Kraftakt anfühlt. Die dabei geübte Selbstdisziplin verschafft dir eine mentale Reserveenergie, die dir hilft, dich aufzuraffen, wenn dich das Leben gelegentlich wieder aus der Kurve wirft.

Interessant ist auch eine Übung, bei der du immer wieder hinterfragst, warum du etwas tust. Was ist die Intention, der Beweggrund, die hinter deinem Tun stehen? Sobald du sagst, du tust etwas, weil du es mußt, dann steckt immer ein Mangeldenken dahinter.

Die Frage ist, ob du etwas tust, weil du damit etwas Negatives vermeiden oder ändern willst, oder um etwas Positives zu erreichen oder in dein Leben zu holen. Es ist also das Bauchgefühl, das ganz entscheidend ist, und die Absicht, die hinter deinem Tun steht.

Bei der nächsten Entscheidung frage dich doch einmal: Tue ich dieses, um jenes zu erreichen (mit positivem Bauchgefühl), oder tue ich dieses, um jenes zu vermeiden (mit negativem Gedanken als Ursprung)?

Ein weiterer Aspekt, der angesprochen werden muß, ist das unbedingte Unterlassen von Vergleichen. Ob du nun an Depressionen leidest oder von Panikattacken gequält wirst, vergleiche dich und dein Leben nie mit anderen Menschen.

Das ständige Sich-Vergleichen mit dem Freund, den Nachbarn, mit Bekannten oder Arbeitskollegen ist nicht nur aufgrund der Individualität jedes Menschen und jedes Lebens unsinnig, es behindert zudem deine eigene Entwicklung, fördert Frust und Neid und sorgt dafür, daß du mit deiner Aufmerksamkeit beständig auf andere gerichtet bist und dich selbst dabei ganz vergißt.

Schon bei gesunden Menschen ist das eine weit verbreitete, fast zwanghafte Unart, für Betroffene mit Depressionen oder Angststörungen führt es unweigerlich zu noch mehr Unzufriedenheit und Resignation, und die ohnehin schon kritische Einstellung zu deinem Leben driftet noch weiter ins Negative ab.

Ich habe diesen Fehler früher auch begangen.

Ich habe mich immer gefragt, warum ich, die doch so auf ihre Gesundheit und ihren Körper achtet, mit solch gesundheitlichen Problemen zu kämpfen hat und andere, die so oberflächlich und ungesund leben, keine derartigen Schwierigkeiten haben. Dieses Grübeln sorgte nur dafür, daß ich das Leben noch ungerechter fand und ich mich noch mehr bemitleidete und mir ständig die Frage stellte: »Warum ich?«

Jeder ernsthaft Kranke stellt sich diese Frage, und wenn man eine spirituelle und ehrliche Sichtweise einnimmt, erhält man darauf auch eine ehrliche Antwort. Zu Anfang jedoch dreht man sich im Kreis. Das kostet Energie, raubt Zeit und läßt den Verstand zu einem mürrischen und verdrießlichen Zauderer werden.

Nimm meinen Rat an und laß von allen Vergleichen ab und vergiß die Frage: »Warum ich?« Du bist ein besonderer, einzigartiger Mensch mit seiner eigenen Vergangenheit, seiner speziellen Lebensaufgabe, seinen eigenen Tugenden. Alles was dich und deine Persönlichkeit betrifft, gibt es kein zweites Mal auf dieser Welt, also sei ganz du selbst und nimm dich an.

Und wenn du mal wieder haderst und meinst, du hättest als Lebenslos eine Niete gezogen, dann laß dir gesagt sein: Nichts ist so, wie es scheint, und alles Negative beinhaltet auch immer sehr viel Positives.

Auch die Indianer wissen um diese Wahrheit, bei ihnen gelten schwere Krankheiten oder Krisen als eine Initiation (Einweihung), aus welcher der betroffene Mensch bei einer Heilung mit großer Weisheit und ungeahnten Fähigkeiten hervorgeht. Bei den Naturvölkern nehmen diese Menschen danach meist den Stand des Schamanen ein. – Also, wer weiß, was das Leben für dich noch bereithält und mit welchen Geschenken und freudvollen Momenten du noch gesegnet sein wirst…

Als letztes möchte ich dir noch etwas ans Herz legen: Versuche dich, so schwer es dir auch fallen wird, in bewußter Dankbarkeit zu üben.

Wahrscheinlich wird es zuerst etwas Zeit brauchen, bis du soweit bist, etwas in deinem Leben als positiv zu bewerten und dafür dankbar zu sein. Um dies zu fördern, ist es hilfreich, wenn du dir das Kapitel »Setze dich mit deiner eigenen Sterblichkeit und dem Tod auseinander« durchliest und die im Kapitel »Übe dich im Meditieren und Gelassenbleiben« aufgeführte Sterbemeditation übst. Meist findet man dadurch Zugang zu Dingen, die das Leben lebenswert machen und für die man dankbar sein kann.

Aber laß dir Zeit und setze dich nicht unter Druck. Was für Menschen, die unter Panikattacken leiden, recht einfach ist, weil sie ja an ihrem Leben hängen, ist für Depressive eine enorme Herausforderung und anfänglich unmöglich.

Beginne mit ganz kleinen Dingen, vielleicht mit einem Essen, das dir gut geschmeckt hat, mit einem Tag ohne einen depressiven Schub. Vielleicht kannst du dich auch darüber freuen, daß die Sonne scheint, eine Freundin nach deinem Befinden fragt oder dein Partner dich in den Arm nimmt.

Übe dich darin, die täglichen kleinen Freuden zu genießen und nicht den großen hinterherzujagen.

Vertage niemals dein Leben und sage dir nie, wenn ich mal irgendwann gesund oder angstfrei bin, mehr Zeit oder einen passenden Partner habe, dann mache ich dieses oder jenes. Mach es gleich, wenn du Lust drauf hast!

Bedenke, daß man als Mensch jederzeit die Wahl hat. Man kann die vielen kleinen Diamanten am Wegesrand bewundern oder ewig nach dem trügerischen Topf voll Gold am Ende des Regenbogens suchen.

Der heutige Tag ist das einzige, was du wirklich sicher hast.

Zusammenfassung: Ändere deine Denkweise

Die eigenen Gedanken beeinflussen den Körper und die Gesundheit; sie haben enorme Kraft und sind formbildend.

Jeder trägt deshalb die Verantwortung für sein Leben und auch für seine Krankheit bzw. den Umgang mit ihr.

Die Art zu denken ist eine Gewohnheit; der Geist kann trainiert werden.

Denk- und Verhaltensmuster sind korrigierbar.

Lasse gedanklich einfach einmal los. Gib den Kontrollzwang auf und mache dem Leben keine Vorschriften, wie es zu verlaufen hat.

Versuche Dinge, auch negative, positiv zu sehen.

Mache dir einmal völlig andere Gedanken zu bestimmten Sachen oder Ereignissen. Versuche dabei möglichst, nicht immer gleich alles als richtig oder falsch, gut oder böse zu bewerten.

Akzeptiere deine Gefühle und nimm sie an, auch wenn es »schlechte« Gefühle sind; verdränge keine Empfindung.

Beginne mit der Gedankenkontrolle und dem Training in kleinen Schritten.

Vergleiche dich und dein Leben nie mit anderen.

Hinterfrage bei jeder Entscheidung deine Intention: Machst du es, weil du es gern tust und etwas erreichen möchtest, oder weil du es mußt bzw. etwas damit vermeiden willst?

Übe dich bewußt in Dankbarkeit. Beginne dabei mit ganz kleinen alltäglichen Dingen, für die du dankbar sein kannst.

Wenn du etwas gern tun möchtest, dann tue es gleich ohne Umschweife und verschiebe es nicht auf später.

Wahren Erfolg im Leben haben diejenigen, die unbesiegbaren Geistes sind. Wenn ihr euer Denken so schulen oder konditionieren könnt, daß ihr zufrieden seid, unabhängig von dem, was ihr besitzt oder nicht besitzt, und wenn ihr angesichts aller herausfordernden Prüfungen ruhig bleibt – dann habt ihr wahres Glück gefunden.

Paramahansa Yogananda

Übe dich im Meditieren und Gelassenbleiben

Wenn wir unsere Augen öffnen, wenn wir unsere Sinne öffnen, wenn wir unsere Herzen öffnen, werden wir sehen, daß diese Welt ein magischer Ort ist.

Chögyam Trungpa

Keine Angst! Ich verlange jetzt nicht von dir wie beim Zazen (jap. Sitzmeditation) stundenlang im Lotussitz zu verharren und auf deinen Atem zu lauschen. Wir gehen das Thema ganz pragmatisch an, und du wirst sehen, daß es weder kompliziert noch langweilig sein muß. Meditation kommt aus dem Lateinischen und bedeutet soviel wie »nachdenken« oder »zur Mitte kommen«. Es handelt sich dabei um eine Achtsamkeits- und Konzentrationsübung, die zum Ziel hat, daß sich der Geist beruhigt und man sich sammelt.

Wissenschaftlich betrachtet, kann Meditation als eine Art Kohärenztherapie unseres Photonenfeldes gesehen werden. Nachweislich erhöht sie nämlich die Kohärenz (Übereinstimmung) unserer Gehirnwellen, und das führt zur Erweiterung unseres Bewußtseins. Diese Kohärenzerhöhung erfolgt z. B. auch nach Qi Gong-Übungen, was an den Akupunkten deutlich meßbar und beweisbar ist.

Die dabei aufzubringende Konzentration ist für Anfänger das schwerste, und viele sind durch das Bemühen, ihren Verstand zur Ruhe zu bringen, dermaßen verkrampft, daß sie sich vom Meditieren, oftmals als mühselig und zu schwierig empfunden, wieder abwenden.

Ganz wichtig ist, daß du den Verstand einfach denken läßt und die Gedanken wie Wolken am Himmel anschaust und vorbeiziehen läßt, ohne bei ihnen zu verweilen. Natürlich wird am Anfang das Geplapper im Kopf unerträglich sein, da du es ja nun genauer wahrnimmst. Dann laß alles zu, versuche, nichts zu unterbinden, und versuche, dich immer wieder auf ein schönes Bild oder einen positiven Gedanken zu konzentrieren. 10 bis 15 Minuten reichen vollkommen, um dich zu entspannen und deine Konzentration zu schulen.

Ziel ist es, mit der Meditation Zugang zu deiner inneren Stimme zu bekommen, die der Schlüssel zu deinem Empfinden, deiner Seele darstellt. Menschen, die dazu neigen, die innere Stimme des Körpers dauerhaft zu überhören, werden zwangsläufig irgendwann in einen chronischen Erschöpfungszustand geraten, und ihr Leben wird immer weiter aus den Fugen geraten.

Meditation hat allein körperlich gesehen einen enormen Einfluß auf unser Befinden. Sie senkt den Blutdruck, die Pulsfrequenz, den Pegel der Streßhormone und verändert die Muster der Hirnwellen, die eine deutlich geringere Erregbarkeit anzeigen. Insbesondere für Neulinge ist es wichtig, sich nicht von der Vielzahl der Techniken und Vorschläge einschüchtern zu lassen – am besten ist es, die Übung einfach zu halten, sich nicht zu hohe Ziele zu setzen und sich nicht allzu viele Gedanken über Begriffe und Regeln zu machen.

Zum Beispiel muß man nicht unbedingt im Lotussitz sitzen, man kann sich auch auf einen Stuhl setzen oder hinlegen, je nachdem, wie man sich besser entspannen kann. Jeder sollte die Position einnehmen, die ihm garantiert, daß alle Muskeln entspannt sind. Wichtig ist ein ruhiger friedlicher Ort, wo möglichst wenig Ablenkung herrscht. Das Telefon sollte man natürlich ausschalten.

Die Tageszeit ist im Grunde unerheblich, bewährt haben sich der Morgen kurz nach dem Erwachen oder Aufstehen und der Abend. Nach einer Meditation sollte man sich Zeit lassen, wieder vollkommen bei sich zu sein, langsam aufstehen und einen behutsamen Übergang zu äußeren Aktivitäten finden.

Eines der besten Heilmittel in Verbindung mit der Meditation sind die Visualisierungen. Sie können mentale Grundmuster vom Negativen zum Positiven wandeln, sind einfach und machen Spaß. Man braucht sich nur von seiner Vorstellungskraft auf eine visualisierten Reise führen zu lassen – wenn man Hilfe dabei benötigt, gibt es wunderschöne CDs. Visualisieren ist eigentlich etwas ganz Natürliches, denn wir denken ja ständig in Bildern. Für Anfänger ist es hilfreich, die Augen zu schließen. Die Aufmerksamkeit wird voll und ganz auf das Bild gelenkt.

Dieses Bild kann ein schöner Platz sein, eine bestimmte Gegend, die man kennt oder auch nicht, ein Ort, an dem man sich wohlfühlt und zur Ruhe kommen kann. Der Phantasie sind keine Grenzen gesetzt, alles was man sich vorstellen kann, ist geeignet. Man kann sich an diesen Orten im Geiste auch mit geliebten Menschen oder Tieren treffen, versuchen, Verbindung mit seinem Schutzengel aufzunehmen, oder einfach nur Kraft und Inspiration tanken.

In diesem Zusammenhang ist Geduld genauso wichtig wie Durchhaltevermögen. Meditation vermag nicht die Verhältnisse zu ändern, mit denen wir konfrontiert werden, aber sie kann unsere Einstellung ihnen gegenüber ändern. Sie verhilft uns zu mehr Gelassenheit im Umgang mit den Ereignissen. Es gibt zu diesem Thema eine Vielzahl von Büchern und CDs mit geführten Meditationen, für jede Krankheit, jede Situation oder Gelegenheit. Ich möchte hier einige Meditationen anführen, die ich sehr schön und hilfreich fand. Sie sollen als Beispiele dienen und zeigen, wie vielfältig diese Technik ist.

Meditation, um Emotionen zu heilen

Stelle dir deine Gefühle wie Traurigkeit, Kummer usw. als Wolke, Nebel oder Schmutz vor und, wenn möglich, lokalisiere, wo sie sitzen (Kopf, Magen, Herz…). Versuche so gut es dir möglich ist, die entsprechende Emotion in diesem Körperbereich zu fühlen, und stelle sie dir dann als eine dunkle Wolke vor, die du nun losläßt.

Wie du sie losläßt, ist deiner Phantasie überlassen, vielleicht stellst du dir einen Staubsauger vor, der sie aufsaugt, oder aber du atmest sie einfach aus. Das machst du, bis die Wolke verschwunden ist. Meist spürst du dann unmittelbar eine gewisse Erleichterung.

Wenn du gar nicht mehr weißt, was und wo du fühlen sollst, dann stelle dir komplette Finsternis vor, die den Körper einhüllt, rufe dann Licht zu Hilfe (das kann von oben kommen oder aus dir heraus).

Meditation, um den Geist zu beruhigen

Setze dich bequem hin, und atme ein paar Mal tief und entspannt ein und aus. Danach stelle dir in Gedanken einen See vor. Er kann groß oder klein sein, in einem wunderschönen Wald gelegen oder mitten auf einer Wiese. Er ist ganz klar und glatt. Alles ist ruhig. Dann erscheint jemand und tritt ans Ufer. Er wirft einen Stein in den See, woraufhin die glatte Wasseroberfläche verschwindet und große kreisförmige Wellen entstehen.

Atme tief ein und aus und glätte nun mit der Kraft deiner Gedanken den See, bis er wieder ruhig und glatt ist. Dann kommt wieder jemand und wirft wieder einen Stein hinein. Erneut entstehen dadurch große Wellen, die du mit deiner Geisteskraft glättest. Danach kommt starker Wind auf, wieder wird das Wasser unruhig und abermals glättest du den See mit deinen Gedanken.

Wenn wieder alles friedlich und still ist, kehre langsam aus der Meditation zurück.

Mit dieser Übung kannst du lernen, immer wieder Ruhe in deinen Geist zu bringen und deine Gedanken zu kontrollieren. Du wirst merken, daß du mit ein bißchen Übung auch im Alltag nun nicht mehr so sehr auf äußere Situationen oder Menschen reagierst und länger in deiner Mitte bleibst.

Meditation zur Entspannung und bei Einschlafschwierigkeiten

Mache es dir bequem, entspanne dich und stelle dir vor, du sitzt am Rande eines großen Ozeans, vielleicht an einem Sandstrand oder auf einer Felsklippe. Über dir ist blauer Himmel und vor dir die ruhige weite See.

Laß die Weite auf dich wirken und atme ruhig und entspannt.

Bei jedem Ausatmen siehst du eine kleine Welle, die an den Strand rollt, beim Einatmen entfernt sie sich wieder. Mache das, bis du einen entspannten Rhythmus hast, und entspanne dich dabei immer tiefer. Du hörst dabei das Rauschen des Wassers, kannst den Duft des Meeres riechen und atmest in Einklang mit den Wellen.

Meditation, um Klarheit über dein Leben und deine Zukunft zu bekommen

Mache es dir bequem, entspanne dich und atme ruhig durch.

Stelle dir wieder einen wunderschönen Ort vor, an dem du dich wohl und sicher fühlst.

Dann stelle dir vor, daß vor dir drei Spiegel stehen. Es können auch Leinwände sein, Fernseher, was auch immer du dir vorstellen kannst.

Schau in den ersten Spiegel. Er zeigt dir dein gegenwärtiges Leben, deine Arbeit, deine Beziehung, alles was in deinem Dasein zur Zeit geschieht, wie du dich fühlst und was du machst.

Stelle dir die Frage und denke darüber nach, wie es weitergehen würde, wenn du so fortfährst wie bisher.

Schaue nun in den zweiten Spiegel. Er zeigt dir, wie dein Leben verlaufen würde, wenn du auf Nummer Sicher gehst, die Macht über dein Leben an andere abgibst und versuchst, es ihnen immer recht zu machen. Bist du damit glücklich? Wie fühlst du dich dabei? Wo würdest du hinkommen, wenn du so leben würdest?

Schau nun in den dritten Spiegel. Er zeigt dir dein Leben, wie es verlaufen würde, wenn du das machst, was dir gefällt, wenn du deinen Träumen folgst, wenn du deine Krankheit überwunden hast. Was tust du? Bist du glücklich mit dem, was du siehst? Wie sieht dann deine Zukunft aus? Welche Menschen teilen dann dein Leben?

Laß dir genug Zeit, um alles zu sehen, und kehre dann langsam wieder zu dir zurück.

Meditation gegen Sorgen, Ängste und negative Gedanken

Mache es dir bequem, entspanne dich und atme ruhig und gleichmässig.

Mit jedem Ausatmen entspanne dich mehr und laß deine Angst und Unruhe los.

Stelle dir vor, du gehst durch ein kleines Dorf oder durch eine schöne Landschaft. Es ist allerdings neblig, und du kannst die Sonne nicht sehen. Plötzlich stehst du vor einem Turm. Er ist sehr hoch, und während du im Turm langsam die Treppe hinaufsteigst, stellst du fest, daß der Turm viele Fenster hat. Bei jedem Fenster, durch das du schaust, bemerkst du, daß das Wetter draußen besser und freundlicher wird.

Oben angekommen befindest du dich auf einer großen wunderschönen Terrasse, die Sonne scheint und die Aussicht ist fantastisch.

Stelle dir vor, daß dort jemand auf dich wartet. Es kann eine fiktive weise Person sein, ein Engel, dein Geistführer, ein geliebter Verstorbener oder wer auch immer dir in den Sinn kommt.

Du setzt dich zu ihm, und ihr unterhaltet euch. Er sendet dir viele positive Gedanken, ihr erzählt euch lustige Dinge und lacht viel. Vielleicht gibt er dir auch einen Ratschlag. Auf jeden Fall läßt er dich wissen, daß er immer für dich da sein wird und du ihn jederzeit wieder aufsuchen kannst, wenn du Hilfe brauchst. Abschließend sagt er dir noch:

»Denke immer daran, dich und andere glücklich zu machen, und sei voller Mitgefühl für dich und alles Leben. Du bist nie allein und wirst immer beschützt.«

Dann wird es Zeit, sich zu verabschieden. Du bist nun ruhig und glücklich, hast wieder Hoffnung und Vertrauen. Langsam gehst du die Treppe hinab. Unten angekommen, hat gerade ein neuer Tag begonnen, das Wetter ist herrlich, und du weißt, daß du nun nie mehr allein bist.

Kehre langsam wieder zu dir zurück.

Sterbemeditation

Mache es dir bequem, entspanne dich und atme ruhig und gleichmässig.

Stelle dir vor, du hättest nur noch ein Jahr oder einen Monat zu leben. Was würdest du empfinden und denken?

Fühlst du nun vielleicht doch eine Traurigkeit über den Verlust deines Lebens? Erscheint dir das Leben plötzlich doch als etwas Wertvolles?

Bist du mit dem zufrieden, was du bisher erreicht hast? Kannst du wirklich behaupten, daß du ein schönes ereignisreiches Leben hattest?

Was würdest du mit diesem Wissen ändern für die noch verbleibende Zeit? Welche Personen würdest du noch einmal sehen oder sprechen wollen? Was würdest du klären wollen?

Was für Träume würdest du dir noch erfüllen und welche Wünsche hättest du für deine restliche Lebenszeit?

Wenn dir die Endlichkeit deines Daseins bewußt wird, was bereust du im Nachhinein?

Mache dir ein paar Gedanken über all diese Fragen.

Du wirst feststellen, daß sich meist ganz neue Überlegungen einstellen, und du so auch leichter Zugang zu deinen Wünschen, Träumen und Hoffnungen findest. Oftmals wird durch diese Meditation bewußt, welche Lebensaufgabe deinem Sein zugrunde liegt und auch welch tieferer Sinn hinter den ganzen Beschwerlichkeiten lag.

Ich mache diese Meditation sehr gerne, da sie mich immer wieder auf den Boden der Tatsachen zurückbringt, meine Prioritäten neu ordnet und mich wieder an die eigentliche Essenz meines Lebens erinnert. Sie macht mir deutlich, was wirklich wichtig ist und welche Dinge es wert sind, daß ich meine Aufmerksamkeit auf sie richte. Sie zeigt mir, wovon ich mich lösen sollte, was mir nicht guttut, mich behindert und wo ich mich mal wieder in Belanglosigkeiten verrannt habe.

Achtsamkeit

Meditation verhilft uns zu mehr Gelassenheit im Alltag, zu einem seelischen Zustand der Entspannung. Wir sind unbeschwert und gelöst von der Vergangenheit und unbelastet von Zukunftserwartungen. Sorgen und Ängste bauen wir ab, auf veränderte Gegebenheiten reagieren wir flexibler und überraschende Umstände meistern wir souveräner.

Zu oft meinen wir ja, unbedingte Sicherheit zu brauchen, wir planen voraus, schätzen ab und meinen, alles irgendwie in den Griff bekommen zu müssen. – Aber Lebendigkeit ist nun einmal Unsicherheit!

Um so wertvoller ist es, wenn wir unserem Leben mit Gelassenheit, Achtsamkeit und innerer Ruhe begegnen. Diese Attribute sind nicht nur Ausdruck seelischer Gesundheit und Stärke, sie helfen uns auch, jegliche Situation, mit der wir konfrontiert werden, unbeschadet und erfolgreich zu bestehen und mit Krisen konstruktiver umzugehen. Meiner Meinung nach sind sie die wertvollsten und wichtigsten Eigenschaften, nach denen ein Mensch streben sollte.

Gelassen und achtsam zu sein bedeutet, sich seiner selbst und seiner Wirkung nach außen stets bewußt zu sein und im Vertrauen und in Zuversicht dem Leben gegenüber seine eigene Existenz erfüllend freudvoll und selbstbestimmend zu gestalten.

Man kann sich Gelassenheit nicht in einem Wochenendkurs aneignen, um sie zu erfahren, bedarf es der permanenten Arbeit an sich und seinem Bewußtsein. Mit meinen Methoden kannst du diesen Weg so erfolgreich beschreiten, daß sich dieses Empfinden recht schnell einstellen wird und du das Vertrauen in dich und den Lebensprozeß bald wieder spüren wirst, was für die Erlangung dieser Tugenden unentbehrlich ist.

Übe dich im Meditieren und Gelassenbleiben

Meditation hilft, Sorgen und Ängste abzubauen, ruhiger und gelassener zu werden.

Begib dich in eine Position, die für dich entspannend und angenehm ist.

Versuche, dich von allem Streß und Druck zu lösen, und unterbinde keine Empfindungen oder Gedanken.

Lasse deine Gedanken vorbeiziehen wie Wolken am Himmel.

Zu Beginn hilft es, sich auf ein schönes Bild oder einen positiven Gedanken zu konzentrieren.

Übe anfangs nicht zu lange. 10 bis 15 Minuten sind vollkommen ausreichend.

Kehre dann langsam wieder in den Wachzustand zurück und nimm deinen Alltag behutsam wieder auf. Vermeide danach Hektik und Streß.

Die Visualisierung von schönen Gegenden und Orten hilft, leichter zu innerer Ruhe und Entspannung zu finden.

Probiere aus, welche Meditationsform am besten zu dir paßt – Atemmeditation, Visualisierungsmeditation, Gehmeditation usw.

Die Sterbemeditation ist besonders intensiv, effektiv und nachhaltig.

Übe regelmäßig.

Trainiere deine Achtsamkeit im alltäglichen Leben. Sie ist ein überaus wichtiger Schlüssel zu besserer Selbsterkenntnis, zur Stärkung des eigenen Wohlbefindens und letztlich zu mehr Gelassenheit und Ruhe.

Konzentriere dich so oft es möglich ist auf deine Atmung, auf das, was du gerade tust und denkst, und wie dein Körper sich anfühlt.

Achtsamkeit hilft dir, dich gedanklich im Jetzt aufzuhalten und weder in die Vergangenheit noch die Zukunft abzudriften. Dadurch werden Enttäuschungen, Ängste und Sorgen zwangsläufig reduziert.

Achtsamkeit verhilft dir zu mehr Ruhe im Kopf; das Gedankenchaos wird unterbrochen.

Deine Seele kultivieren

Man soll sich mehr um die Seele als um den Körper kümmern, denn Vollkommenheit der Seele richtet die Schwächen des Körpers auf, aber geistlose Kraft des Körpers macht die Seele nicht besser.
Demokrit

Die Schönheit der Seele zeigt sich, wenn ein Mensch seinen Schicksalsschlägen mit Haltung entgegentritt, nicht, weil er sie etwa leicht nähme, sondern weil er von vornehmem Charakter und heroischem Temperament ist.
Aristoteles

Werde selbst-bewußt

Selbst wenn du weißt, daß Gott seine Hand über dich hält, wirst du nicht vorankommen, wenn du immer nur auf deine Unzulänglichkeiten schaust.
Wenn dich Gott zu etwas berufen hat, welche Rolle spielt es dann, ob du gut genug bist?

J. R. Stevens

Depression ist ein mächtiges Hilfsmittel auf dem Weg zu Selbsterkenntnis und Selbstverwirklichung. Kaum eine gesundheitliche Disharmonie wirft den Menschen in einem so nachdrücklichen Maße auf sich selbst zurück. Man ist durch den lähmenden Zustand gezwungen, sich mit seinem Innenleben auseinanderzusetzen, man muß hinschauen und fühlen und kann dieser Konfrontation mit seinem Selbst nicht ausweichen. Gerade dies ist das Unerträgliche für Depressive, jedoch liegt hier auch die unglaubliche Chance.

Schon im Orakel von Delphi heißt es: Erkenne dich selbst.

Genau das ist ein Muß für jeden Menschen, will er selbstbewußt und vor allem selbstbestimmt durch sein Leben gehen und seine gesundheitlichen Probleme verstehen und heilen. Nur wenn man weiß, wer man ist, was man möchte, wo seine Schwächen und Stärken liegen und welche Gedanken und Empfindungen die Genesung blockieren, kann man sich von seinen körperlichen und seelischen Beschwerden befreien und ein authentisches Dasein führen, in welchem man glücklich und zufrieden seine Erfüllung findet.

Für diese Reflektion ist Selbstdisziplin, Ehrlichkeit und Unvoreingenommenheit entscheidend. Tut man sich schwer mit einer objektiven Sicht, ist es ratsam, sich Hilfe bei einem Freund oder Familienmitglied zu holen. Durch ehrliches Hinterfragen und kritik- und wertungsfreies Beschreiben erfährt man so vieles über sich und seine Persönlichkeit.

Natürlich versteht es sich von selbst, daß dies nur mit einer Person des Vertrauens stattfinden sollte, die daran interessiert ist, einen auf seinem Heilungsweg voranzubringen und nicht mit unüberlegten Äußerungen und Beurteilungen blockiert oder verunsichert.

Aber man kann es auch alleine schaffen. Dafür sollte man sich etwas Zeit nehmen, sich mit Zettel und Stift ausstatten und frei von jeglicher Wertung ein möglichst umfassendes Bild von sich entwerfen. Auch hierbei ist es wichtig, zwar ehrlich zu sein, aber in keinem Fall mit sich zu hadern oder das Gefühl von Unzulänglichkeit aufsteigen zu lassen.

Insbesondere Depressive neigen zu übermäßiger Selbstkritik, zu negativer Selbsteinschätzung und natürlich zur Fixierung auf negative Eigenschaften. Für sie gilt es daher, besonderes Augenmerk auf die Stärken und positiven Wesenszüge zu legen und so viele wie möglich zu benennen.

Und davon gibt es viele – glaube mir!

Jeder Mensch trägt Besonderes und Einzigartiges in sich, hat liebevolle oder ehrenwerte Eigenschaften. Bei Depressiven findet man sogar eine Vielzahl positiver Wesenszüge, die ihnen leider nur zu selten bewußt sind. Sie verfügen meist über ein großes Fremdverständnis, ein hohes Maß an Mitgefühl, besitzen Einfühlungsvermögen, sie verzeihen anderen leicht, sind geduldig, treu und friedfertig, sie besitzen eine enorme Gefühlstiefe, Demut und Herzenswärme.

Allerdings, und das stellt die größte Blockade bei einem depressiven Menschen dar, verlieren sie sich krankheitsbedingt in Opferdenken und Selbstmitleid. Um des lieben Friedens und der Harmonie willen können depressive Menschen ihre Bescheidenheit, Selbstlosigkeit, Verzichtbereitschaft, Überanpassung, Unterordnung und ihr Mitgefühl bis zur völligen Selbstaufgabe treiben und so ein fast schon masochistisches Verhalten an den Tag legen. Viele entwickeln aus dieser Selbstaufgabe gar ein wahres Märtyrertum, das nichts anderes ist als Selbstbetrug, eine Form der Lebenslüge und dies meist nur aus Bequemlichkeit.

Sie sind zu ängstlich, zu bequem oder auch zu feige, um etwas bei sich zu verändern, den Impuls bei sich zu setzen und nicht bei den anderen. Dieses Versinken in Selbstmitleid ist eines der hinderlichsten und auf andere Menschen sehr abstoßend wirkendes Persönlichkeitsmerkmal.

Viele Betroffene unterliegen dem Irrglauben, daß sie mit der deutlich nach außen getragenen Opferrolle mehr Aufmerksamkeit und Zuwendung erhalten. Meist ist aber genau das Gegenteil der Fall, und sie fallen dann noch tiefer, weil sie die angebliche Hartherzigkeit und Unsensibilität der

Mitmenschen nicht verstehen können, die eben nicht auf die Masche anspringen und sich eher zurückziehen. Sie bekommen so nicht das, was sie sich erhofft haben, und fühlen sich dadurch noch mehr alleingelassen und unverstanden.

Hier ist die entsprechende Hilfe von Angehörigen und Freunden gefragt, die, auch wenn es hart klingt, diese Opferposition auf keinen Fall bestärken dürfen. Es ist von entscheidender Bedeutung, daß der Betroffene lernt, daß Selbstmitleid und Opferdenken in keinem Fall irgendeine positive Reaktion von der Außenwelt herbeiführen. Das ist zwar anfangs wirklich grausam, aber für den Betroffenen die einzige Chance, aus dem Teufelskreis herauszufinden und zu lernen, daß er damit, krank zu sein, sich aufzugeben und in sein Schicksal zu ergeben, nicht die erhoffte Bestätigung findet.

Ich rede hier natürlich nicht davon, in den akuten depressiven Phasen Hilfe zu verweigern, wenn der Betroffene Zuspruch und volle Zuwendung braucht. Man merkt jedoch recht schnell, ob es nur ein vorübergehender phasenbedingter Zustand oder zu einer permanent vorhandenen Grundeinstellung geworden ist.

Der Depressive muß, wie jeder Kranke, erkennen, daß das Hinnehmen von Krankheit nichts mit Stärke und Tapferkeit zu tun hat und man damit auch keine ehrliche Bewunderung erntet. Diese erfährt man immer nur, wenn man mit Tatkraft, Mut und Zähigkeit an seiner Gesundung arbeitet.

Man sollte den Betroffenen dazu ermuntern, herauszufinden, wer er wirklich ist, was er wirklich will, was er haben und sein möchte, was seine Stärken und Schwächen sind. Er muß lernen, sich nicht nur mit seiner Krankheit zu identifizieren, und erkennen, daß die krankheitsbedingte, alles überdeckende Schwäche nicht sein wirkliches Ich ausmacht.

Meist können Betroffene, wenn sie sich auf ihre Kindheit zurückbesinnen, selbst feststellen, wie sie sich über die Jahre hinweg durch die Krankheit verwandelt haben. Sie wissen sehr wohl um die persönliche Veränderung, die der Durchbruch der Depression oder Panik mit sich brachte. Hier gilt es nun, sich an sein früheres Wesen zu erinnern und es sich als Ziel und Motivation immer deutlich vor Augen zu führen.

Der Weg zur Selbstverwirklichung und Selbstbestimmung führt nur über Selbstbefragung und Selbstbesinnung zum Ziel.

Frage dich doch einmal in einem ruhigen Moment, welcher Mensch du bist. Frage dich: Was macht mir Freude? Worin bin ich besonders gut? Welche Hobbys habe ich? Was sind meine Träume? Worüber kann ich lachen? Auf welche Leistung bin ich stolz? Welche Werte habe ich? Wofür stehe ich? Wer bin ich wirklich?

Bist du jemand, der Widerstände durch Klugheit überwindet, der mit seiner Bescheidenheit und Freundlichkeit anderen eine Stütze ist, der mit großer Intuition ausgestattet zielstrebig seinen Weg geht und immer weiß, was zu tun ist, oder der stets für seine Werte einsteht, der sich durch seine Ehrlichkeit und Loyalität auszeichnet?

Jeder Mensch hat seine Vorzüge, Stärken und positiven Eigenschaften. Diese gilt es zu erkennen, anzunehmen und sich solange zu verinnerlichen, bis ein gesundes Selbstbild entstanden ist.

Indem dir dein Selbst wieder bewußt wird, wirst du immer besser befähigt sein, deinem Charakter zu entsprechen. Wenn du deinen Wert erkennst, wenn du dir bewußt bist, wie kostbar und wertvoll du bist, dann steigert sich das Selbstgefühl automatisch. Dieses Selbstwertgefühl bildet das Fundament deiner Persönlichkeit und ist damit von enormer Wichtigkeit.

Was du auch sehen mußt: Du bemühst dich trotz schwieriger Umstände Tag für Tag, dein Leben so gut zu führen, wie es dir möglich ist. Und auch wenn dir dies aufgrund deiner Erkrankung nicht immer gelingt, allein wegen der Anstrengung und deines guten Willens verdienst du Anerkennung; und diese Anerkennung mußt du dir auch selbst geben.

Entscheidend für Depressive ist dabei zu lernen, nein zu sagen, sich abzugrenzen, zu seiner Meinung zu stehen, auch einmal den Mut zu haben, gegen den Strom zu schwimmen und seine Individualität immer beizubehalten, auch wenn das bedeutet, nicht mit allen Menschen und ihren Ansichten konform zu gehen und vielleicht auch einmal auf Ablehnung zu stoßen.

Jeglicher Ansatz einer gleichgültigen Haltung sollte vermieden oder durch das offene Aussprechen und Ausleben seiner Gefühle und Ansichten unterbunden werden. Für krankhafte Jasager, wie es depressiv kranke Menschen oft sind, da sie sich aus Angst vor Auseinandersetzung, Ablehnung und zusätzlichem Streß jedem Umstand lethargisch fügen, ist gerade das Lernen, einmal nein zu sagen, ganz entscheidend.

Nur so bekommen sie wieder Zugang zu ihrem wahren Ich und damit zu ihren verschütteten Gefühlen. Denn jedes Sagen und Tun gegen das eigene Empfinden nährt die unterdrückten Aggressionen und vertieft die Depression.

Jeder Mensch besitzt die Freiheit, durch seine Wünsche und seinen Willen, durch Reflektion und Entscheidung, Tun und Lassen sein Leben weitestgehend selbst zu gestalten. Die einzige Pflicht, der er unterliegt, ist, dabei die Verantwortung für sich und sein Leben zu übernehmen.

Denke immer daran: Es ist dein Leben und dein Weg, du bist ganz allein dafür zuständig, mit deinem Selbst und deinem Dasein Frieden zu schließen und glücklich zu werden. Niemand kann dir diese Verantwortung abnehmen – weder dein Chef noch deine Eltern und auch nicht dein Partner – und du kannst dich ihr auch nicht entziehen, indem du deine Krankheit vorschiebst.

Konzentriere dich immer auf das, was du kannst und magst, bleibe dir selbst treu und laß nie zu, daß jemand die Kontrolle darüber hat, was du über dich selbst und deine persönlichen Fähigkeiten denkst. Höre ganz genau hin, wie die Ratschläge von Freunden lauten, und trenne dich von allem, was für dich schlecht ist, dich belastet und einschränkt oder deinen Glauben an vollständige Genesung untergräbt.

Gehe mutig deine Schwächen, Ängste, Fehler, Probleme und auch deine Krankheit an. Sei darin aber weder perfektionistisch noch ungeduldig. Laß dir Zeit und erinnere dich immer wieder daran, wie und wer du gern sein möchtest. Nimm dich an, wie du bist, und ändere das, was dich selbst stört, nicht das, was andere an dir als störend empfinden. Akzeptiere dein Licht, aber auch deinen Schatten, den du in dir trägst.

Sei ehrlich mit dir und bemühe dich, die einzigartige und starke Persönlichkeit in dir zu sehen, die du in Wirklichkeit bist, dann bist du authentisch.

Und nur der, der ein authentisches Leben führt, sein Bestes lebt und sein höchstes Potential verwirklicht, fühlt eine starke Liebe zu sich selbst, die man Selbstachtung nennt.

Sei wie eine Rose, blühe dein Leben einfach für dich und frage nicht danach, ob die Passanten dich schön finden oder was der Betrachter von dir denkt. Lebe einfach dein »Rose-Sein«.

Zusammenfassung: Werde selbst-bewußt

Erkenne dich selbst.

Wer bist du? Was möchtest du? Welche Stärken und Schwächen hast du? Was macht dir Freude? Welche Träume hast du? Worauf bist du stolz?

Selbstreflektion sollte immer vollkommen wert- und kritikfrei sein. Akzeptiere dich so, wie du bist – mit deinem Licht, aber auch deinem Schatten.

Richte dein Augenmerk besonders auf deine Stärken, positiven Wesenszüge und Talente.

Erkenne, daß die Opferrolle und das Kranksein letztendlich nichts Positives mit sich bringen.

Lerne, auch einmal NEIN zu sagen, offen zu sprechen, zu deinen Gefühlen zu stehen und sie zum Ausdruck zu bringen, und behalte deine Individualität bei.

Bleibe dir selbst und deinen Entscheidungen treu.

Trenne dich von allem, was dich belastet oder schlecht fühlen läßt.

Konzentriere dich auf dein Selbst. Stell dir vor, wie du sein möchtest, und richte dich ganz darauf aus.

Finde deinen Lebenssinn

Da, wo die Freude nicht ist, ist auch der Weg nicht!

Bei kaum einer anderen Krankheit drängt sich die Frage nach dem Lebenssinn so in den Vordergrund wie bei der Depression. Hast du deinen Lebenssinn gefunden, den Grund, der dein Leben lebenswert und vollkommen macht, dann wirkt diese Erkenntnis wie ein Kompaß, der dir hilft, alle Klippen des Lebens gefahrlos zu umschiffen, und dich sicher durch alle trüben Zeiten führt; getreu dem Ausspruch Leonardo da Vincis: *Suche dir einen Stern, der dich leitet, und du kommst sicher durch den Sturm.*

Aus diesem Grund sollte für jeden Menschen das größte Bestreben darin liegen, seinen individuellen Lebenssinn möglichst frühzeitig zu erkennen und dann an der Umsetzung und Erfüllung zu arbeiten.

Was auch immer du erlebt hast – Traumata, Unfälle, Mißbrauch, Karriereknick, Pensionierung, Kinderauszug –, hast du einen Glauben und einen Sinn, kannst du dich immer wieder selbst auffangen. Bewußt oder unbewußt sind wir alle auf der Suche nach Antworten und versuchen die Lektionen des Lebens zu lernen. Wir ringen mit Angst- und Schuldgefühlen, streben nach Sinn, Liebe und Macht, versuchen Angst, Verlust und Zeit zu verstehen, möchten herausfinden, wer wir sind und was uns glücklich macht.

Manchmal suchen wir diese Dinge in der Religion, in Gott, in anderen Menschen, meist jedoch in Geld, Status, Job – dann müssen wir erkennen, daß ihnen dieser Sinn fehlt, den wir suchen – und es steigt ein Gefühl der Leere in uns hoch.

Du kannst das Leben nicht vollkommen machen, aber du kannst Freude dabei entwickeln, mit den Unvollkommenheiten des Lebens zurechtzukommen, und dich mit ihnen arrangieren. Es gilt nicht, vollkommen, sondern authentisch zu sein. Deine dir innewohnende Macht ist dazu da, dir dabei zu helfen, das zu tun, was du tun willst, all das zu werden, was du werden willst und kannst. Sie ist dir nicht gegeben worden, um nur das zu tun, was du tun sollst. Nur das zu tun, was andere von dir erwarten, wäre das Schlimmste, was du mit diesem Leben machen könntest.

Du mußt dein Sein erfüllen, deiner inneren positiven Veranlagung zum Durchbruch verhelfen. Glaube, Lebenssinn und Philosophie sind unabdingbare Voraussetzungen für ein erfülltes Leben. Wenn die Lebensphilosophie fehlt, macht sich Leere breit, die sich wie ein Schatten über das ganze Wesen eines Menschen legt.

Erst wenn du dir ein Ziel setzt, das deine höchsten Talente mit einbezieht, stellt sich das Gefühl ein, ein sinnvolles Leben zu führen. Jeder Mensch hat Begabungen, eine Lebensaufgabe und einen Eigenwert. Diese gilt es zu entdecken, zu fördern und sowohl zum eigenen als auch zum Wohle anderer einzusetzen.

Wichtig ist zu erkennen, daß der Lebenssinn nicht in dem Anhäufen materieller Güter besteht. Besonders deutlich wird dies in Amerika, wo es inzwischen sogar eine Depressions-Selbsthilfegruppe für Millionäre gibt. Diese Menschen, die scheinbar alles besitzen und sich leisten können, werden trotzdem von der Depression befallen, sind unglücklich und suchen den Sinn ihres Lebens, nachdem sie erkannt haben, daß Luxus und Geld allein nicht glücklich machen. Materielle Errungenschaften können wohl Ziele sein, jedoch niemals den Sinn ausmachen.

Viele wenden sich auf der Suche nach dem Sinn ihres Lebens dem Esoterischen zu, was grundsätzlich zu begrüßen und hilfreich ist. Allerdings gilt auch hier, wie bei allem im Leben, ein gesundes Maß zu halten. Esoterik und Spiritualität sind weder als eine reine Wissensdisziplin anzusehen, noch legitimieren sie dazu, sich den alltäglichen Pflichten zu entziehen. Sie verlangen auch nicht, Freuden und Genüssen gänzlich zu entsagen, in irgendeinem abgelegenen Ashram zu sitzen und mit verkrampftem Lächeln zwanghaft positiv über alles und jeden zu denken.

Es ist vielmehr eine Seins- oder Lebensweise, die dem Leben seine Ganzheit verleiht, die den Blickwinkel erweitert, die Angst nimmt, das Wissen über die Zusammenhänge des Lebens vermittelt, die den Menschen auf seine Komplexität und seine Verbundenheit mit allem hinweist und ihm seine ureigene Macht und Selbstbestimmung deutlich macht, die alles, was Freude macht, fördert, die aber auch Trauer, Wut und Zweifel zuläßt und, zum Ausdruck gebracht, auch ausheilen läßt.

Das Leben mit all seinen Pflichten und seiner Verantwortung gilt es anzunehmen und in der Umgebung auszuleben, in der wir wohnen und arbeiten. Dies ist nämlich die eigentliche Herausforderung. Als Eremit in den Bergen eine positive und glückliche Lebenseinstellung und Erleuchtung zu finden, ist ein leichtes, hier in der Zivilisation inmitten des Trubels, bei der Arbeit oder in der Schule ist es schon bedeutend schwerer, aber es ist zu schaffen.

Über ein ausreichend geistiges Fundament sollte jeder Mensch verfügen, um ein authentisches, sinnvolles und befriedigendes Leben führen zu können. Jeder Mensch sollte entscheiden, wie er leben will und wie ein ideales Leben für ihn aussieht, und eine Art Maxime, einen ethischen Fixpunkt für sich benennen können. Dann wird er allen Schwierigkeiten trotzen, Krankheiten überwinden und die Erfüllung finden, nach der er letztlich sucht.

Um dies herauszufinden, solltest du dir folgende Fragen stellen:
Gibt es einen Sinn in meinem Leben, der mir Kraft und Energie gibt und mir somit hilft?
Gibt es eine Philosophie, die mir Wissen und Verständnis gibt und mich somit immer auffängt?
Gibt es einen Glauben, der mir Hoffnung und Zuversicht gibt und mich somit immer trägt?

Liebe ich meine Beziehung?
Liebe ich meinen Beruf? Ist seine Ausübung ein Dürfen oder eher ein Müssen?
Liebe ich den Ort, an dem ich lebe?

Was tue ich besonders gern?
Welche Hobbys habe ich, welche Aktivitäten machen mir Spaß?
Wo liegen meine Interessen, meine Begabungen?
Was kann ich besonders gut?
Was wäre ein Herzenswunsch von mir?
Welche Themen, Orte, Personen oder Gegenstände ziehen mich an und interessieren mich?

Versuche einmal, alle diese Fragen für dich zu beantworten. Sei dabei ehrlich und spontan, bemühe dich, aufkommende logische Argumente und Zweifel, die dagegen sprechen, sofort wieder auszublenden und befrage ausschließlich dein Gefühl.

Was auch dabei helfen kann, seinen Wünschen und Plänen für sein Leben auf die Spur zu kommen, ist z. B. eine Science-fiction-Kurzgeschichte über sich zu schreiben. Was würde man sich wünschen zu tun, zu arbeiten, wie soll das Leben dann aussehen, was wäre ein Traum?

Nicht so sehr das Lusterleben, Erfolg, Aussehen oder materielle Güter sollten dabei im Vordergrund stehen, sondern die Entdeckung seines persönlichen Lebenssinns.

Tragfähige Werte und Lebensziele sind bei Depressionen oftmals lebensrettend. Eine persönliche Lebensaufgabe ist bei Depression und Lebensmüdigkeit ein Wert, der eine große Bedeutung für die Selbstachtung und seelische Gesundheit hat. Den Ideen und Vorstellungen sind dabei keine Grenzen gesetzt.

Für manche kann der Lebenssinn darin liegen, kreativ zu sein, z. B. Handarbeit zu machen, zu fotografieren, zu malen oder töpfern, zu schreiben oder zu tanzen, sich für das Glück der Kinder einzusetzen, seinen Garten zu gestalten, seinen alten Job aufzugeben und den Beruf auszuüben, den man schon immer machen wollte, sich einer anderen Religion zuzuwenden, seine Liebe einem Haustier zu schenken oder sich ehrenamtlich zu engagieren.

Insbesondere Ziele, die nicht nur mit sich selbst, der eigenen Person etwas zu tun haben, sondern auch dem Wohle anderer dienen, fördern das Gefühl, in diese Welt eingebunden zu sein, einen nützlichen Beitrag zu leisten und mit dem Ganzen verbunden zu sein.

Also laß deiner Phantasie freien Lauf und notiere dir alles, was dir in den Sinn kommt. All die Dinge, bei denen du merkst, daß sie dir Kraft geben oder ein positives freudiges Bauchgefühl bescheren, sind Signale deiner Seele.

Laß dich auch nicht davon irritieren, daß die Suche nach deinem Lebenssinn ein Weilchen dauern kann. Da es eine elementare Frage des Menschseins ist, kann es etwas Bedenkzeit erfordern. Dann konzentriere dich vorerst auf die Fragen, die du beantworten konntest, und überlege dir anschließend, wie du das Erkannte am besten und schnellsten umsetzen könntest.

Es ist nämlich wie bei allem im Leben: Allein das Wissen und der gute Vorsatz reichen nicht aus, man muß tätig werden und handeln.

Hast du nun also ein bestimmtes Hobby gefunden, eine soziale Einrichtung, bei der du dich engagieren möchtest, eine neue Arbeitsstelle, die dich viel mehr interessiert als deine alte, ein Talent, was du nutzen möchtest, oder eine andere Stadt, in der du dich wohler fühlst, dann geh es ohne Umschweife an, und beginne möglichst gleich mit der Umsetzung. Denke immer daran, daß du dein Leben für dich lebst, nur du mußt damit glücklich werden. Löse dich aus der Fremdbestimmtheit und laß dir von niemandem vorschreiben, wie du zu leben hast, wie dein Leben zu verlaufen hat oder was du zu tun hast.

Das Hinterfragen bringt nicht nur positive Folgen mit sich. Solltest du erkannt haben, daß deine Beziehung dich blockiert, daß viele deiner Freunde dir gar nicht gut tun oder du dich in deinem Beruf aufreibst, dann wage den Schritt und trenne dich davon. Ganz besonders Depressive sollten stets darauf bedacht sein, ihr persönliches Empfinden zu hinterfragen und sich vehement für ihr eigenes Wohlbefinden einsetzen.

Gerade sie müssen lernen, eben nicht zu allem ja zu sagen, um des lieben Friedens willen und aus Angst vor einer Auseinandersetzung. Denn jedes Mal, wenn sich ein depressiver Mensch zurückhält, seine Meinung nicht äußert, seinem Unbehagen nicht Luft macht und etwas tut, von dem er weiß, daß es ihm weder gefällt noch Freude bringt, unterdrückt er weiter sein Ich und verstärkt damit unweigerlich seine Depression. Für ihn ist es von elementarer Bedeutung, seinen persönlichen Daseinssinn zu finden und seiner Berufung nachzukommen. Nur wer wieder Zugang zu seinem Wesenskern findet und seine seelischen Bedürfnisse integriert, wird Heilung erfahren.

Dies gilt für Menschen, die unter Panikattacken leiden, gleichermaßen. Für sie ist die Suche nach dem Lebenssinn deshalb so wichtig, weil mit dem Finden ihres eigenen Sinns automatisch die Urangst, frühzeitig zu sterben, verblaßt. Diese Angst beruht ja letztlich auf dem Empfinden, noch nicht seine Berufung und Erfüllung im Leben gefunden zu haben und mit dem Tod der Möglichkeit beraubt zu werden, diese noch zu finden.

Hast du deine Berufung und eine erfüllende Tätigkeit gefunden, auf die du deine Energie und Aufmerksamkeit richten kannst, dann wird sich auch die Sorge, daß dein Leben ungenutzt und unerfüllt beendet wird, zwangsläufig auflösen.

Zudem wirst du feststellen, daß, sobald du etwas gefunden hast, was dich erfreut und in dem du aufgehst, die Flamme der Begeisterung dir enorme Energie zukommen läßt und deine Vitalkraft ansteigt.

Du bist dann mit dir und deinem Wesen in vollkommener Übereinstimmung, deine Energie fließt wieder, all deine Blockaden und Stauungen werden beseitigt und Wohlbefinden und Gesundheit stellen sich ein.

Deshalb ist so grundlegend für jeden Menschen, sich seines Lebenssinns und seiner Berufung bewußt zu werden und sie anzunehmen.

Achte gut auf diesen Tag
denn er ist das Leben –
das Leben allen Lebens.
In seinem kurzen Ablauf liegt alle Wirklichkeit
und Wahrheit des Daseins,
die Wonne des Wachsens,
die Größe der Tat,
die Herrlichkeit der Kraft –
denn das Gestern ist nichts als ein Traum
und das Morgen – recht gelebt –
macht jedes Gestern
zu einem Traum voller Glück
und jedes Morgen
zu einer Vision der Hoffnung.
Darum achte gut auf diesen Tag!

Zusammenfassung: Finde deinen Lebenssinn

Jeder Mensch hat seinen individuellen Lebenssinn, seine Berufung.

Der Lebenssinn hilft dabei, mit den Schwierigkeiten und Unvollkommenheiten des Lebens besser zurechtzukommen. Das wirkt wie eine Stütze, wie ein Orientierungslicht in schweren Zeiten.

Der Lebenssinn richtet die Aufmerksamkeit immer wieder vom Oberflächlichen und Materiellen auf das eigentlich Wichtige, auf echte Werte und Lebensziele.

Setze dir ein Ziel, das deine größten Talente mit einbezieht.

Suche deinen Lebenssinn im immateriellen Bereich.

Was gibt dir Kraft im Leben? Was gibt dir Hoffnung und Zuversicht? Woran glaubst du?

Liebst du die Dinge in deinem Umfeld – deine Arbeit, deine Beziehung, dein Zuhause?

Was tust du gern, was erfüllt dich? Welche Interessen und Begabungen hast du? Was kannst du besonders gut? Welche Themen, Personen und Orte faszinieren dich?

Was macht dich glücklich und gibt dir Energie?

Hast du Antworten gefunden, dann setze sie ohne zu zögern um. Ändere alles, was dich blockiert und beginne mit dem, was dir Freude und Erfüllung bringt.

In dem Moment, wenn du deine Berufung gefunden hast und Begeisterung verspürst, bist du wieder ganz du selbst. Deine Lebensenergie fließt dann ungestört, und dein Wohlbefinden und deine Gesundheit kehren zurück.

Erkenne deine Ängste und löse sie auf

Geh immer dorthin, wo deine Angst am größten ist, denn da, wo die Angst ist, ist der Weg.

In deinem Herzen jede Antwort liegt – stell dich der Angst und lerne, wie man fliegt!

Angst im positiven Sinne bewahrt uns vor zu großen Risiken, sie ist lebensnotwendig, um nicht mit waghalsigen Aktivitäten unser Dasein in Gefahr zu bringen, und sie verhilft uns im Zustand akuter Bedrohung, ungeheure Kräfte zu mobilisieren, um uns schnell dem Gefahrenmoment zu entziehen.

Bei den meisten Menschen jedoch ist sie übermäßig präsent und hat ihre Persönlichkeit in einem regelrechten Würgegriff, der ihre Lebensqualität erheblich einschränkt. Sie haben vor allem Angst davor, verletzt zu werden, zu versagen, allein, krank oder alt zu sein, etwas zu wagen und letztlich ihre Träume zu erfüllen.

Sie leben ihr Leben nicht mehr intensiv, denn sie könnten ja Gefahr laufen, etwas falsch zu machen oder etwas zu verlieren, und überdies haben sie Angst vor allem Neuen. – Man weiß ja nie, was kommt.

Die schlimmste Angst jedoch ist die Angst vor dem Tod. Sie ist es auch, die alle anderen Ängste forciert und nährt. Denn der Tod ist etwas Unausweichliches, man kann mit ihm nicht verhandeln oder um Aufschub bitten. Sobald er eintritt, ist er ein Fixum mit einem ungewissen Ausgang.

Entscheidend ist, zu erkennen, daß unsere Ängste den Tod nicht aufhalten, sondern vielmehr uns am Leben hindern. Wir sind so sehr mit der Angst und ihren Auswirkungen beschäftigt, daß wir ganz vergessen zu leben. Angst ist ein Schatten, der alles blockiert, unsere Liebe, unsere Gefühle, unser Glück – unser ganzes Sein.

Es ist die Angst selbst, die uns so viel Unglück bringt im Leben, nicht die Dinge, vor denen wir uns fürchten. Die Angst läßt uns ständig mit den Gedanken im Außen verweilen und treibt fortwährend das Karussell im Kopf an. Jeden Tag haben wir Angst davor, was andere Menschen über uns sagen und denken, was sie von uns halten und daß sie uns ablehnen könnten.

Wir können keine fremden Länder bereisen, weil wir Angst vorm Fliegen haben. Wir leben in unglücklichen Beziehungen, weil wir Angst vor der Trennung und dem Alleinsein haben. Wir arbeiten tagtäglich in einem unbefriedigenden Job, weil wir Angst haben, unsere vermeintliche Sicherheit zu verlieren. Wir wagen nichts Neues, weil wir Angst vor der Herausforderung haben, und wir zögern, unser Leben und unsere Gesundheit in die eigenen Hände zu nehmen, weil wir Angst haben vor der Verantwortung und der Veränderung.

Beginnen wir, uns gezielt mit unseren Ängsten zu beschäftigen, drängt sich eine Frage zwangsläufig immer mehr in den Vordergrund:

Wie kann ich lernen, mit der Fragwürdigkeit, Abgründigkeit, Widersprüchlichkeit und Gegensätzlichkeit des Lebens so umzugehen, daß sich daraus keine Ängste mehr bei mir entwickeln? Diese Grundfrage macht auf zwei wichtige existentielle Aspekte des menschlichen Daseins aufmerksam. Zum einen auf den Aspekt der drei Grundängste und zum anderen auf die drei wichtigsten menschlichen Anliegen.

Die drei Grundängste sind:
- die Angst vor dem Tod
- die Angst vor Einsamkeit
- die Angst vor dem Schatten, der Sinnlosigkeit

Diesen drei Ängsten stehen die drei Hauptanliegen des Menschen gegenüber:
- Leben ↔ Tod
- Liebe ↔ Einsamkeit
- Licht und Bewußtsein ↔ Schatten und Sinnlosigkeit

Das Streben nach Leben, Liebe und Licht bzw. Bewußtsein macht die menschliche Existenz aus. Diese drei sind eng mit den Grundängsten verbunden und bedingen sie sogar.

Jeder Mensch befindet sich in irgendeiner Form in einem dreifachen existentiellen Zwiespalt, denn

- hat er Angst vor dem Tod, dann hat er auch Angst vor dem Leben;
- hat er Angst vor der Einsamkeit, dann hat er auch Angst vor der Liebe;
- hat er Angst vor seinem eigenen Schatten, hat er auch Angst, seinem größten Licht zu begegnen.

Es gilt also, sich seinen Ängsten zu stellen, sie so zu integrieren, daß sie das damit verbundene Bestreben unterstützen und nicht behindern.

Leben ↔ Tod

Wenn der Tod verleugnet wird, dann verliert auch das Leben seine Bestimmung. Eine Bejahung des Lebens verlangt immer auch nach einer Bejahung des Todes. Nur in der Auseinandersetzung mit dem Tod bekommt das Leben die Tiefe und Intensität, die es zu dem macht, was es ist. Nur wenn man weiß, was auf dem Spiel steht und sich der Endlichkeit seiner Tage bewußt ist, kann man aus seiner Zeit das beste machen und aus der richtigen Perspektive heraus Entscheidungen treffen, die Erfüllung bringen.

Wenn man es genau betrachtet, so ist der Tod sogar ein stetiger Bestandteil des Lebens, er ist eigentlich immer präsent. Ohne ihn wäre das Leben in der Gegenwart gar nicht möglich, denn um einen Moment zu erleben, bedarf es des Sterbens des vorangegangenen Moments. Das Leben ist eine Aneinanderreihung von Augenblicken, jeder »gestorbene« Augenblick legt den Grundstein für den neuen Augenblick. Für die Menschen kann er so durchaus zum Segen werden, denn mit dem Sterben von schmerzhaften Erinnerungen und Emotionen wird Platz geschaffen für hoffnungsvolle und zuversichtliche Gefühle. Leben ohne Tod ist somit unmöglich, sie bedingen einander und müssen deshalb auch als eine Einheit wahrgenommen und angenommen werden.

Hat der Mensch seine Angst vor dem Tod überwunden, läuft er nicht mehr Gefahr, sich mit übermäßigem Besitz- und Machtstreben, sowie übertriebenem Körperkult illusionäre Sicherheit zu verschaffen. Er lernt, besser mit Verlust umzugehen und verliert damit zwangsläufig seine Angst vor Versagen und Niederlagen.

Ist diese Angst befreit, dann wird er Herr über sein Leben. Nur dann kann er intensiv und kreativ, wagemutig und phantasievoll sein und jeden Moment seines Daseins so bewußt ausleben, daß er ihn bereichert und glücklich macht. Wird dies umgesetzt, fürchtet er auch seinen letzten Gang nicht mehr und kann ihn friedvoll und entspannt beschreiten.

Liebe ↔ Einsamkeit

Zuerst muß jeder Mensch akzeptieren, daß er sich letztlich dem Leben allein stellen muß.

So wie es Hermann Hesse formulierte: »Einsamkeit ist der Weg, auf dem das Schicksal den Menschen zu sich selbst führen will!«

Die Angst vor dem Alleinsein zeigt sich auf vielerlei Weise. Entweder wird sie mit einem übermäßigen Bestreben nach Anerkennung, Beliebtheit und Geltung überspielt oder sie zeigt sich in altruistischer Form, bei der der Mensch in unterwürfiger Anpassung, bindungssüchtig und sich selbst vergessend jeder augenscheinlichen Liebe hinterherläuft. Immer liegt dem unbewußt auch die Angst vor Liebe zugrunde, Angst vor Enttäuschung und Identitätsverlust, Angst davor, seine Schutzmechanismen aufzulösen, seine verletzliche Seele zu zeigen und dann angreifbar zu sein. Dies führt nicht selten zu sozialer Isolation, zu emotionaler Distanziertheit oder zur Bindungsangst. Nur wenn man diese Ängste überwindet und sich vorbehaltlos auf die Liebe zu sich und zu anderen einläßt, hat man eine Chance, die Mauern um sein Herz einzureißen und wieder Zugang zu seinem wahren Selbst, zu seiner Seele zu finden. Insbesondere die Liebe zu sich selbst wird helfen, die Angst vor Einsamkeit zu besiegen, sich im Alleinsein trotzdem sicher und geborgen zu fühlen und beide Seinszustände mit Ruhe und Offenherzigkeit zu erleben.

Licht und Bewußtsein ↔ Schatten und Sinnlosigkeit

»Einen Menschen mit seinen Schatten zu konfrontieren heißt, ihm sein Licht zu zeigen!«

C. G. Jung erkannte, welch Potential für den Menschen in der Auseinandersetzung mit seinem Schatten und in seiner Akzeptanz liegt.

Wird er bewußt wahrgenommen und ins Dasein integriert, dann hat der Mensch den besten Weg gefunden, um Krankheit, Selbstgefälligkeit, falschen Stolz, übermäßigen Rationalismus, Dogmatismus und die Neigung zu Vorurteilen aus seiner Persönlichkeit zu verbannen.

Um sein Licht zu erkennen und es anzunehmen, bedarf es des Annehmens seiner dunklen Seiten, seiner Schwächen und Untugenden, seiner Minderwertigkeitsgefühle und seiner Angst vor Demaskierung. Das heißt auch, das Risiko der Desillusionierung einzugehen.

Befreit man sich von seinen Ängsten, die durch den Schatten genährt werden, findet man zu seinem wahren Ich. Dann ist man der Herausforderung, sein Licht zu leben, überhaupt erst gewachsen und kann aus der Bewältigung seines dunklen Wesensaspektes ungeheure Kraft und Stärke ziehen.

Man erweitert damit sein Bewußtsein, lernt die eigene Existenz besser ins Leben einzugliedern, seine Individualität ins Ganze mit einzubringen und transzendiert somit sein Selbst. Mit diesem Schritt erlischt die Angst vor der Sinnlosigkeit automatisch. Sie macht Platz für Erkenntnis und Einsicht, bei der man nicht mehr nur glaubt und hofft, sondern weiß.

Beschäftige dich eingehend mit diesen Ängsten, mache dir darüber Gedanken und laß dich von ihnen durch deine Seelenlandschaft führen. Mit Hilfe dieses Buches und der darin enthaltenen Anregungen und Methoden bist du für diese Konfrontation gewappnet und kannst dich so selbst zu einem neuen angstfreien Leben geleiten.

Trotz dieser tiefgreifenden Analyse solltest du dich aber auch um deine kleineren Ängste kümmern. Schließlich erschweren sie dir den Alltag und sind auch am leichtesten aufzulösen. Dafür ist es ratsam, jeden Tag einen Schritt in Richtung Angstbewältigung zu unternehmen. Übe dich darin, die kleinen Dinge zu tun, vor denen du dich fürchtest.

Angst hat immer nur dann Macht über dich, wenn du ihr nicht entgegentrittst. Wahre Freiheit wirst du nur dann finden, wenn du die Dinge tust, vor denen du dich im Alltag am meisten fürchtest. Wage es, und du wirst das Leben finden und nicht verlieren.

Natürlich ist dies kein Aufruf zu unüberlegten und halsbrecherischen Stunts, die deine Existenz gefährden. Ich spreche von Alltagsängsten, die man sich anschauen und überwinden soll. Hast du zum Beispiel Angst vor Dunkelheit, dann traue dich doch abends mal vor die Tür und mache mit deinem Partner einen Spaziergang. Hast du Höhenangst, dann beklopfe dich mit Hilfe der MET und versuche danach, dich auf das Einmeterbrett im Schwimmbad zu stellen. Hast du Angst vor bestimmten Tieren, dann suche dir jemand, der sich mit ihnen auskennt und dich behutsam an sie heranführen kann.

Versuche wieder, etwas zu wagen. Mache bewußt das, vor dem du dich scheust – vollbringe kleine Akte des Muts. Mut heißt nicht, keine Angst mehr zu haben, sondern die Angst zu durchleben und gleichzeitig weiter auf die dir wichtigen Ziele hinzuarbeiten.

Bei Angstpatienten ist diese immer wiederkehrende Konfrontation mit seinen Ängsten eine überaus wichtige und unerläßliche Therapiemethode. Betroffene, die unter Panikattacken leiden, haben meist einige spezifische an Situationen oder Orte gebundene Ängste. Jedoch gilt für sie vornehmlich, ihr Augenmerk auf die Grundangst zu legen, die all diesen Ängsten zugrunde liegt. Sie müssen sich eingehend mit der oben beschriebenen Todesangst beschäftigen, da sie sich mit großem Nachdruck in den Vordergrund drängt.

Sie ist es, die einen bei schweren Schüben scheinbar in den Wahnsinn treibt, zumindest schwingt dieses Angstgefühl, verrückt zu werden, oft mit. Man wird der Fähigkeit, klar zu denken und Herr über seinen Verstand zu bleiben, beraubt und verliert sich gefühlsmäßig in einem Wirrwarr von Panik und dem Ringen nach Luft. Es ist, als wenn man in eine bodenlose Tiefe fällt, die einen verschlingt und aus der es kein Entrinnen mehr gibt.

Der Umgang mit dieser Angst gestaltet sich natürlich aufgrund ihrer enormen Stärke und Intensität als sehr schwierig.

Zunächst wäre es hilfreich, wenn du die im Kapitel »Panikattacken« aufgeführten Erklärungen und Ratschläge verinnerlichst. Du mußt dir immer wieder vor Augen führen, daß die körperlichen Symptome vollkommen normal sind, daß das Herz nicht stehenbleibt, daß das Gefühl, zu ersticken, eben nur ein Gefühl und keine physische Tatsache ist und daß man aufgrund dieses Panikgefühls auch nicht verrückt werden kann. Es ist lediglich eine Sinnes- und Nervenüberreizung, die einen so empfinden läßt.

Dann wäre es sinnvoll, sich die wichtigsten Akupressurpunkte für den Notfall zu merken, sich auf die Atmung zu konzentrieren und während der Ruhephasen diese spezielle Angst und das Panikgefühl zu klopfen. Bewährt hat sich auch im Anfangsstadium, ein paar Rescue-Tropfen (Bachblüten) einzunehmen oder mit sportlicher Betätigung dem Fortschreiten des Gefühls vorzubeugen.

In meinem Leben waren diese Schübe mit Abstand das Schlimmste, was ich je erlebt habe. Oft habe ich mich schweißgebadet am Bettlaken festgekrallt und eingewickelt, um mich selbst am Aufstehen zu hindern, denn dann, so war mein Gefühl, würde ich vollkommen die Kontrolle über mich verlieren.

Dieses Empfinden des Kontrollverlusts und der damit verbundenen eingebildeten Gefahr, eine für sein Leben gefährliche Tat zu begehen, war der absolute Alptraum. Aber ich hatte wirklich das Gefühl, ich hätte dann keine Kontrolle mehr über mich. Hinzu kamen die körperlichen Symptome, das Herz raste wie wild und hämmerte so stark in meinem Brustkorb, daß es mir die Luft zum Atmen nahm, was natürlich die Angst, zu ersticken oder am plötzlichen Herzstillstand zu sterben, ins Unerträgliche steigerte.

Die Ängste bei Panikattacken sind durchaus traumatisch, entziehen sich jeglicher Logik und bringen den Betroffenen sowohl physisch als auch psychisch an seine Belastbarkeitsgrenze. Aber sie haben auch etwas Positives, mir jedenfalls haben sie gezeigt, wie sehr ich eigentlich an meinem Leben hänge und welche Kraft ich dabei entwickeln kann, wenn es heißt, darum kämpfen zu müssen. Das war mir zuvor nie so bewußt gewesen.

Aufgrund meiner jahrelangen depressiven Phasen hatte ich ja eine recht nüchterne, um nicht zu sagen äußerst negative Einstellung zum Leben und wäre so manches Mal froh gewesen, wenn ich mich hätte zurückziehen und aus dem Leben irgendwie ausklinken können. Aber durch die Panikattacken empfand ich plötzlich eine vorher nicht gekannte Angst vor dem Verlust meines Lebens. Ich hätte niemals gedacht, daß dieses Leben mir doch so viel bedeutet, und aus diesem Grund waren diese Erfahrungen für mich in gewisser Weise heilsam.

Mit dieser Einsicht war der Weg bereitet, meinen Schatten anzunehmen und ihn durch seine Bearbeitung in einen positiven, stärkenden Aspekt umzuwandeln. Der Grundstein war also gelegt, aus Schatten Licht entstehen zu lassen, Leben und Tod als eine Einheit zu akzeptieren und

Liebe und Einsamkeit gleichermaßen zuzulassen und zu genießen. Nirgends sonst wird die Bedeutung des universellen Gesetzes der Polarität (gut – böse, Leben – Tod, hell – dunkel, heiß – kalt, Liebe – Haß, Vertrauen – Angst) so offenkundig wie bei unseren Ängsten. Und nur bei ihrer Bewältigung wird uns bewußt, wie dieses Gesetz der Polarität erfolgreich angewandt wird. Es gilt nämlich, den Dualismus als einen für unsere materielle Welt existentiellen Aspekt anzunehmen und aus der Erkenntnis der Bedingtheit heraus beide Pole so miteinander zu verbinden, daß sie letztlich wieder zur Einheit gebracht werden.

Zusammenfassung: Erkenne deine Ängste und löse sie auf

Ängste verhindern keine schlimme Erfahrungen oder den Tod, sie hindern uns aber daran, unser Leben zu genießen und voll auszuschöpfen.

Angst blockiert alles – unsere Gefühle, Gedanken, unsere Liebe und unser Glück.

Setze dich mit den drei Grundängsten auseinander: Angst vor dem Tod, Angst vor der Einsamkeit, Angst vor dem eigenen Schatten.

Lerne, diese Ängste zu verstehen, sie anzunehmen und sie zu nutzen, um deinem Leben mehr Tiefe und Erfüllung zu geben.

Versuche, die Zusammenhänge zu verstehen:

Angst vor dem Tod bedeutet auch Angst vor dem Leben,

Angst vor der Einsamkeit bedeutet auch Angst vor der Liebe,

Angst vor deinem Schatten bedeutet auch Angst vor deinem Licht zu haben.

Kümmere dich auch um deine kleinen Ängste. Versuche, jeden Tag einer weiteren kleinen Angst entgegenzutreten und dich ihr zu stellen.

Tue bewußt die Dinge, vor denen du dich im Alltag fürchtest.

Behandle deine Ängste mit MET oder Akupressur.

Klopf dich gesund mit MET – Meridian Energie Technik

Die natürlichen Kräfte sind die Heiler einer Krankheit.
Hippokrates

MET ist eine grandiose Errungenschaft, die sowohl modernes, energetisch psychotherapeutisches, als auch Jahrtausende altes chinesisches Wissen miteinander vereint. Diese Technik beruht auf der Erkenntnis, daß es ein sogenanntes Körpergedächtnis gibt, welches jegliche negativen Empfindungen und Emotionen tief im energetischen Körpersystem abspeichert, die dann als festgefahrenes Reaktionsmuster immer wieder abgerufen werden.

Diese negativen Gefühle, seien es nun Angst, Kummer, Wut, Hoffnungslosigkeit oder Verzweiflung, blockieren den Energiefluß im Körper und verringern bzw. gefährden damit Lebenskraft und Gesundheit. Mit Hilfe von sanftem Beklopfen bestimmter Meridianpunkte können diese belastenden Emotionen endgültig gelöst und durch positive Empfindungen wie Optimismus, Hoffnung, Verständnis, Vertrauen und Freude ersetzt werden.

Zunächst wird das betreffende Problem, Thema oder Gefühl herausgearbeitet und in einer bestimmten Satztechnik formuliert. Dann stimmt sich der Betroffene mental auf die Belastung ein, während die Behandlungspunkte beklopft werden. Die bestehenden energetischen Blockaden werden dadurch aufgehoben und der Energiefluß ausgeglichen und gestärkt. Der US-amerikanische Psychologe Roger Callahan entwickelte in den 1980er Jahren seine Gedankenfeldtherapie.

Sie beruht darauf, daß jede Störung im Gedankenfeld an einen oder mehrere Energiemeridiane gekoppelt ist. Mit Hilfe der Therapie wird nun nicht nur die Blockade im entsprechenden Meridian beseitigt, sondern auch gleichsam das dazugehörige Gedankenfeld »repariert«. Ziel ist nicht, die angstauslösende oder traumatische Situation zu vergessen, sondern ohne jegliche intensive Gefühlsregung an das Erlebnis zurückdenken zu können.

Durch das Beklopfen der Meridiane werden nicht nur Energieblockaden gelöst, sondern das gesamte energetische Bewußtsein des Menschen von einem niedrig schwingenden Zustand – verbunden mit negativen Gefühlen – in einen höher schwingenden Zustand – verbunden mit positiven Gefühlen – transformiert. Dies geschieht, weil die Meridiane als Leitbahnen der Lebensenergie gleichzeitig auch als Träger des Bewußtseins fungieren.

Man erkennt das zumeist daran, daß Betroffene nach dem Beklopfen ihre Probleme und Themen viel bewußter angehen, sie genauer analysieren können und ihre inneren Impulse und Bedürfnisse wieder verstärkt wahrnehmen. Im Gegensatz zu den herkömmlichen Methoden fallen bei der MET langwierige Prozesse des Erinnerns, Bewußtmachens, Verstehens und Durcharbeitens weg.

Statt dessen werden die Störungen im System der Körperenergie gezielt beseitigt, ähnlich wie in der traditionellen chinesischen Medizin. Die in der Psychotherapie zum Teil sehr schmerzhaften und langwierigen Behandlungsphasen, in denen der Betroffene zu dem Ursprung seines Problems geführt wird, sind nicht nur mit einem enormen Zeitaufwand verbunden, sie geben dem Betroffenen auch immer wieder das Gefühl, nur mit Hilfe des Therapeuten eine Aussicht auf Heilung zu haben. Damit verstärken sie wieder das von mir kritisierte Abhängigkeitsempfinden.

Zudem bringen sie den Betroffenen, je nach Stärke des Traumas oder der Angst, nicht selten an seine emotionale Belastbarkeitsgrenze. Viele scheuen aus diesem Grund den Gang zum Therapeuten, einfach aus Angst, noch einmal die quälende Situation durchleben zu müssen. Ein weiteres Manko der Psychotherapie ist der Umgang mit den häufig vorkommenden Symptomverschiebungen, insbesondere im Bereich der Angststörung, Panikattacken und Depressionen.

Im Rahmen einer Therapie wird hier nicht flexibel genug gearbeitet. Ist ein Problem endlich beseitigt, aber folgt dann daraus ein Neues, beginnt wieder ein langer und beschwerlicher Behandlungsweg.

All dies ist mit der MET unnötig. Sie ist viel einfacher, leichter und vor allem schneller in ihrer Wirksamkeit. Insbesondere bei akuten Phasen und Angstschüben eignet sie sich hervorragend als Notfallhilfe.

MET wird erfolgreich bei folgenden Problemen eingesetzt:
- Ängste, Phobien, Panikattacken
- Depressionen
- Traumata
- Süchte
- Allergien
- Streß
- Schlafstörungen
- Belastende Emotionen (Wut, Haß, Zorn, Scham)
- Schmerzen

Die Durchführung der MET ist relativ einfach und für jeden erlernbar und selbst durchführbar. Man geht folgendermaßen vor:
- Herausarbeiten und Formulieren des Problems
- Atemausgleichsübung
- Thymusdrüsenaktivierung
- Heilenden Punkt reiben – Heilenden Satz sprechen
- Beklopfen der Behandlungspunkte
- Handrückenserie
- Überprüfung und Neubestimmung des Problems

1. Herausarbeiten und Formulieren des Problems

Als erstes mußt du genau definieren können, welches Problem das vorrangigste ist. Am besten und wirkungsvollsten ist es, wenn du das entsprechende Thema mit einem Gefühl assoziieren kannst. In unserem speziellen Fall ist natürlich die Erkrankung »Depression« das Problem. Doch gilt es für die Herausarbeitung des heilenden Satzes genau zu hinterfragen, welche Gefühle und Gedanken im Zusammenhang mit der Erkrankung auftauchen. Fühlst du dich resigniert, hoffnungslos, bist du wütend oder denkst du womöglich, daß dir nichts mehr helfen kann. Hast du einige Emotionen und Gedanken gefunden, schreibst du sie am besten auf einen Zettel und suchst dir dann diese aus, die dich am nachdrücklichsten beschäftigen oder belasten und beklopfst sie.

2. Atemausgleichübung

Die Atemausgleichübung dient dazu, die ursprünglich in jedem Menschen vorhandene Plus-Minus-Polung ins Gleichgewicht zu bringen und die rechte und linke Gehirnhälfte zu synchronisieren. Sie ist sehr wichtig für die Wirksamkeit der MET und sollte möglichst nicht übergangen werden.

Dazu setze dich bequem hin.
Strecke deine Beine aus und kreuze das linke über das rechte Bein.
Strecke die Arme aus und kreuze den rechten über den linken.
Drehe die Handflächen zueinander, verschränke die Finger und ziehe die Arme so verschränkt zum Brustbein.
Atme ganz normal und entspannt durch die Nase ein und durch den Mund aus.
Beim Einatmen drücke die Zungenspitze ganz leicht gegen den oberen Gaumen.
Beim Ausatmen laß die Zunge locker fallen und atme ruhig durch den Mund aus. Du kannst dir dabei auch ein beruhigendes Wort wie »Ruhe« oder »Gleichgewicht« vorsagen.

3. Thymusdrüsenaktivierung

Die Thymusdrüse sitzt hinter dem Brustbein, etwa 7 cm unterhalb der Halsgrube. Sie stellt das Zentrum der Lebensenergie dar, ist für die Immunabwehr zuständig und für die Hormonproduktion verantwortlich. Sie gilt als Bindeglied zwischen Körper und Geist und überwacht den gesamten Energiestrom im Körper.
Um die Funktion der Drüse wieder zu verbessern und zu stärken, beklopfst du sie mit allen vier Fingern in einer angenehmen Intensität.
Währenddessen wiederholst du fünf- bis siebenmal den Satz:
»Ich liebe und glaube, ich vertraue, bin dankbar und mutig.«

Wenn es für dich nicht möglich ist, dies auszusprechen, kannst du die Thymusdrüse auch ohne Worte aktivieren. Vielleicht magst du dir dabei vorstellen, daß die mit dem Beklopfen aktivierte Drüse deinen Lebenswillen stärkt und deine Gefühlswelt harmonisieren wird.

4. Heilenden Punkt reiben – Heilenden Satz sprechen

Der »Heilende Punkt« ist ein neurolymphatischer Reflexpunkt, der etwa 10 cm unterhalb des linken Schlüsselbeins über dem Herzen zwischen zweiter und dritter Rippe liegt. Oft stellt man beim Betasten fest, daß dieser Punkt sehr empfindlich ist oder sogar leicht schmerzt.

Er wird mit zwei oder drei Fingern der rechten Hand im Uhrzeigersinn mit kreisenden Bewegungen gerieben, während der zuvor ausgearbeitete heilende Satz dreimal nacheinander gesprochen wird.

Der heilende Satz besteht aus zwei Teilen, dem vorderen Teil, der das Problem, das Gefühl benennt, und dem hinteren Teil, der mit einer positiven Bemerkung den Weg frei macht für Heilung und Auflösung.

In der Formulierung wird deutlich, daß es um den derzeitigen energetisch niedrigen Zustand geht, der aber in einen energetisch höheren Zustand verwandelt wird.

Beispielsätze für unsere Problematik wären:

Obwohl ich in Bezug auf meine Krankheit resigniert habe, liebe und akzeptiere ich mich so, wie ich bin.

Obwohl ich ärgerlich auf mich bin, weil ich diese Krankheit habe, liebe und akzeptiere ich mich so, wie ich bin.

Obwohl ich diese Schuldgefühle habe, daß ich diese Krankheit habe, liebe und akzeptiere ich mich so, wie ich bin.

Obwohl ich diese Wut spüre, liebe und akzeptiere ich mich, so wie ich bin.

Obwohl ich der Überzeugung bin, daß das Leben sinnlos ist, liebe und akzeptiere ich mich so, wie ich bin.

Obwohl ich mich hoffnungslos und müde fühle, liebe und akzeptiere ich mich so, wie ich bin.

Obwohl ich Angst davor habe, bei einer Panikattacke zu sterben, liebe und akzeptiere ich mich so, wie ich bin.

Obwohl ich Angst davor habe, bald wieder eine Panikattacke zu bekommen, liebe und akzeptiere ich mich so, wie ich bin.

Wie du siehst, kannst du jede Angst, jedes schlechte Gefühl, das in dir nagt, in diesen Satz hinein packen und ihn beklopfen. Solltest du jedoch merken, daß bei dir erst einmal ein anderes Grundproblem gelöst werden sollte, dann gilt es, zunächst dieses anzugehen.

Was ich hiermit ansprechen möchte, ist die Frage, ob du es wirklich verdient hast, geheilt zu werden. Viele Erkrankte behaupten nämlich felsenfest, daß sie geheilt werden wollen. Doch insgeheim, oftmals ohne es sich selbst einzugestehen, sind sie – warum auch immer – der Meinung, daß sie die Heilung gar nicht verdienen.

Diese Haltung beruht meist auf Schuldgefühlen oder Selbstvorwürfen, die der Betroffene verinnerlicht hat oder die ihm von anderen Menschen eingeredet wurden. Merkst du auch, daß du diesen Gedanken hegst, dann klopfe bitte zuerst den Satz:

Obwohl ich es nicht verdient habe, meine Depression (Angst, Panikattacken) zu verlieren, liebe und akzeptiere ich mich so, wie ich bin.

5. Beklopfen der Behandlungspunkte

Hast du deinen Heilungssatz dreimal gesprochen und dabei den heilenden Punkt massiert, kannst du mit dem Beklopfen der entsprechenden Punkte beginnen.

Zum Beklopfen nimmst du Zeige- oder Mittelfinger oder beide und klopfst jeden Punkt sieben- bis zehnmal. Die Stärke sollte dabei angenehm sein und nicht wehtun.

Bei jedem Punkt, den du beklopfst, kannst du entweder einen Behandlungssatz sprechen (dieser ergibt sich aus dem heilenden Satz), oder du versuchst, dich so gut du kannst in die Empfindung oder die entsprechende Emotion hineinzufühlen.

Die Reihenfolge ist:
- innere Augenbraue, Nasenwurzel – Blasenmeridian
- äußerer Augenwinkel – Gallenblasenmeridian
- mittig unter dem Auge – Magenmeridian
- Oberlippe – Lenkergefäß
- Kinn – Konzeptionsgefäß
- 2 cm unter dem Schlüsselbein – Nierenmeridian
- direkt mittig unter der Brust – Lebermeridian
- in Brusthöhe unter dem Arm – Milz-Pankreas-Meridian
- am Nagelgrund des Daumens – Lungenmeridian

- am rechten Nagelgrund des Zeigefingers – Dickdarmmeridian
- Fingerkuppe des Mittelfingers – Kreislauf-Sexus-Meridian
- am rechten Nagelgrund des kleinen Fingers – Herzmeridian
- direkt auf der Handkante unterhalb des Kleinen Fingers – Dünndarmmeridian
- höchster Punkt des Kopfes auf dem Scheitel – Lenkergefäß
- beide seitlichen Außenkniepunkte – Verlauf mehrerer Meridiane

6. Handrückenserie

Der zu klopfende Punkt liegt auf dem Handrücken zwischen dem kleinen Finger und Ringfinger in der Grube zwischen den Sehnen. Der dort verlaufende Meridian ist der Dreifache Erwärmer, er ist der Schilddrüse zugeordnet. Die Handrückenserie dient der Verstärkung des Heilungsimpulses und verschafft meist recht schnell Linderung bei akuten Problemen. Der Handrückenpunkt wird ebenfalls in angenehmer Weise geklopft. Dabei tue bitte folgendes:

- Augen schließen
- Augen öffnen, Gesicht zeigt geradeaus
- ohne Kopfbewegung scharf nach rechts unten schauen
- ohne Kopfbewegung scharf nach links unten schauen
- die Augen zweimal im Uhrzeigersinn kreisen lassen
- dann zweimal entgegen dem Uhrzeigersinn kreisen lassen
- dann wieder geradeaus schauen
- laut von 7 bis 1 rückwärts zählen
- irgendein Lied ansummen oder singen (eine Strophe reicht vollkommen aus)
- nochmals von 7 bis 1 rückwärts zählen.

Bei jeder einzelnen Aktivität klopfe deinen Handrückenpunkt etwa sieben bis zehnmal und konzentriere dich weiter auf dein Problem bzw. deine Beschwerden. Sollte danach dein Gefühl oder Problem immer noch vorhanden sein, dann wiederhole den ganzen Vorgang ein weiteres Mal.

Was zu beachten ist:

Der Behandlungssatz sollte so präzise wie möglich das Problem wiedergeben. Es ist also wenig sinnvoll, wenn du einfach nur allgemein deine Angst klopfst oder deine Depression. Du solltest vielmehr genau definieren, wovor du Angst hast und welche Gefühle dich bei deiner Depression am stärksten beschäftigen und belasten.

Ebenso solltest du immer von dem Hier und Jetzt ausgehen, das heißt, es interessiert nicht, was dich vor Monaten bedrückt hat, sondern was dich gerade jetzt beschäftigt, dich grämt oder dir Angst macht.

Empfindest du mehrere Gefühle auf einmal (z. B. Wut und Trauer), dann nimm dir erst das Gefühl vor, was du am stärksten empfindest.

Steht keines mehr im Vordergrund, nimm irgendeins davon und beginne, es zu klopfen. Meist wird dir erst während des Klopfens bewußt, um welches Gefühl es sich genau handelt oder welches intensiver ist.

Sollest du dich in einem Zustand befinden, in dem du gar nicht weißt, welches Gefühl du überhaupt hast, dann klopfe erst einmal dieses Nicht-definieren-Können. Der Satz würde dann lauten:

Obwohl ich überhaupt nicht weiß, was ich im Moment fühlen soll, liebe und akzeptiere ich mich so, wie ich bin.

Erfahrungsgemäß kann man danach eindeutiger die unterschiedlichen Gefühle benennen.

Bei körperlichen Problemen gilt eben Gesagtes genauso, das heißt, man beginnt mit der Beschwerde, die einen im Moment am meisten plagt. Die einzigen Fälle, bei denen es meist schwierig ist, sie mit einem Gefühl in Zusammenhang zu bringen, bilden Glaubenssätze (»Ich schaffe das nie«) oder Überzeugungen (»Das Leben ist schmerzhaft und gemein«). Da reicht es dann aus, wenn nur der entsprechende Satz beklopft wird. Also zum Beispiel:

Obwohl ich glaube, daß das Leben schmerzhaft und gemein ist, liebe und akzeptiere ich mich so, wie ich bin.

Oft passiert es, daß sich während des Klopfens die Thematik ändert oder daß, obwohl erst einige Punkte beklopft wurden, das Problem oder das bedrückende Gefühl verschwunden sind. In diesem Fall brauchst du den Klopfvorgang nicht fortführen, sondern kannst gegebenenfalls mit einem neuen Behandlungssatz weitermachen.

Wenn du bemerkst, daß sich während des Beklopfens das Gefühl verändert oder dir plötzlich ein ganz anderes Problem in den Sinn kommt, dann kannst du entweder mit der neuen Thematik alle Punkte durchklopfen, oder du machst damit einfach ab dem Punkt weiter, an dem du mit dem alten Behandlungssatz aufgehört hast.

Ganz gleich, was auch auftauchen mag, klopfe immer nach der Wichtigkeit, also zuerst das, was für dich gerade im Vordergrund steht, und arbeite dich so durch jedes Thema, das sich dir aufdrängt. Wenn du beim Klopfen das Gefühl hast, einen Punkt auslassen zu müssen oder aber länger als angegeben zu beklopfen, ist das vollkommen in Ordnung. Verlaß dich ganz auf dein Gefühl. Dein Unterbewußtsein wird dich schon richtig leiten.

Ein weiterer sehr wichtiger Aspekt, um Erfolg mit der MET zu haben, ist der nicht zu unterschätzende und von mir schon erwähnte Krankheitsgewinn, den viele Betroffene aus ihrem desolaten Zustand ziehen. Darunter versteht man, daß Erkrankte verschiedene Vorteile genießen, wie z. B. nicht arbeiten zu müssen, bestimmte Aufgaben nicht mehr erledigen zu müssen, mehr Zuwendung und Aufmerksamkeit zu bekommen, bemitleidet zu werden usw.

Hier gilt es, mit sich selbst ganz ehrlich zu sein und wenn nötig diese Einstellung zu beklopfen, da sonst kein wirklicher Heilerfolg erzielt werden kann. Die dafür passenden Sätze könnten wie folgt lauten:

Auch wenn ich nicht alles tue, was notwendig ist, um das Problem zu überwinden, liebe und akzeptiere ich mich so, wie ich bin.

Auch wenn es mir keinen Vorteil bringt, wenn das Problem weggeht, liebe und akzeptiere ich mich so, wie ich bin.

Auch wenn es für mich unmöglich ist, dieses Problem zu überwinden, liebe und akzeptiere ich mich so, wie ich bin.

Auch wenn ich nicht an MET glaube, liebe...

Auch wenn mein Problem viel zu tief sitzt, als daß ich es überwinden kann, liebe...

Auch wenn es ein Risiko für mich bedeutet, dieses Problem zu überwinden, liebe...

Auch wenn ich dieses Problem behalten will, liebe...

Auch wenn es für mich nicht sicher ist, wenn das Problem weggeht, liebe...

Auch wenn ich Angst davor habe, mein Problem zu überwinden, liebe...
Auch wenn sich mein Leben nachhaltig verändern würde, wenn ich dieses Problem verliere, liebe...

Dies sind nur ein paar Beispiele, wie du den Satz formulieren könntest. Wichtig ist, daß du auf die Grundemotion achtest, die bei dir vorherrscht. Ist es mehr die Angst davor, das Problem zu verlieren, oder doch mehr die Skepsis, es überhaupt verlieren zu können, oder sind es Schuldgefühle, die das Loslassen blockieren.

Bei körperlichen Beschwerden ist es unerheblich, welche medizinische Bezeichnung das Krankheitssymptom hat bzw. welches Krankheitsbild dem genau zugrunde liegt. Wir klopfen also nicht unsere Colitis ulcerosa oder die Gastritis, sondern versuchen, den Schmerz so einfach wie möglich zu benennen. Und wir müssen vor allem die Emotionen erkennen, die wir mit dieser Erkrankung verbinden. Ist man also traurig wegen der Beschwerden oder sogar wütend darauf, dann wird vorrangig dieses Gefühl bearbeitet.

Alle Empfindungen, die mit der gesundheitlichen Einschränkung einhergehen, gilt es zu beklopfen, meist lösen sich damit auch die Beschwerden auf. Jeder Erkrankung liegen immer tiefere belastende Emotionen zugrunde. Bei Depression ist es oft unverarbeitete Trauer, bei Verdauungsbeschwerden ist es Angst, bei Gallenblasen- oder Herzbeschwerden der Haß.

Ich möchte noch ein paar Sätze anführen, die als Beispiele gelten und deutlich machen, wie groß die Bandbreite der Formulierungen ist, die man für den Heilenden Satz verwenden kann:

Obwohl ich glaube, daß ich meine Krankheit nicht überwinden kann, liebe...
Obwohl ich glaube, daß meine Krankheit so schwerwiegend ist, daß man sie nicht heilen kann, liebe...
Obwohl ich glaube daß ich mit dieser Krankheit leben muß, liebe...
Obwohl ich glaube, daß ich selber schuld habe, daß ich diese Krankheit habe, liebe...
Obwohl ich glaube, daß ich es nicht ohne Medikamente schaffen kann, meine Krankheit loszuwerden, liebe...
Obwohl ich glaube, daß ich eine genetische Disposition für diese Krankheit habe, liebe...

Obwohl ich die Hoffnung auf Heilung meiner Krankheit schon aufgegeben habe, liebe...
Obwohl ich traurig bin, daß ich diese Krankheit habe, liebe...
Zu beachten ist noch, während des Beklopfens und danach ausreichend Wasser zu trinken, da dies klärend und regulierend wirkt. Außerdem solltest du immer darauf achten, daß die Atmung ruhig und entspannt fließt.

Unwichtig ist, welche Seite des Körpers beklopft wird, man kann sogar während des Klopfvorgangs von einer auf die andere Seite wechseln.

Abschließend möchte ich dir ans Herz legen, falls du die Teilnahme an einem Seminar scheuen solltest, dein Bücherregal mit einem Buch über MET zu vervollständigen. Es gibt viele anschauliche und kompakte Taschenbücher zu diesem Thema, die mit unzähligen Beispielen und Tips die Methode sehr gut nachvollziehbar erklären. Das ist in jedem Fall eine lohnenswerte Ausgabe, da diese Technik wirklich enorm hilfreich ist, insbesondere in akuten Notsituationen. Mir persönlich hat sie von allen Methoden am meisten geholfen und den größten Anteil an meiner Heilung.

Zusammenfassung: Klopf dich gesund mit MET

MET ist eine einfache, schnelle und vollkommen nebenwirkungsfreie Selbsthilfemethode, die jederzeit angewendet werden kann.

Mit Hilfe der MET kannst du alle deine negativen Gefühle, die deine Energie blockieren und damit deine Gesundheit gefährden, auflösen.

Durch das Beklopfen bestimmter Meridianpunkte werden Energieblockaden gelöst, die sich aufgrund zurückliegender Traumata oder sehr emotionaler Erlebnisse mit den damit einhergegangenen Empfindungen gebildet und festgesetzt haben.

Zu Beginn ist es wichtig, genau das aktuelle Thema, Gefühl oder Problem herauszuarbeiten und zu formulieren.

Die Durchführung erfolgt nach dem Schema:

Atemausgleich – Thymusdrüsenaktivierung – Reflexpunkt reiben und Satz sprechen –

Beklopfen der Punkte – Handrückenserie – Überprüfung und ggf. Neubestimmen des Problems.

Ganz wichtig dabei: Immer genau das vorherrschende Gefühl bzw. die Angst definieren.

Nur die Emotion beklopfen, die in diesem Moment belastet und aktuell ist, keine zurückliegenden Empfindungen beklopfen.

Glaubenssätze können auch ohne ein zu benennendes Gefühl beklopft werden.

Setze dich mit deiner eigenen Sterblichkeit und dem Tod auseinander

Mit Menschen, denen ihr eigenes Ich eine Last ist, sollte man nicht über Unsterblichkeit reden.

Eugen Gürster

Depression und Tod haben eine überaus enge Verbindung miteinander. Die Krankheit »Depression« ist der Hauptgrund für Suizid. Etwa zwei Drittel aller begangenen Selbstmorde (2008 waren es in Deutschland insgesamt über 9000!) sind die Folge einer schweren Depression. Schätzungen gehen davon aus, daß pro Tag mindestens zwei Kinder oder Jugendliche versuchen, sich aufgrund schwerer Depressionen das Leben zu nehmen. Zudem zwingt diese Krankheit wie kaum eine andere dazu, sich mit dem Thema Tod und der eigenen Sterblichkeit auseinanderzusetzen.

Allerdings herrschen bei den beiden Krankheitsbildern (Depressionen und Panikattacken) ganz unterschiedliche Vorstellungen im Hinblick auf den Tod vor. Wird bei der Depression der Tod eher als Freund betrachtet, der Erlösung und Erleichterung verspricht und daher oft als einziger Ausweg angesehen wird, dem alltäglichen jämmerlichen Dahinsiechen zu entfliehen, so gilt er bei Panikattacken als schlimmste Bedrohung und größte Angst.

Nähern wir uns dem Thema zuerst beim Krankheitsbild der Depression.

Wer eine schwere Depression durchlebt hat, wird mir recht geben, wenn ich sage, daß der Tod nur eine von Tausenden Arten ist, sein Leben zu verlieren. Meist ist der Zustand, in dem sich Depressive während akuter Phasen befinden, so unsäglich belastend und unerträglich, daß sie zwangsläufig beginnen, sich mit dem Tod als den für sie einzig möglichen Ausweg auseinanderzusetzen.

Da bei diesem Krankheitsbild Hoffnungslosigkeit, Verzweiflung und Negativität die Psyche des Betroffenen bestimmen, sind sie unfähig, andere Lösungen zu finden oder neue ermutigende Wege einzuschlagen. Daher erscheint ihnen der Rückzug aus dem Leben als einzige

Hoffnung auf Besserung des Zustandes. Aus diesem Grund ist die Selbstmordgefahr bei depressiven Menschen so hoch, insbesondere Jugendliche machen mit etwa 16 % einen erschreckend großen Anteil an der Gesamtrate aus. Bei ihnen ist Selbstmord neben Verkehrsunfällen die häufigste Todesursache.

Wenn hier mehr Aufklärungsarbeit geleistet würde, könnte man meiner Meinung nach viele Suizide verhindern. Sowohl das »Nürnberger Bündnis gegen Depression« als auch die »Deutsche Gesellschaft für Suizidprävention« haben in ihren Untersuchungen belegen können, daß Aufklärung und Hilfe die Suizide entscheidend zurückgedrängt haben.

Dabei müßte man inhaltlich bei den grundlegenden Fehlgedanken ansetzen, die zu der Einstellung führen, der Tod bringe Erleichterung und mit ihm würde das Problem gelöst und derjenige von allem Übel befreit sein. Hervorzuheben ist die Auseinandersetzung mit dem Tod über Aufklärung auch deshalb, weil sie meiner Meinung nach nicht nur das einzige Mittel ist, einen Schwerstdepressiven von einem Suizidversuch abzubringen, sondern ihn gleichsam auch dazu bringt, sich mit seinen Gedanken wieder aufs Leben zu konzentrieren.

Wie ich schon im Kapitel »Geist, Seele und Körper – der energetische Mensch« erklärt habe, ist der Mensch ein energetisches Wesen; also unterliegt auch er den Gesetzen der Energie bzw. Physik. Mir geht es hier nicht um eine wissenschaftliche Abhandlung oder um Beweise für ein Leben nach dem Tod. Dazu gibt es genügend interessante Lektüre, die mit dem Irrglauben aufräumt, man hätte nur ein einziges Leben, das in einer Holzkiste und im Verdauungstrakt von Würmern endet.

Eine naturwissenschaftliche Tatsache (Energieerhaltungssatz) ist jedoch, daß sich Energie niemals auflösen bzw. einfach so verschwinden kann. Sie kann sich lediglich verwandeln. Daraus ergibt sich zwangsläufig der Schluß, daß die Energie, die das menschliche Wesen ausmacht, nach seinem Tod auch nicht einfach verpufft. Sie wandelt sich um, will heißen, sie »lebt« weiter, wenn auch in anderer Form. Die Energie von Seele und Geist, die einen Menschen letztlich ausmacht, bleibt bestehen, nur die Hülle wird abgelegt.

Aber nicht nur in der Naturwissenschaft finden wir den Beleg für ein Leben nach dem Tod, auch aus der Sterbeforschung und Reinkarnationstherapie wissen wir um die Tatsache, daß nach dem Tod die Individualität und das Bewußtsein weiter existieren, eben nur ohne körperliches Gewand. Das kommt einem Depressiven im Grunde ganz gelegen, denn nun denkt er sich, da es ja ein Leben nach dem Tod gibt, bestünde die Möglichkeit, das jetzige einfach zu verkürzen, um mit einem Neuanfang im Jenseits endlich die lang ersehnte Ruhe und Schmerzfreiheit zu haben.

Würde man die Menschen über das Jenseits und das Leben nach dem Tod besser aufklären, könnte sich diese fatale Überzeugung nicht so hartnäckig halten. Und es würden sich einige den geplanten Schritt vorher wohl überlegen bzw. den Gedanken daran gleich fallenlassen.

Allen Betroffenen, die sich nach dem Tod sehnen, sei gesagt: Es ist erst einmal **keine** Erlösung, die dann auf uns wartet.

Es ist eine große Illusion anzunehmen, mit dem Tod würde sofort alles besser, man hätte endlich seine Ruhe und könnte in Frieden sein geistiges Dasein verbringen. Da unterliegen die Menschen einem großen Irrtum. Natürlich gibt es keine Bestrafung, kein Jüngstes Gericht und keine Vorhölle. Aber es ist auch nicht (zumindest anfänglich nicht) die friedvolle Ebene, nach der sich so mancher Depressive sehnt.

Ein großer indischer Meister beschrieb den Zustand nach dem Tod wie folgt: »Wenn du gestorben bist, wird alles so weitergehen wie jetzt. Du wirst dasselbe Bewußtsein haben wie jetzt, du wirst alles genauso erleben wie jetzt. Und nicht nur dein Bewußtsein besteht nach dem Tod weiter, sondern auch deine Gewohnheiten.«

Selbstmord löst also keineswegs das Problem.

Man streift damit lediglich den materiellen Körper ab, aber die Probleme bleiben, da sie immer psychischer Natur sind. Auch wenn körperliches Leiden Anlaß zum Selbstmord gibt, gleich welches Gebrechen einen plagt, jedes Leiden ist in letzter Konsequenz ein Ausdruck ungelöster psychischer Konflikte. Da die Psyche aber untrennbar mit der Seele verbunden ist und diese, wie wir bereits wissen, unsterblich ist, unsere Individualität nach dem Tod ausmacht und bestehen bleibt, sind auch die Belastungen und ungelösten Emotionen noch vorhanden. Aus diesem Grund wird nach einem geglückten Selbstmord der Mensch erstaunt feststellen, daß er immer noch die Probleme hat und eben nur keinen Körper mehr.

Entscheidend ist auch, in welchem Zustand sich der Geist des Verstorbenen vor seinem Tod befand. Da der Tod eine Fortsetzung dessen ist, was wir jetzt im Leben sind, und da unsere innere Haltung bestimmt, in welchem Bewußtsein wir uns nach dem Augenblick des Todes wiederfinden, ist es mehr als ratsam, nicht mit Gefühlen wie Wut, Trauer oder Zorn, also emotionaler Verwirrung und Negativität, zu sterben.

Natürlich gibt es im Jenseits die Ebenen, auf denen man vollkommenen Frieden und Erfüllung findet. Zu ihnen erhält man automatisch Zutritt, wenn man nach einem natürlichen Tod – wohl besser aber schon im Leben – für sich behaupten kann, mit seinem Dasein und sich selbst im reinen zu sein. Da dies bei Suizid jedoch unmöglich behauptet werden kann, geschweige denn den Tatsachen entspricht, ist man – ähnlich wie beim Sitzenbleiben in der Schule – gezwungen, sich auf einer Zwischenebene mit seinen Problemen und Blockaden zu beschäftigen, bis man durch Einsicht und Verständnis unter liebevoller Führung weitergehen kann.

Entscheidend ist anzumerken, daß keine dieser Ebenen besser oder schlechter ist. Sie sind vollkommen wertfrei und lediglich dem Entwicklungsstand des Bewußtseins entsprechend als vorübergehender Aufenthaltsort gedacht. Man würde ja auch nie behaupten wollen, daß die 3. Klasse schlechter als die 7. Klasse sei.

Dieses Wissen ist von unschätzbarem Wert, nicht nur für kranke Menschen. Es stellt letztlich auch die einzige Chance dar, den Fokus depressiver Menschen während akuter Episoden wieder auf das Leben auszurichten, da der Tod als Lösung und Ausweg nicht mehr in Betracht kommt.

Auch für mich war dies lebensrettend, da mein Wissen über das Leben nach dem Tod und die Gesetzmäßigkeiten des Jenseits die einzige und, Gott sei Dank, sicherste Barriere darstellte. Ganz gleich, wie tief ich fiel, bewahrte es mich immer vor dem letzten Schritt.

Mit diesem Wissen entzieht sich der Freitod als Alternative nicht nur ganz automatisch, es hat auch als einziges das Potential, den Drang zur Selbstzerstörung zu unterbinden. Die Erkenntnis, daß ihm dieser Ausweg versperrt ist, führt bei dem Betroffenen zum Aufbrechen des

Gefühlsstaus. Alle anderen Überredungsversuche, Gewissensmobilisierungen, Bitten und Drohungen bewirken bei Depressiven in diesem emotionalen Ausnahmezustand rein gar nichts und verhallen wirkungslos. Jetzt versteht der eine oder andere Leser, warum ich eingangs geschrieben habe, daß der Tod durchaus ein Freund des Lebens sein kann und weshalb das Wissen und die Beschäftigung mit ihm so überaus wichtig sind.

Nämlich, um die Erfordernisse des Jenseits zu wissen und mit dieser Erkenntnis im Hintergrund die Anforderungen des Diesseits zu erfüllen. Es bleibt ein Trugschluß, wenn man glaubt, sich dem Leben entziehen zu können – das Wegwerfen des Körpers ist die denkbar schlechteste Lösung.

Hat der Betroffene dies einmal verinnerlicht, ist die größte Gefahr gebannt. Allerdings wird sich an seinem Gemütszustand zunächst nicht viel ändern. Eher im Gegenteil. Er wird wahrscheinlich aus dem deprimierten Zustand direkt in einen zornerfüllten, verbitterten Zustand übergehen, ohnmächtig vor Wut über den nun verwehrten Ausweg und die fehlende Wahlmöglichkeit. Dies ist, so unlogisch es klingen mag, aber der erste Schritt in Richtung Heilung und das beste, was einem Depressiven passieren kann.

Wie wir bereits wissen, hat Depression viel mit nicht ausgelebter Wut und Aggression zu tun, die sich gefährlich aufgestaut hat und durch die Unterdrückung in eben diese Krankheit mündete. Sich selbst sehen die meisten Depressiven als devot, zurückhaltend, kontrolliert oder subtil, sie verdrängen oder wissen gar nicht, auf welchem gefühlsmäßigen Pulverfaß sie sitzen und daß genau darin der Weg zur Heilung besteht.

Sie würden nie ohne weiteres zu einem Gefühlsausbruch neigen, da sie ja im schweren Fall innerlich schon so abgestumpft und emotional taub sind, daß sie keine ihrer Empfindungen mehr registrieren können. Deshalb ist es eine substantielle Maßnahme, den Depressiven dazu zu bringen, wieder Kontakt zu seinen Gefühlen zu bekommen und sie empfinden zu können, auch wenn es anfänglich nur destruktive Gefühle sind. Je intensiver und stärker sie sind, desto heilsamer ist der Durchbruch.

Es ist somit sehr gesund und erwünscht, wenn der Betroffene, durch welchen Auslöser auch immer, gezwungen ist, endlich seine Wut zu empfinden und sie auch auszudrücken lernt. Erfahrungsgemäß ist die einzige Methode, die einen depressiv erkrankten Menschen in Rage bringt, ihm seinen Fluchtweg zu versperren und ihm damit die Möglichkeit auf erneuten Rückzug zu nehmen. Und nichts ist für einen Lebensmüden schlimmer, als akzeptieren zu müssen, daß der Tod nicht als Helfer in Betracht kommt, daß das Leben, egal wie, gelebt werden muß.

Betroffenen und Angehörigen sei an dieser Stelle gesagt, daß da eine gewaltige Bombe platzt. Die freiwerdenden Emotionen sollten dann schnellstmöglich in konstruktive Bahnen gelenkt werden, das heißt, man sollte sich schon vorher überlegen, wie der Betroffene sie am besten ausagieren kann. Manche müssen sich dann mit lautem Schreien Luft machen, auf ein Kissen einschlagen oder einen Sandsack verprügeln.

Bei Panikattacken hingegen liegt der Segen in der Auseinandersetzung mit dem Tod auf einer vollkommen anderen Ebene.

Hier steht mehr die Angst vor dem Tod im Vordergrund, und es gilt, der Verdrängung von Themen wie Sterben, Trauer und Tod ganz bewußt Einhalt zu gebieten und sich gezielt mit diesen Lebensbereichen zu befassen. So angsteinflössend der Gedanke auch sein mag, man muß sich der Tatsache stellen, daß der Tod das einzig Sichere im Leben eines Menschen ist. Er bedroht das Leben nicht von außen, sondern ist ein innerer und wesentlicher Bestandteil des Lebens selbst.

Bei dem heute praktizierten Jugendkult ist die Angst vor dem Alter ins Unermeßliche gestiegen. Tod und Sterben sind nach wie vor Tabuthemen, und die Folgen sind verheerend. Wir leben jeden Tag, als wenn wir noch unendlich viele davon zur Verfügung hätten und verdrängen, daß die imaginäre Sanduhr unaufhörlich rieselt. Insgeheim wird mit jedem Jahr die Angst vor dem Ende größer, jedoch wird sie zumindest anfänglich noch erfolgreich unterdrückt, ebenso wie alle Emotionen, die mit Tod und Sterben in Verbindung stehen.

Ob es nun die Angst vor dem eigenen Tod ist, die Angst vor dem Tod eines geliebten Menschen oder die Trauer nach dem Tod einer nahestehenden Person, wird diese Angst nicht bewältigt und die damit einhergehenden Emotionen nicht ausgelebt und gefühlt, dann stauen sie sich gefährlich auf und bieten einen ausgezeichneten Nährboden, um in eine schwere Depression zu münden. Wir *müssen* uns also mit dem Sterben beschäftigen, und, wie bei allem im Leben, haben wir die Wahl, *wie* wir es tun. Entweder bewußt oder später in der Depression.

Das bedeutet, daß es nicht nur für depressive Menschen, sondern auch für Menschen, die unter Angststörungen leiden, ein Muß ist, sich gründlich mit dem eigenen Sterben und Tod auseinanderzusetzen und sich mittels Aufklärung und verschiedener Hilfsmethoden (MET, Akupressur) dieser Angst zu stellen. Wie bei allen Ängsten, so gilt auch hier die Gesetzmäßigkeit: »Schau dir deine Angst an, beleuchte sie von allen Seiten, und sie wird verschwinden!«

Bei Angst vor dem Tod ist es entscheidend zu wissen, daß es unmöglich ist, ein vollkommenes Leben zu führen, wenn ich vor einer Hälfte des Lebens fliehe. Leben und Tod gehören nun einmal zusammen. Es ist ein immerwährender Rhythmus, dem sich niemand entziehen kann.

Wie schon im Tibetanischen Totenbuch steht: Niemand wird lernen zu leben, der nicht gelernt hat zu sterben.

Gemeint ist damit nichts anderes, als daß sich das Leben dir nur dann in seiner ganzen wundervollen Weise erschließt, daß du nur dann wahre Freiheit und das Gefühl von innerer Ruhe und Frieden finden kannst, wenn du deine Angst vor dem Tod überwunden hast, dein Sterben akzeptieren und es als einen unabdingbaren Teil deines Lebens integrieren kannst. Um dies zu lernen, gibt uns unser Leben immer wieder neue Möglichkeiten. Jede Veränderung, jeder Verlust und jede Krankheit bietet Gelegenheit, sich im Loslassen und Vertrauen zu üben. Jeder Tag bietet die Chance, unsere Wunden zu heilen, mehr Liebe zu empfinden und unser Denken positiv zu beeinflussen und damit unser Leben erfüllend zu gestalten.

Also lies viel und intensiv über den Tod und das Jenseits. Besonders die Bücher von Elisabeth Kübler-Ross möchte ich empfehlen, da sie lehrreich und heilsam zugleich sind. Eigne dir so viel Wissen an wie möglich, damit deine Angst, die nur aufgrund von Unwissenheit existiert, weichen muß. Solange du Angst vor dem Tod hast, hast du auch Angst vor dem Leben, und du wirst es nie richtig und intensiv leben können.

Es gibt nichts, vor dem du dich fürchten müßtest. Du wirst sehen, der Tod ist nicht das große Dunkel. Er ist weder Einsamkeit noch Verurteilen, er ist ein Freund, der dich immer wieder ermahnt, nichts als selbstverständlich zu betrachten, deine Zeit nicht mit hemmenden Ängsten zu vergeuden und jede Sekunde deines Daseins mit Leben zu erfüllen. Das ist nämlich das folgerichtige Ergebnis, wenn du dein Wissen und Bewußtsein bezüglich des Todes erweitert hast und dich deiner Angst stellst. Du wirst dein Leben ganz anders sehen. Dir wird das Geschenk des Lebens erst richtig bewußt. Du wirst klar die Chance, die in jedem neuen Tag steckt, sehen. Und du wirst durch den Drang, deinem Leben einen Sinn zu verleihen, dahin geführt, ein erfülltes und glückliches Dasein zu finden.

Ich kann aus meinen Erfahrungen bei der Sterbebegleitung sagen, daß es zu den schmerzhaftesten Gefühlen am Sterbebett gehört, wenn man bedauern muß, sein Leben nicht nach den höchsten Maßstäben gelebt zu haben. Das Schlimmste ist, mir selbst oder meinem Leben am Ende etwas schuldig geblieben zu sein. Die bittersten Tränen vergießen wir am Ende unserer Tage über das, was wir *nicht* gesagt und was wir *nicht* getan haben.

Wenn der Tod uns erwartet, bedauern wir nicht die Risiken, die wir eingegangen sind. Wir beklagen das, was wir nicht gewagt haben, die Gelegenheiten, die wir versäumt haben, die Träume, die wir uns nicht erfüllt haben.

Also stelle dich deiner Angst, lerne den Tod kennen und beginne aus diesem Wissen heraus und mit dieser Erleichterung, dein Leben selbstbestimmt und respektvoll zu leben. Setze Prioritäten, achte stets darauf, was dir guttut und dich stärkt. Lerne nein zu sagen, höre auf deine Gefühle, übe dich im Loslassen, klammere dich nicht an materielle Werte, strebe danach, deinen Lebenssinn zu verwirklichen, und erfülle dir so viele Träume wie nur möglich. Verlerne bei allem Ernst des Lebens nie das Lachen. Sei öfter wie ein Kind, schwimme auch mal gegen den Strom und weine laut, wenn dir danach ist. Laß dich einfach vom Leben tragen und gib deinen Kontrollzwang auf.

Wenn du dies beherzigst, wird dein Leben zu dem, was es sein sollte: ein wundervoller Prozeß des Entwickelns und Reifens, des Genießens und Seins. Dann kannst du auch dem Tod gelassen entgegentreten. Denn dann wird auch er zu dem, was er sein sollte: ein Eintauchen in wohlige Wärme, mit dem Gefühl, geliebt zu werden und nach Hause zu kommen.

Gedanken über den Tod

Wenn du liebst, dann gib alles, was du hast,
und wenn du deine Grenze erreicht hast –
dann gib noch etwas mehr.
Und vergiß den einhergehenden Schmerz,
denn wenn du deinem Tod gegenüberstehst,
dann zählt nur die Liebe,
die du gegeben und empfangen hast.
Und all das Übrige –
die Leistungen, das Ringen, die Kämpfe –
sie haben keinen Platz in deinen Betrachtungen.
Wenn du von Herzen geliebt hast,
dann wird es die Sache wert gewesen sein.
Die Freude, die Liebe bringt, wird bis zum Ende fortdauern;
doch wenn du nicht von Herzen geliebt hast,
dann wird der Tod immer zu früh kommen…

Elisabeth Kübler-Ross

Zusammenfassung:
Setze dich mit deiner eigenen Sterblichkeit und dem Tod auseinander

Setze dich eingehend mit dem Tod und den Gesetzesmäßigkeiten des Jenseits auseinander.

Der Tod ist kein Problemlöser. Jedes Leiden ist letztlich ein Ausdruck psychischer Konflikte, und da Psyche und Seele untrennbar miteinander verbunden und sie unsterblich sind, bleiben auch alle seelischen Belastungen und ungelösten Emotionen bestehen.

Die Energie von Seele und Geist bleibt auch nach dem Tod bestehen, die Individualität und das Bewußtsein existieren auch nach dem Tod weiter, lediglich die Körperhülle wird abgelegt.

Lasse die Wut zu, wenn du erkennst und einsiehst, daß der Tod als Ausweg nicht in Betracht kommt.

Bei Panikattacken schaue dir genau die Themen Sterben, Tod und Trauer an.

Beschäftige dich mit deinem eigenen Tod und stelle dich ggf. mit Hilfe der MET oder Akupressur deinen Ängsten.

Vergegenwärtige dir, daß der Tod ein fester Bestandteil des Lebens ist.

Übe dich im Loslassen und Vertrauen auf den Lebensfluß.

Werde dir bewußt, wie hilfreich die Anerkennung des Todes als unumstößliche Tatsache sein kann. Schaue, wie du unter Einbeziehung dieses Fakts das beste aus deinem Leben machen kannst und deine Zeit sinnvoll nutzt, wie du Prioritäten setzt und mehr auf dein Wohlbefinden achtest.

Lerne dadurch, dein Leben und jeden neuen Tag wertzuschätzen, indem du sie mit vielen positiven und erfüllenden Momenten anreicherst, deine Träume lebst und deinen Lebenssinn verwirklichst.

Deinen Körper kultivieren

Der menschliche Körper ist ein Wunderwerk der Natur. In seinem Aufbau und seinen Tätigkeiten ist er von unglaublicher Komplexität. Im Laufe eines Lebens schafft er Rekordverdächtiges. Leider messen die meisten Menschen ihm nicht die Aufmerksamkeit bei, die ihm zustehen würde. Sie vernachlässigen ihn oder bemühen sich nur um ihr Äußeres, vergessen dabei aber das Innenleben des Körpers. Alle seine Organe, Knochen, Flüssigkeiten bilden ein extrem erfolgreiches, hart arbeitendes und erstaunliches System, das wir mit aller Macht erhalten, unterstützen und pflegen sollten. Bemühe dich, so gut es geht, auf deine Gesundheit zu achten, deinen Körper wertzuschätzen, ihn als ein einzigartiges Lebensgefährt anzuerkennen.

Um dir das Wunderwerk deutlicher zu machen, habe ich einige Daten und Fakten des menschlichen Körpers zusammengetragen, die seine Unglaublichkeit und seine wundervolle Leistung zum Ausdruck bringen.

Das Herz schlägt 70 bis 200 Mal pro Minute, das heißt, 37 Millionen Mal im Jahr. Es pumpt pro Schlag 70 bis 140 ml Blut, das heißt, etwa 7.000 - 10.000 Liter pro Tag durch den Körper.

Der Mensch besteht aus über 200 Knochen, insgesamt wiegt unser Skelett zirka 12 kg. Der Oberschenkelknochen ist nicht nur der größte Knochen, er hält eine Zug- oder Druckeinwirkung von bis zu 1.700 kg aus.

Wir haben rund 650 Muskeln, davon bewegen wir unsere Augenmuskeln etwa 100.000 Mal pro Tag. Beim Stirnrunzeln brauchen wir rund 40 und beim Lächeln etwa 17 Muskeln.

Die Tagesleistung unserer Muskeln beträgt 3 Megajoule, das entspricht der Arbeit eines Krans der einen 6 t LKW samt Anhänger 50 m hoch hebt.

Wir krabbeln bis zum 2. Lebensjahr rund 150 km.

Unsere Füße tragen uns im Laufe des Lebens insgesamt etwa 100.000 km und sie tragen beim Gehen das Dreifache des Körpergewichts.
Unsere Augenlider schlagen wir im Leben etwa 415 Millionen Mal.
Wir bestehen aus geschätzten 10 bis 100 Billionen Zellen. 90 % unserer Körperzellen werden mindestens einmal im Jahr erneuert. Jede Sekunde baut er 10 bis 50 Millionen Zellen ab. Leberzellen erneuern sich alle 10 bis 15 Tage und Dünndarmzellen sogar alle 30 bis 35 Stunden, rechnerisch sind wir alle sieben Jahre ein neuer Mensch.
Unsere Blutgefäße haben eine Gesamtlänge von rund 100.000 km.
Das Blut benötigt nur ungefähr eine Minute, um den ganzen Körper einmal zu durchfließen.
Nervenimpulse werden mit 0,5 - 120 m/sec weitergeleitet.
Unser Kopfhaar wächst im Leben etwa 50 m, wobei ein Haar maximal sieben Jahre alt wird.
Unsere Nasenhaare wachsen im Leben insgesamt etwa 2 m und die Fingernägel ungefähr 28 m.
Wir produzieren 1 bis 2 l Speichel am Tag, im Leben sind das rund 50 t, und 1 bis 2 l Magensaft.
Die Nieren produzieren 40.000 l Urin im Leben und filtern etwa 150 l Blut pro Tag.
Die Leber bildet während eines Jahres so viele Leberzellen, daß es für rund 18 neue Organe reichen würde, und wenn man einen Lappen entfernt, kann sie sich wieder vollständig regenerieren.
Unser Darm ist 8 bis 12 m lang und hat eine Gesamtfläche von etwa 400 qm. Er verarbeitet im Leben rund 30.000 kg Speisen und 50.000 l Flüssigkeit. 100 Mio. Nervenzellen sitzen im Darm und sind ähnlich wie im Gehirn organisiert, deshalb spricht man auch vom Bauchhirn. 70 % aller Abwehrzellen des Immunsystems sitzen im Darm und etwa 500 Arten von Bakterien und Pilzen bilden die Darmflora.
1 Quadratzentimeter Gesichtshaut enthält 100 Schweiß-, 15 Öl-, 70 Haarbalgdrüsen, Tausende Pigmentzellen, und 1 m Blutgefäße enthält 4 m Nerven und 1,5 m Lymphgefäße.

Dies sind nur einige Beispiele, zu was unser Körper fähig ist, also sollten wir ihm gebührenden Respekt zollen und stets auf sein Wohl bedacht sein. Er besitzt enorme innere Heilkräfte, ist ein homöostatisches System, das heißt, er ist ständig bestrebt, einen Gleichgewichtszustand herzustellen, und er verfügt über äußerst raffinierte Abwehrmechanismen.

Normalerweise könnten ihn weder Gifte noch Erreger wirklich gefährden. Erst wenn über die psychische Steuerung die Abwehrmaßnahmen des Körpers blockiert werden, können äußere Einflüsse ihn schwächen. Also pflege ihn gut und zeige ihm deine Zuneigung. Dies kannst du auch mit einfachen Mitteln tun. Nimm ein entspannendes Bad, gönne dir eine Massage, genieße ein gutes Essen oder entspanne dich einfach nur.

Achte auf deine Atmung

Atem, fürwahr, ist noch wichtiger als Hoffnung. Denn so wie die Speichen des Rades eingefügt sind in der Nabe, so ist dem lebendigen Atem alles eingefügt. Das Leben geht vonstatten durch den Atem, der Atem gibt das Leben.
Chandogya Upanishad (heilige indische Schriften)

Atmen ist das einfachste und günstigste Heilmittel, welches wir uns zunutze machen können, und bei der Schmerz- und Krankheitsbewältigung unser bester Verbündeter. Wie wir atmen hat eine große Wirkung auf unsere Gesundheit und auf Heilungsprozesse aller Art. In unserer heutigen Gesellschaft bleibt uns bei dem Streß und dem Leistungsdruck oftmals im wahrsten Wortsinn die Luft weg.

Die Kinder fangen schon früh an, die falsche Atmung zu forcieren: durch Bewegungsmangel, Unterdrückung ihrer Spontaneität und durch Einengung und Disziplinierung. Später dann wird die Fehlatmung durch den Leistungsdruck, Fortschrittszwang, Reizüberflutung, Dauerstreß und andere Belastungen fortgesetzt. Luft- und Lärmbelastungen zwingen zu Krampfatmung oder schnüren die Atmung ab.

Wichtig ist es auch, den blockierten Gefühlen wieder Freiraum zu geben. Aber durch unsere gesellschaftlichen Strukturen, die auf Beherrschung ausgerichtet sind, ist es vielen unmöglich geworden, herzhaft zu lachen, zu weinen oder zu schreien. Bei der Depression ist es zum Beispiel so, daß sich durch aufgestaute Emotionen, wie Zorn und Wut, die Blockade auch in unserer Atmung festsetzt. In der Regel ist die Einatmung bei hiervon betroffenen Depressiven viel zu kurz und zu schwach, was sich wiederum auch in ihrem Energiepegel bemerkbar macht. Hingegen ist bei Depressiven, die vornehmlich durch Angst, Sorge und Kummer geplagt sind, eher die Ausatmung sehr flach, was zur Folge hat, daß sie nie richtig entgiften.

»Einatmer«, also Menschen, die immer mehr ein- und nur schwach ausatmen, sind von Natur aus hektisch und ruhelos, sie machen sich ständig Sorgen und tun sich schwer damit, auch einmal abzuschalten.

Bei den »Ausatmern«, denjenigen die immer nur kurz Luft holen und dann länger ausatmen, bemerkt man, daß sie oft müde und abgespannt, lustlos und pessimistisch sind. Die meisten Menschen atmen viel zu flach, zu kurz, zu unregelmäßig, und nicht selten halten wir regelrecht vor Hektik die Luft an und hetzen von A nach B.

Wenn man zu flach atmet, ist die Menge des aufgenommenen Sauerstoffs viel niedriger als die Menge des abgegebenen Kohlendioxids. Dadurch sammelt sich das schädliche Kohlendioxid im Körper an, was die Lebensenergie schwächt, zu Schmerzen und vorzeitigem Altern führen kann. Schon der deutsche Arzt Dr. Johannes Ludwig Schmitt meinte: »Wohl und wehe des Leibes ist die Wirkung des Atems.«

Von Natur aus sollte der Mensch voll, rhythmisch, ruhig und fließend atmen. In vielen alten Kulturen (Indien, Japan, China, Tibet) gilt der Atem als ausgesprochen kostbar und als Träger der kosmischen Energie. Ob in der islamischen Mystik, in der Bibel oder bei den Alten Römern und Griechen – überall wird der Atem als lebenswichtig und lebensspendend beschrieben. Wer sich durch Luft ernährt, leuchtet wie Gott und lebt lange, wußte schon Konfuzius. Bei den asiatischen Kampfkünsten und Bewegungslehren Qi Gong oder Tai Chi spielt der Atem daher eine gewichtige Rolle.

Die Lebensenergie, die allem zugrunde liegt, die Grundenergie, sie fließt im Atem. Der Atem ist die Brücke zwischen Körper, Seele und Geist. Daß er nicht nur mit dem Körper, sondern auch mit der Seele und dem Geist eng verbunden ist, macht die Tatsache deutlich, daß der Atem sich nach der augenblicklichen Gefühlslage und Geistesverfassung ausrichtet. Auf der Seelenebene ist es möglich, seine Emotionen durch richtige Atmung in den Griff zu bekommen, zu kontrollieren und sein Leiden zu heilen. Vielen Empfindungen, gegenüber denen man vorher taub war, stellt man sich wieder. Auf geistiger Ebene ist eine deutlich positive Auswirkung richtiger Atmung zu spüren, indem die Konzentrationsfähigkeit und Vitalität zunimmt; man erlangt mehr Gelassenheit, Ausdauer und Kreativität.

Seele und Geist brauchen nämlich Energie für ihre Lebensäußerungen, Willensanstrengungen und Gedankentätigkeit und dafür, Emotionen auszuleben; und der Körper braucht Energie für alle seine Lebensleistungen. Jede der Billionen Körperzellen braucht diese Energie für ihr Wirken und Wachsen. Zur Energieerzeugung aber dient das Atmen bzw. die Zufuhr von Sauerstoff, damit die Nahrung (der Treibstoff) durch den Verbrennungsvorgang in Energie umgewandelt wird.

Der entscheidende Punkt der Atemzentrierung liegt in der Bauchmitte rund 5 cm unterhalb des Nabels (»Hara« oder auch »Dantian« genannt). Dieses Verteilerzentrum steht im Zusammenhang mit unserem Sonnengeflecht oder Solarplexus (Nervengeflecht), der das körperliche, seelische und geistige Gleichgewicht regelt. Wichtig ist vor allem eine gründliche Ausatmung, sie hat deshalb Vorrang, weil sie den Körper entgiftet, entschlackt und entsäuert. Durch sie wird die Anspannung im Gehirn gelöst, und die Nerven beruhigen sich. Hier ist geben seliger denn nehmen. Ausatmen heißt, sich gehenlassen, geschehen zu lassen, sich leeren, sich preisgeben und entgrenzen.

Gerade dies bereitet den meisten Menschen Schwierigkeiten. Wir haben Angst vor der Leere und tun uns schwer mit der Hingabe. Wie schon Karlfried Graf Dürckheim meinte: »Im vollen Ausströmenlassen des Atems bekundet sich das Vertrauen ins Leben.« Genau dies ist es, was nicht nur Depressiven fehlt, sondern vielen Menschen.

Wer dem Einatmen mehr Gewicht verleiht, der ist stärker beeindruckbar, ist leichter zu beeinflussen usw. Aber auch die Einatmung ist nicht zu vernachlässigen, sie ist ein ebenso wichtiger Bestandteil, nur vollzieht sie sich nach einer langen Ausatmung von allein.

Die meisten Menschen haben sich die Hoch- oder Mittelatmung angewöhnt. Bei der Hochatmung oder auch Flachatmung atmet man nur in den oberen Lungenbereich hinein. Damit schwächt der Mensch seine Vitalität und Nervenkraft und begünstigt so Beschwerden wie Migräne, Verstopfung, Schlafstörungen und Verdauungsbeschwerden. Bei der Mittelatmung wird immerhin noch der Brustkorb aktiviert.

Ziel ist es jedoch, die Tiefatmung zu praktizieren, sie bringt die Bauchdecke dazu, sich zu heben und zu senken. Das Zwerchfell ist da von ganz entscheidender Bedeutung. Als kuppelförmige sehnige Muskelplatte trennt sie Brusthöhle und Bauchraum. Sie ist damit gleichsam der Boden der Lunge und die Decke der Eingeweide. Beim Einatmen weicht das Zwerchfell in die Bauchhöhle und überläßt der Lunge den Raum, beim Ausatmen wölbt sich das Zwerchfell nach oben und die Lunge zieht sich zusammen.

Innerhalb dieses Rhythmus erreicht das Zwerchfell einen Bewegungsausschlag von 6 bis 10 cm, was dazu führt, daß die darunterliegenden Organe (Magen, Milz, Bauchspeicheldrüse, Galle und Leber) kräftig gymnastiziert und massiert werden. Magen und Darm werden durch diese Massage stimuliert, was den Verdauungsprozeß fördert, die Leber wird durch die Einatmung sanft ausgedrückt, ebenso wie die große untere Hohlvene, so daß das Blut in Richtung Herz gedrückt und der Abtransport des venösen (verbrauchten, kohlendioxidreichen) Blutes aus dem Bauchraum beschleunigt wird. Außerdem wird durch die Tiefatmung das Gehirn besser durchblutet, was beruhigend auf die Hirnfunktionen wirkt.

Wie schon im Kapitel »Depression« erörtert, sind insbesondere überreizte Hirnareale für die übersteigerten Reaktionen bei Angstzuständen und Depressionen verantwortlich. Das vegetative Nervensystem, bestehend aus Sympathikus und Parasympathikus, wird durch die Tiefatmung besser im Gleichgewicht gehalten. Sie sind beide für die unbewußten Vorgänge im Körper zuständig, wozu Atmung, Blutdruck, Herzschlag, Verdauung, Stoffwechsel usw. gehören. Eine gute Balance ist somit gerade für Menschen, die unter Panikattacken leiden, von großem Nutzen.

Um nun zu erkennen, welcher Atemtyp man ist und wo die eigenen Schwachstellen liegen, ist es notwendig, erst einmal nur seinen Atem wahrzunehmen und nicht auf ihn einzuwirken; einfach nur den Atem fühlen und verfolgen, ihn zulassen und nicht nachhelfen. »Das Spüren der Atmung ist das Fenster, durch das wir klar in die Tiefe unseres eigenen Selbst sehen können«, schrieb der Psychologe John Selby.

Aber nicht nur die Selbstwahrnehmung wird so geschult. Die Übung hilft uns auch, im Augenblick zu sein und nicht gedankenverloren zwischen Vergangenheit und Zukunft hin und her zu pendeln. Zusätzlich erreicht man durch die Atemwahrnehmung, daß sich der Atem nach einer kurzen Zeit wieder selbst ordnet und reguliert und sich damit wieder eine natürliche rhythmische Atmung einstellt.

Alltägliche Gewohnheiten helfen dem Körper auf natürliche Weise, die Atmung zu befreien. Einer dieser natürlichen Impulse ist das – leider oft unterdrückte – herzhafte Gähnen. Damit erfolgt ein kraftvoller

Luftaustausch, der das gestörte Gleichgewicht zwischen Kohlendioxid und Sauerstoff im Blut ordnet, das Gehirn besser durchblutet, Nervosität, Angst, Herzjagen, Schlafstörungen und Kopfschmerzen mildert.

Auch das Seufzen hilft, denn es entlastet das Herz, stimuliert die Atmung und den Kreislauf, lindert niedrigen Blutdruck, Angstzustände, Gastritis, psychosomatische Krankheiten. Es hilft, den inneren Druck abzubauen und bedrückende Emotionen schneller abzuleiten.

Bei den nachfolgenden Übungen sollten einige Regeln beachtet werden, um einen größtmöglichen Effekt zu erzielen:
- Am besten eignet sich eine saubere und ruhige Umgebung und legere Kleidung.
- Die Haltung sollte entspannt sein.
- Möglichst nicht direkt nach dem Essen üben.
- Bei Schnupfen lieber warten, bis er abgeklungen ist.
- Die Übungen immer mit einer gründlichen Ausatmung beginnen.
- Forciere deinen Atem nicht. Laß ihn frei fließen. Beim Einatmen nicht angestrengt dehnen und beim Ausatmen nicht zwanghaft verlängern oder auspressen.

Lautatmung

Eine Methode ist die Lautatmung, entweder mit Vokalen oder Konsonanten. Die Atmung mit Lauten zu verbinden, ist eine der ältesten Methoden. In der westlichen Medizin hat sich erwiesen, daß Töne den Menschen in Schwingung versetzen, die den Frequenzen bestimmter Organe und Körperfunktionen entsprechen. Mit der Lautatmung hat man also eine wirkungsvolle Möglichkeit, erkrankte Körperregionen zu heilen, anzuregen und zu kräftigen.

Beginnen möchte ich mit der Vokalatmung, da Selbstlaute nachgewiesenermaßen die besten Klangträger sind. Wenn man die Töne a, e, i, o, u mit der Ausatmung verbindet, vertieft sich damit unweigerlich auch die Einatmung. Zudem hat jeder Vokal mit seinem Klang eine Auswirkung auf bestimmte körperliche oder emotionale Spannungszustände und Krankheiten.

A = lindert Angst, löst Verkrampfungen und Spannungen, hilft bei Müdigkeit, löst Herzprobleme, Hals und Lungenbeschwerden

E = aktiviert die Schilddrüse und unterstützt damit den Stoffwechsel und die Hormonausschüttung

I = beeinflußt die Hirntätigkeit, wirkt wohltuend auf Nase und Kehle

O = aktiviert die Bauchorgane und das Sonnengeflecht, lindert Verdauungsstörungen und bremst vorzeitiges Altern

U = wirkt beruhigend, krampflösend und entspannend, stärkt die Unterleibsorgane sowie Magen, Milz und Leber

Als zweite Übung gibt es die Konsonantenatmung, wobei die »Zischende Schlange« und die kombinierte Lautatmung des Wortes »OM« am hilfreichsten bei Angst und Depression sind.

F = löst Schleim, Asthma, Bronchitis

M = lindert Schwindel, Reisekrankheit und Übelkeit

N = lindert Nasennebenhöhlenbeschwerden und Schnupfen

ß = (zischende Schlange) therapeutisch wirksam bei Kreislaufproblemen, Depressionen, niedrigem Blutdruck, Schlafstörungen, Willensschwäche, Trägheit, Überanstrengung, Frieren, Schwäche, Apathie

OM = verscheucht Angst, Depressionen, sammelt den Geist

Reinigungsatmung

Atme entspannt ein, dann atme langsam und tief durch das linke Nasenloch aus, während du den rechten Nasenflügel zuhältst. Dann atme wieder durch beide Nasenlöcher ein. Anschließend atme durch das rechte Nasenloch aus, während du den linken Nasenflügel zuhältst. Dann atme wieder durch beide Nasenlöcher ein und auch durch beide aus.

Diese Übung hilft uns dabei, alle Sorgen, Ballast und Ängste loszulassen. Wenn du dir beim Ausatmen gedanklich vorstellst, wie alles Bedrückende, Beängstigende und Krankmachende deinen Körper verläßt, wirst du danach eine Beruhigung und Erleichterung empfinden.

Übung zur Tiefenentspannung
Einatmen, dabei bis 4 zählen.
– Pause –
Ausatmen, dabei bis 4 zählen.

Diese Übung hilft dir bei Schlafstörungen, wenn du Ruhe in deinen Verstand bringen, dich auf das Meditieren vorbereiten oder einfach nur entspannen möchtest.

Übung zur Atemberuhigung
Tief in den Bauch einatmen, dabei bis 5 zählen, kurz innehalten, währenddessen bis 5 zählen, dann ausatmen und auch dabei wieder bis 5 zählen. Dann tue zwei Atemzüge in deinem normalen Rhythmus und wiederhole anschließend die Übung.

Diese Übung ist immer dann besonders gut geeignet, wenn du aufgrund einer Panikattacke, einer angstauslösenden Situation oder aufgrund eines depressiven Schubs verkrampfst, zu schnell oder blockiert atmest. Sie bringt wieder Ruhe in deinen Atemrhythmus und löst so einen wohltuenden Entspannungsimpuls im Körper aus.

Beim Atemtraining ist es wichtig, die Atmung nicht zu forcieren oder stoßartig zu atmen.
   Es gibt viele verschiedene Übungen, die mit der richtigen Atmung zusammen einen enormen Heileffekt erzielen. Zu diesen Übungen schreibe ich im Kapitel »Komm in Bewegung« noch Genaueres.

Zusammenfassung: Achte auf deine Atmung

Deine Atmung sollte immer voll, rhythmisch und fließend sein.

Die Lebensenergie fließt im Atem.

Bei tiefer, gleichmäßiger Atmung wird das Gehirn besser durchblutet, die Hirnareale mehr im Gleichgewicht gehalten und die Hirnfunktionen beruhigt.

Gähnen und Seufzen bauen inneren Druck, Nervosität und Angst ab.

Übe dich in der Atemwahrnehmung; sie unterbricht und beruhigt das Gedankenchaos und hilft dir beim Fokussieren.

Bestimmte Übungen der Tiefenatmung sorgen für Tiefenentspannung und Atemberuhigung.

Die Lautatmung wirkt heilend, lindernd aber auch anregend und stärkend.

Die Reinigungsatmung hilft loszulassen, sie beruhigt und erleichtert.

Hilf dir mit Akupressur

Der gute Arzt tut nichts weiter, als den inneren Arzt zu wecken.
Albert Schweitzer

Diese uralte Heilmethode habe ich leider erst relativ spät für mich entdeckt. Ich sage »leider«, weil sie wirklich eine äußerst wirksame Selbsthilfe darstellt, die sowohl bei Depressionen und den damit einhergehen Emotionen wie Wut, Angst, Zorn, Verbitterung usw. als auch bei Panikattacken sehr gut und schnell Heilung einleitet und die Beschwerden deutlich lindert. Sie läßt sich sehr leicht durchführen und ohne großen Aufwand selbst bei akuten Schüben im Liegen anwenden. Es gibt keinerlei Nebenwirkungen. Vorsicht ist einzig dann geboten, wenn man schwanger ist oder unter einer ernsthaften lebensbedrohlichen Erkrankung leidet. In diesen Fällen sollte man bestimmte Punkte einfach weglassen und dafür andere Punkte stimulieren.

Akupressur ist eine über 5000 Jahre alte chinesische Heilmethode, die sehr erfolgreich auch zur Behandlung seelischer Krankheiten eingesetzt wird. Akupressur wird auch »Heilung durch Berührung« oder »Fingermassage« genannt.

Wie die Akupunktur basiert auch die Akupressur auf einer Stimulierung der Energiebahnen und -punkte im Körper. Sie eignet sich ideal zur Selbstbehandlung, da sie nicht mit Nadeln durchgeführt wird, jedem zugänglich ist, jeder sie sich leisten kann und sie vollkommen frei von Nebenwirkungen ist.

Es werden Muskelverspannungen gelockert, die Durchblutung verbessert, körperliche Schmerzen gelindert, die Immunität gesteigert, die Hormonfunktionen ausgeglichen und die natürlichen Selbstheilungskräfte angeregt. Sie kann sogar die Erinnerung an ein traumatisches Erlebnis wecken, das eine emotionale Wunde hervorgerufen hat.

Im Körper existieren Hunderte Vitalpunkte zwischen Muskeln, Knochen und Sehnen. In fernöstlichen Kulturen sieht man sie als Kreuzungspunkte bestimmter Leitbahnen (Meridiane) an, auf denen die

Lebensenergie fließt. Es ist wie ein gitterartiges Netzwerk, das den Körper durchzieht. Entlang dieser Meridiane und Nebenbahnen gibt es Hunderte von Akupunkten, die auf bioelektrische Impulse im Körper besonders gut reagieren und entsprechend ihrer Zuordnung stimuliert werden können, wobei jeder Punkt einen bestimmten Namen hat.

Es gibt 12 Hauptmeridiane, die symmetrisch auf der rechten und der linken Körperseite entlanglaufen: Herzmeridian, Lungenmeridian, Nierenmeridian, Lebermeridian, Magenmeridian, Milzmeridian, Dickdarmmeridian, Dünndarmmeridian, Perikardmeridian, Dreifacher Erwärmer, Blasenmeridian und Gallenblasenmeridian.

Visuell sind sie zwar nicht nachweisbar, jedoch ist ihre Existenz inzwischen auch seitens der Schulmedizin anerkannt. Sie verbinden die Akupressurpunkte innerlich mit den tiefer liegenden Organen und dehnen sich bis zur Hautoberfläche aus. Durch die Meridiane kann ein Akupunkt bei Druckanwendung einen Heilungsimpuls in einen Bereich des Körpers aussenden, obwohl der Punkt selbst in einem ganz anderen Körperbereich liegt.

Jeder Punkt kann für mehrere emotionale Probleme hilfreich sein. Daher kommen manche der hier aufgeführten Punkte mehrfach vor.

Idealerweise sollte bei einer Akupressurbehandlung ein entspanntes, ruhiges Umfeld gegeben sein. Aber für den Fall, daß Angst oder Panik sich unterwegs bei dir einschleicht, oder wenn du unter Menschen bist, ist es ohne großes Aufsehen möglich, viele der Punkte zu drücken und so schnelle Hilfe zu erfahren.

Am besten und wirkungsvollsten ist es, wenn du die entsprechenden Punkte mehrmals am Tag drückst, besonders dann, wenn es sich um ein chronisches Leiden handelt. Dabei solltest du unbedingt auf die Atmung zu achten. Atme, so gut wie es dir möglich ist, tief in den Bauch hinein, damit sich Verspannungen und emotionale Schmerzen besonders gut lösen.

Bei jeder Akupressur bemühe dich, dein Gewahrsein auf und in deinen Körper zu lenken. Fühle in dich hinein, beobachte deine Gedanken und aufkommende Emotionen, laß zu, was auch immer in dir emporsteigt und versuche zu hinterfragen, was der Schmerz dir mitteilen möchte. Jede Emotion und jeder Gedanke erzeugt spezifische Reaktionen und Befindlichkeiten, die es wahrzunehmen und zuzulassen gilt.

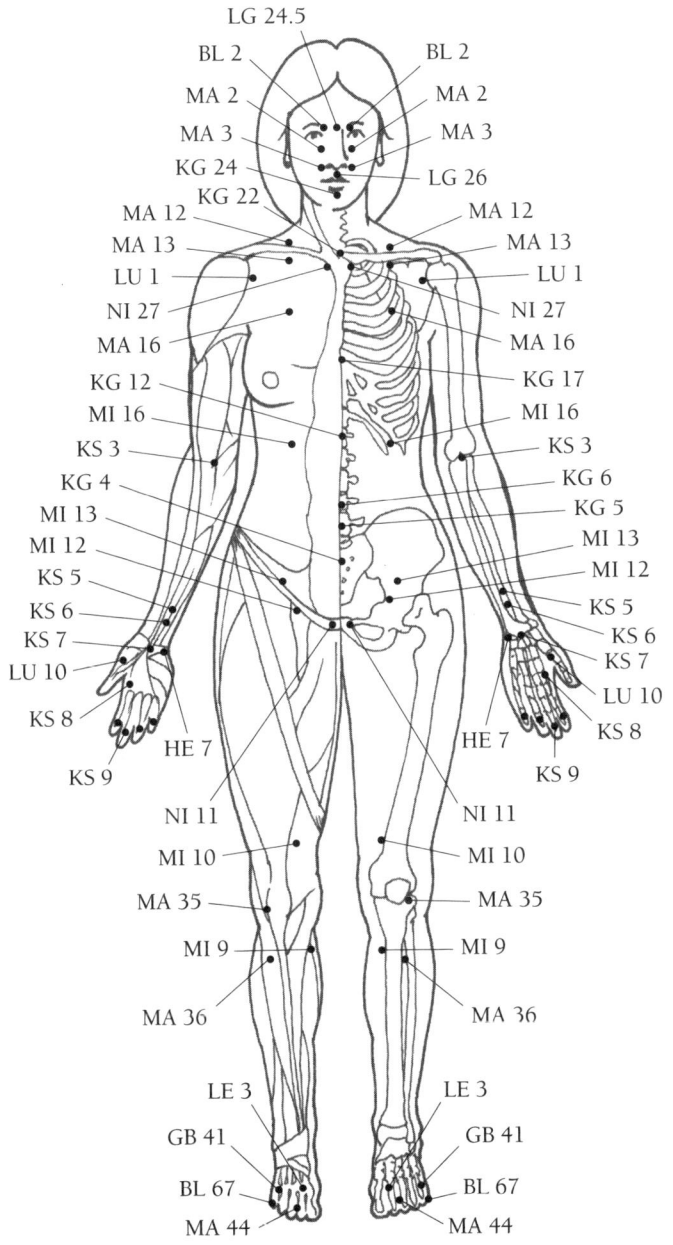

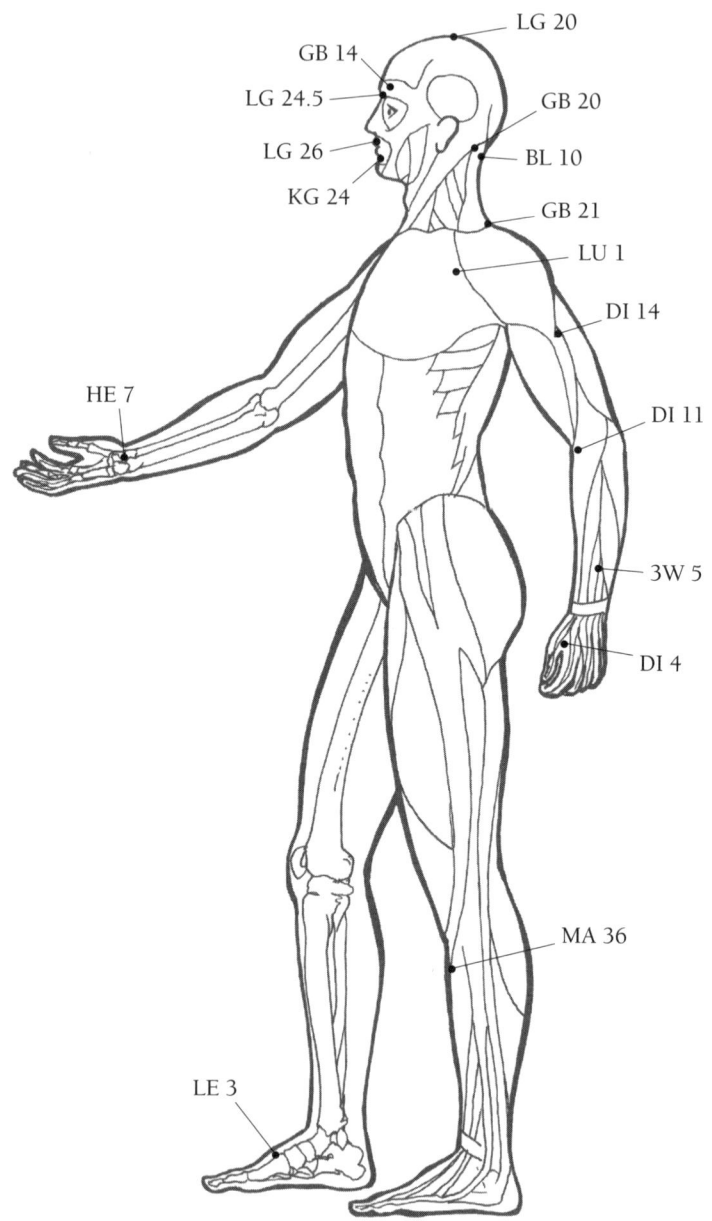

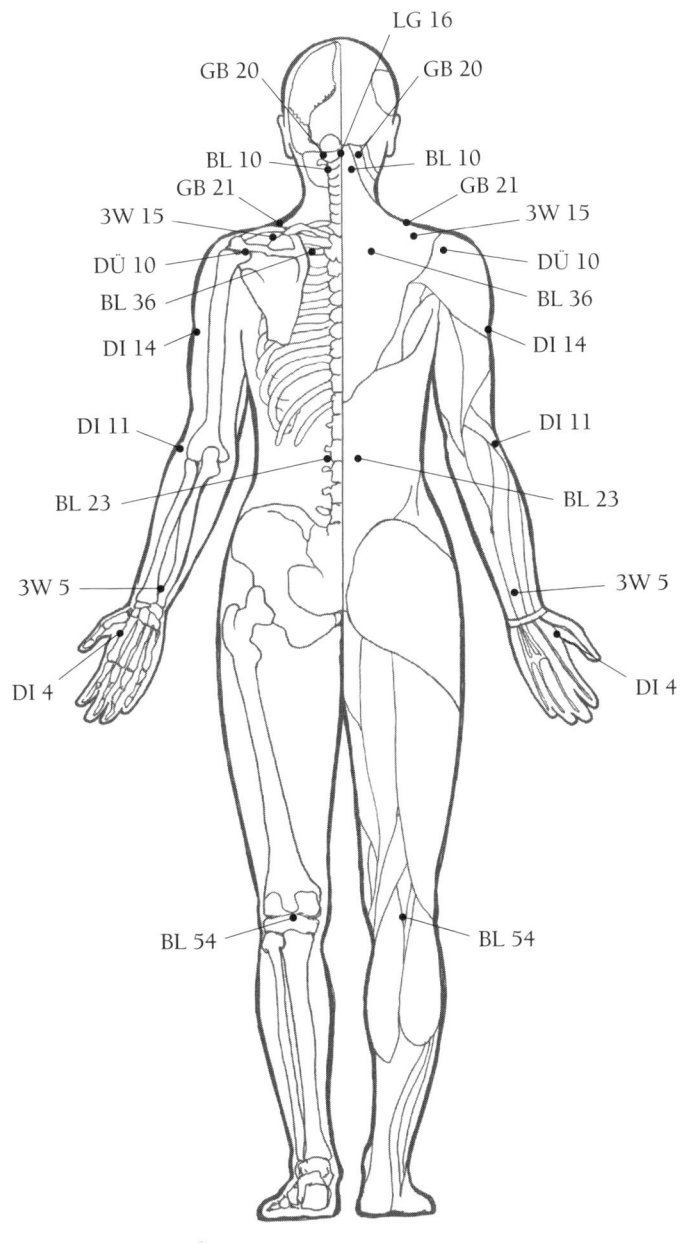

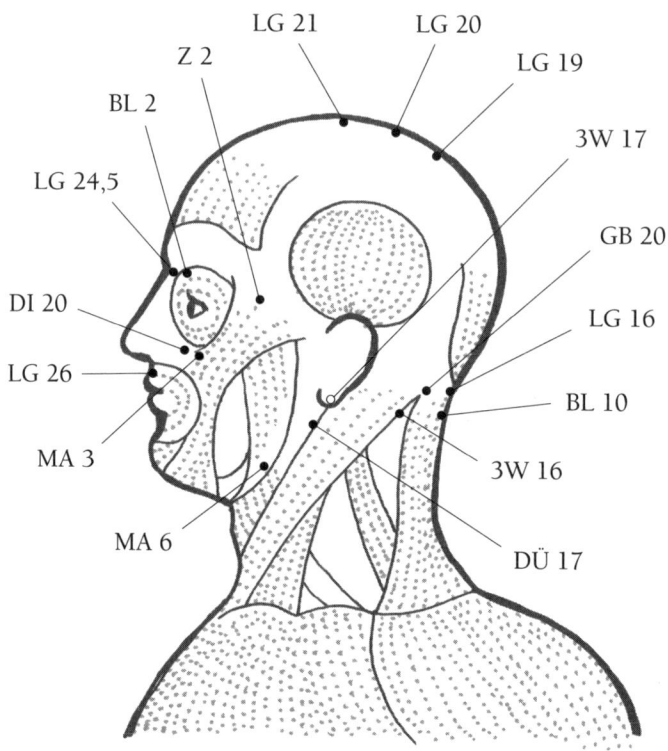

Nachfolgend beschreibe ich die für uns relevanten Punkte und führe sie der Vollständigkeit halber sowohl mit ihrem medizinischen Namen (gemäß dem Standardbezugssystem) als auch ihrem bildhaften Namen an. Zusätzlich erkläre ich, wo genau sie zu finden sind und bei welchen Problemen ihre Stimulation heilend wirkt.

Die Erklärung der Kürzel findest du bei den Tafeln zur Lokalisierung der Punkte.

Die Druckstärke richtet sich ganz nach dem eigenen Empfinden und nach der Lage des Punktes.

Der Druck sollte »angenehm wehtun«, wobei sich der Mittelfinger am besten dazu eignet, da er der längste und kräftigste Finger ist und durch ihn der Kreislaufmeridian fließt. In Bereichen mit viel Muskelmasse läßt sich auch der Daumen einsetzen, da dort ebenfalls ein größerer Druck ausgeübt werden kann.

Im Bauchbereich, an den Waden oder im Gesicht sollte mit leichterem Druck gearbeitet werden, da man dort empfindlicher ist. Halte einen Punkt mindestens 2 bis 3 Minuten lang und nimm deine Druckstärke dann allmählich zurück. Am Schluß berühre den Punkt etwa für 20 Sekunden nur noch leicht.

Auch wenn Emotionen wie Wut, Verlassenheit oder Besorgnis mit dem Krankheitsbild der Depression einhergehen, habe ich die einzelnen Gemütslagen gleichwohl unterteilt, um dem Betroffenen, der seine Gefühlsempfindungen genauer differenzieren kann, eine noch gezieltere Anwendung und damit tiefgreifendere Heilung zu ermöglichen.

Am besten erarbeitest du dir die Punkte und führst die Übungen durch, solange du in einer neutralen Verfassung bist, damit du im akuten Fall schnell und sicher darauf zugreifen kannst.

Beschreibung aller hilfreichen Punkte

LG 24.5 »Drittes Auge« – zwischen den Augenbrauen in der Mulde zwischen Nasenrücken und Stirn
= stimuliert die Hirnanhangdrüse und damit neurochemische Substanzen, beruhigt den Geist, mildert Panik, Angst, Depression, Wut und heilt Traumata

GB 14 »Klarer Geist« – auf der Stirn, ein Fingerbreit über den Augenbrauen in einer Linie mit den Pupillen
= mildert Panikattacken, Angst, Reizbarkeit, Besorgtheit, Traumata, Kopfschmerzen

MA 6 »Kiefernwagen« – auf dem Kaumuskel zwischen Ober- und Unterkiefer
= heilt emotionale Kindheitstraumata, mildert chronische Besorgtheit, Selbstschädigung

MA 3 »Schönheit des Antlitzes« – am unteren Rand des Wangenknochens, in einer Linie mit den Pupillen
= mildert Selbstzweifel, klärt den Geist, löst spirituelle Stagnation

LG 26 »Mitte des Menschen« – auf der Mittellinie des Körpers, zwischen Nase und Oberlippe
= beseitigt Blockaden im Hirn, lindert Ohnmachtsneigung, Schmerzen im unteren Rücken, Schwindel, belebt Stimmungslage, beruhigt nach Trauma, bessert Depression mit unkontrolliertem Weinen

KG 24 »Erhaltende Nahrung« – zwischen Unterlippe und Kinn
= befreit von emotionalen Schmerzen und Traumata, behebt emotionale Taubheit, Stimmungsschwankungen

GB 20 »Tore des Bewußtseins« – in der Vertiefung unterhalb der Schädelbasis, drei Fingerbreit neben der Mittellinie des Körpers
= steuert Entspannung und Durchblutung im Gehirn, verschafft Linderung bei Kopfschmerzen, Nackensteifigkeit, Schlafstörungen und Schwindel, heilt traumatische Erlebnisse, beruhigt Eifersucht, Verbitterung, Reizbarkeit, lindert emotionale Taubheit und Wut

GB 21 »Schulterquelle« – oben auf dem Schultermuskel, zwei Fingerbreit neben dem Nackenansatz
= lockert Muskeln, lindert Erschöpfung, Verspannungen und schlechte Durchblutung, befreit von Belastendem, Trauer, Depression, Angst, Nervosität, Selbstschädigung

DÜ 10 »Schulterblattbeschwerden« – auf dem Rücken in der Vertiefung zwischen Oberarmgelenk und Schulterblatt, 4 bis 5 cm oberhalb der Achselfalte
= reguliert Schmerzen und Durchblutungsstörungen im Arm, hilft bei Verharren in Trauer, Schuldgefühlen, Wut, Verbitterung, Depression, Selbstschädigung

3E 15 »Himmlische Verjüngung« – auf den Schultern, auf halben Weg zwischen Nackenansatz und Außenrand der Schulter, zwei Finger unter der Schulteroberkante
= lindert Schulterschmerzen, Erschöpfung, Nervosität, Lungen- und Hautprobleme, mildert Verbitterung, Selbstschädigung, Wut und Angst

LG 16 »Windvilla« – auf der Mittellinie des Körpers in der breiten Vertiefung unterhalb der Schädelbasis
= entfernt zwanghafte Gedanken, lindert Nacken- und Kopfschmerzen, Schwindel, Schlafstörungen, fördert einen klaren Kopf, mildert Schock und Traumata, Alpträume, Angst, emotionale Taubheit

BL 10 »Himmlische Säule« – ein Daumenbreit unterhalb der Schädelbasis auf den dicken Muskelsträngen, ein Fingerbreit neben der Wirbelsäule
= lindert Schlafstörungen, Burnout-Syndrom, Angespanntheit, Erschöpfung, mildert Angst, Depression, Selbstschädigung, beruhigt die Nerven

MA 36 »Dreimeilenpunkt« – an der Außenseite des Beins, vier Fingerbreit unterhalb des unteren Randes der Kniescheibe
= hilft bei mentaler Verwirrtheit, Selbstzweifeln, sorgenvollen Gedanken, Selbstschädigung, Besorgtheit, Depression, Panikattacken, Selbstwertproblemen, kräftigt Magen, Milz, Nieren und Lunge, lindert Abgespanntheit und chronische Erschöpfung

BL 23 »Meer der Vitalität« – unterer Rücken, 2 Finger breit neben der Wirbelsäule auf Nabelhöhe
= fördert Heilungsprozesse im Körper, löst Angst, emotionale Taubheit, Wut und Depression

MI 16 »Unterleibskummer« – am unteren Rand des Brustkorbs, etwa 1 cm medial der Brustwarzen
= stärkt das Selbstbild, hilft bei Selbstwertproblemen und Machtlosigkeitsgefühl, chronischer Besorgtheit, Schuldgefühlen, Kummer, Trauer, reguliert die Verdauungsorgane

LE 3 »Höchste Flut« – auf dem Fußrücken in der Vertiefung zwischen den Mittelfußknochen vom großen Zeh und zweiten Zeh
= lindert Stauungen, reguliert Leber und Galle, Schlafstörungen, Kopfschmerzen, Seelenheilungspunkt, mildert Reizbarkeit, Verbitterung, Wut, ändert mentale Einstellung

KG 17 »Meer der Ruhe« – in der Vertiefung auf der Mitte des Brustbeins, vier Finger oberhalb seiner Unterkante
= aktiviert die Thymusdrüse, beruhigt und entspannt den Körper, macht den Brustkorb frei, lindert Nervosität, Atembeschwerden, Verspannungen, Schmerzen und Stauungen im Brustkorb, wirkt sehr gut bei Panik, Herzklopfen, Depressionen, Kummer, Trauer, Traumata

MA 12 »Zerbrochene Schale« – oberhalb der Mitte des Schlüsselbeins
= reguliert den Energiefluß durch Hals und Brustkorb, lindert Verspannungen im Brustkorb, Atembeschwerden, Schlafstörungen, fördert emotionale Offenheit, mildert Depressionen, Melancholie, Kummer, Trauer, Verzweiflung

MA 13 »Tür des Chi« – unterhalb der Mitte des Schlüsselbeins
= siehe MA 12

MA 16 »Brustfenster« – unmittelbar oberhalb des Brustgewebes, in einer Linie mit den Brustwarzen
= siehe MA 12 und 13

NI 27 »Elegante Villa« – neben dem Brustbein in den Vertiefungen unterhalb des Schlüsselbeinkopfes
= erschließt Lebensmut, mildert Panik, Depression, Angst, Trauer, emotionale Erschöpfung, lindert Atembeschwerden, Schilddrüsenprobleme

LU 1 »Loslassen« – auf dem oberen äußeren Brustkorbbereich, drei Fingerbreit unterhalb des Schlüsselbeins
= lindert Atemnot, Schmerzen und Verspannungen im Brustkorb, gibt Lebensmut, hilft sehr gut bei Panikattacken, löst Depression, Angst, Trauer, Wut und holt verdrängte Emotionen an die Oberfläche

HE 7 »Tor des Geistes« – auf der Innenseite der Handgelenksfalte unterhalb des kleinen Fingers in der Vertiefung der beiden vorspringenden Knochen
= mildert Angst, Depressionen, chronische Verzweiflung, Schlafstörungen, Engegefühl im Brustraum

KS 3 »Gekrümmter Sumpf« – an der Arminnenseite am unteren Ende der Ellenbogenfalte bei gebeugtem Arm
= bei Ängstlichkeit und Herzklopfen, bei nervösem Magen, reguliert das Herz und harmonisiert die Emotionen

KS 6 »Innere Pforte« – in der Mitte der Innenseite des Unterarms, drei Fingerbreit oberhalb der Handgelenksfalte
= lindert Übelkeit, Angst, rasendes Herzklopfen, harmonisiert das innere Wesen

KS 7 »Großer Hügel« – in der Mitte der inneren Handgelenksfalte
= beruhigt die inneren Organe, lindert Übelkeit, Schwindel, mildert Angst, Wut, Panik und Phobien

KS 9 »Ausgewogene Liebe« – am Nagelgrund des Mittelfingers
= wirkt sofort beruhigend bei Panikattacken, mildert Verbitterung, Wut, Reizbarkeit, Angst, Trauer, Selbstvorwürfe, lindert Schock, Koma und Schüttelkrämpfe

KG 12 »Zentrum der Macht« – auf der Mittellinie des Körpers zwischen Nabel und Brustbein
= löst gespeicherte emotionale Schmerzen, die mit Verlassenheits-, Selbstbewußtseins- oder Abgrenzungsproblemen zu tun haben, lindert Verdauungsstörungen, Streß und Depression

MI 1 »Verborgene Klarheit« – am inneren Nagelgrund des großen Zehs
= reguliert Milz, klärt das Hirn, bringt rasende mentale Aktivität ins Gleichgewicht, mildert Depressionen, Melancholie, Selbstschädigung, Verlassenheitsgefühle, Schlafstörungen

BL 54 »Befehlende Mitte« – in der Mitte der Kniegelenksfalte
= gleicht den Energiefluß durch den Rücken aus, lindert Angst, Unsicherheit, Selbstzweifel

LG 1 »Stärke des Rückgrats« – am unteren Ende des Steißbeins
= reguliert Rücken, Leber und Zwerchfell, lindert Verdauungsstörungen, Wut, Verbitterung, Zorn, emotionale Taubheit, Traumata

LG 20 »Hundert Übereinstimmungen« – am höchsten Punkt des Schädeldachs
= klärt das Gehirn, beruhigt den Geist, mildert Depressionen, Angst, emotionalen Schock und Traumata

DI 14 »Äußere Armknochen« – am äußeren Oberarm nach einem Drittel der Strecke zwischen Schulter und Ellenbogen
= löst Schulterschmerzen, lindert chronische Erschöpfung, Fibromyalgie, Wächter des Lebensmuts, mildert Melancholie, Apathie, Depression

DI 11 »Teich an der Biegung« – am äußeren Ende der Ellenbogenfalte
= beseitigt Blockaden im Dickdarm, wirkt antidepressiv, lindert chronische Erschöpfung, Fibromyalgie, Schwäche, Apathie, Trauer

3E 5 »Äußere Pforte« – zwei Fingerbreit oberhalb der Mitte der Handgelenksfalte auf dem Außenarm zwischen Elle und Speiche
= reguliert den ganzen Körper, kräftigt das Immunsystem, mindert Verletzlichkeit, mildert Depression, Trauer, Rückzug, Kummer

DI 4 »Verbindung mit dem Tal« – zwischen Daumen und Zeigefinger auf dem Handrücken
= bringt Magen und Darm ins Gleichgewicht, Tal der Hoffnung und Lebensmut, mildert Wut, Depression, emotionale Taubheit und Festhalten

Nachfolgend liste ich alle hilfreichen Punkte auf, die bei den jeweiligen Problemen lindernd bzw. heilend wirken. Zusätzlich erkläre ich noch zu den einzelnen Problembereichen einfache und hilfreiche Übungen, die eine sofortige Linderung verschaffen und die Akupressur unterstützen. Viele dieser Übungen tauchen im Kapitel »Komm in Bewegung« wieder auf, da sie zum Teil aus Yoga- oder Qi Gong-Formen bestehen:

Wichtige Punkte bei Angst und Panik

KS 6   KS 7   KS 9   HE 7   KG 17   LU 1   LG 24.5

GB 14   MA 36   BL 10   KS 3

Sollte es dir während einer Panikattacke so schlecht gehen, daß eine Hyperventilation droht, dann bemühe dich unbedingt, tief durch die Nase ein- und auszuatmen.
   Drücke dabei den Punkt KG 17 in der Brustmitte, er wirkt regulierend auf den Atem und behebt eine Hyperventilation sehr schnell.

Wichtige Punkte bei Depressionen

KG 17   LU 1   LG 20   LG 24.5   MA 36   GB 21

BL 10   LG 16

Mit den Fäusten die Nierengegend reiben.

Hand-aufs-Herz-Drehung
Auf dem Rücken liegen, Beine anwinkeln, die Hände übereinander aufs Herz legen und dann den Kopf nach rechts drehen, während die Knie entspannt nach links fallen, während die Knie wieder aufrecht in die Mitte kommen. Einatmen und dann zur anderen Seite; wiederholen.

Oberen Rücken öffnen
Die Beine schulterbreit auseinander, die Knie leicht beugen, die Hände hinter dem Rücken verschränken, dann langsam aus der Taille heraus nach vorn beugen und gleichzeitig die Arme hinter dem Rücken nach oben führen. Die Beine nun durchdrücken, etwa fünfmal tief atmen, dann mit der Ausatmung aufrichten und die Arme entspannt schwingen lassen
   Durch diese Übung werden die Punkte BL 36 bis BL 38 stimuliert.

Fingerhaltung
Umfasse mit der linken Hand den rechten Daumen und drücke ihn fest, danach umfasse den rechten kleinen Finger und drücke ihn ebenfalls fest.
   Dann wechsle und umfasse und drücke den linken Daumen und anschließend den linken kleinen Finger.
   Durch diese Übung werden Punkte aktiviert, die eine bessere Sauerstoffzufuhr bewirken. Der Atem fließt freier und es fällt leichter, Spannungen loszulassen.

Wichtige Punkte bei emotionaler Taubheit
Diese Punkte helfen Menschen, die durch eine traumatische Situation oder ein Schockerlebnis mit ihren Sinnen und Empfindungen so überwältigt wurden, daß der Körper sich aufgrund des übermächtigen Schmerzes völlig verkrampft und die Psyche zum Schutz erst einmal dicht gemacht hat.
   Diese körperliche und emotionale Erstarrung führt dazu, daß der Betroffene sich von seinem Körper abgetrennt fühlt, eine distanzierte Wahrnehmung hat, teilnahmslos gegenüber Außenreizen ist und keinerlei Zugang zu seinen eigenen Gefühlen mehr hat. Aber auch langanhaltende Belastungen, einhergehend mit Streß und unterdrückten Gefühlen, können zur emotionalen Taubheit führen.

GB 21

KG 4 bis KG 14

Sie liegen zwischen dem Ende des Brustkorbs entlang der Mittellinie des Körpers bis vier Fingerbreit unterhalb des Nabels. Akupressiert wird auf dem Rücken liegend, Knie angewinkelt, im Bereich der Magenmitte alle Fingerspitzen auf den Bauch legen und dann auf der Körpermitte bis hinunter ans Schambein mit zunächst schwachem Druck wandern, wobei jede Position etwa fünf Sekunden gehalten werden sollte. Dabei langsam und tief atmen und nach Beendigung der Übung etwa fünf Minuten entspannt liegen bleiben.

WICHTIG: Diese Übung nicht machen, wenn eine Schwangerschaft vorliegt oder du eine lebensbedrohliche Krankheit wie Darmkrebs, Tuberkulose oder Leukämie hast.

Wichtige Punkte bei Besorgtheit und Selbstzweifel
In Verbindung mit dem Krankheitsbild Depression leiden viele Betroffene auch unter ständiger Besorgtheit und unter ihren Selbstzweifeln. Das ständige Nachdenken und zwanghafte Grübeln raubt viel Energie, läßt Kopfschmerzen entstehen und belastet die Milz, die Bauchspeicheldrüse und die Verdauungsorgane.

MI 16   LG 16   LG 20   GB 14   MA 6   KG 17   LU 1

MA 36   BL 10   MA 3   KG 12

Wichtige Punkte bei Trauer

GB 20   GB 21   3E 15   DÜ 11   KG 12   KG 17

MI 10   MA 36   LU 1   KS 2   KS 6   KS 8   KS 9

Wichtige Punkte bei Trauma und posttraumatischen Belastungsstörungen

KG 6   KG 17   LG 26   LG 16   NI 27   MA 12

MA 13   LU 1   NI 26   GB 14   GB 20   GB 21

BL 10   DÜ 10   KS 6   KS 8   KS 9

Wichtige Punkte bei Verlassenheitsgefühlen

NI 27   LU 1   MA 16   KG 17   KG 12   MI 16

Wichtige Punkte bei Wut

LE 3   GB 20   GB 21

KG 12, nur bei leerem Magen und nicht länger als zwei Minuten.

BL 10   BL 23   KS 6   KS 9

Wichtige Punkte bei chronischer Erschöpfung und Fibromyalgie

DI 14   DI 11   NI 27   3E 5   DI 4   MA 36

Wichtige Punkte bei Schlafstörungen
Depressionen haben grundsätzlich Schlafstörungen zur Folge, die sich sowohl als Einschlaf- als auch als Durchschlafstörungen zeigen können. Sehr oft liegen den Schlafstörungen Blockaden in dem entsprechenden Meridian zugrunde.

Ist man z. B. zwischen 23 und 1 Uhr nachts wach und kann nicht schlafen, dann ist dies ein Hinweis auf einen aufgrund einer Enttäuschung blockierten Gallenblasenmeridian.

Wenn man hingegen Wut unterdrückt, dann äußert sich dies in einer Blockade des Lebermeridians, was zu Schlafstörungen zwischen 1 und 3 Uhr nachts führen kann.

Bei nicht erlöster Trauer und einer Loslaßproblematik ist der Lungenmeridian gestört und man kann in der Zeit zwischen 3 und 5 Uhr morgens nicht gut schlafen. (Bei den Uhrzeiten ist zu beachten, daß die Ortszeit maßgeblich ist, die besonders während der Sommerzeit von der Uhrzeit erheblich abweichen kann.)

Solltest du deine Schlafstörungen auf diese Weise genau einordnen können, dann wäre es sehr hilfreich, zu der Akupressur noch die entsprechenden Meridianübungen im Kapitel »Komm in Bewegung« auszuführen. Du wirst deine Schlafstörungen damit sehr schnell beseitigen.

HE 7   BL 10   GB 20   LG 16   KS 6   LG 24.5

KG 17

NI 6 direkt unterhalb der Innenseite des Fußknöchels in der Vertiefung.

BL 62 in der ersten Vertiefung direkt unterhalb der Außenseite des Fußknöchels.

Nach jeder Akupressurbehandlung sollte noch genügend Zeit übrig sein, um sich zu entspannen. Vermeide die sofortige Rückkehr in eine hektische Umgebung, eiskalte Getränke und anstrengende Unternehmungen.

Dadurch hat der Körper die Möglichkeit, sich etwas zu regenerieren, die Impulse zu verarbeiten und sich an den geänderten Energiefluß anzupassen. Am besten ist es, wenn man sich danach ausruht und sich anschließend mit leichten Dehn- und Lockerungsübungen oder einer Fußselbstmassage erdet.

Akupressur ist wirklich eine ausgezeichnete Methode, um seine unterdrückten und aufgestauten Emotionen zu transformieren, seine Ängste aufzulösen und sich von belastenden Symptomen zu befreien. Einerseits wird der Körper dadurch in die Entspannung geführt, andererseits wirkt sie sich positiv auf unseren Geist und unsere Seele aus.

Durch die Beseitigung der Spannungen wird man nicht nur ruhiger und lockerer, man versetzt sich sozusagen selbst in einen erweiterten Bewußtseinszustand, in dem die Trennung von Geist, Seele und Körper aufgehoben ist und damit vollkommene Heilung eintreten kann.

Zusammenfassung: Hilf dir mit Akupressur

Akupressur hilft bei Verspannungen und Schlafstörungen, bei körperlichen und emotionalen Schmerzen, löst unterdrückte Gefühle, lindert Ängste, Sorgen, Trauer, Panik und Erschöpfung.

Sie regt die eigenen Selbstheilungskräfte an.

Sie kann überall angewendet werden und ist auch als Notfallbehandlung sehr geeignet.

Längere Akupressurbehandlungen sollte man am besten in ruhiger Atmosphäre durchführen.

Zu Beginn der Akupressursitzung wählt man die für die eigene Thematik entsprechenden Punkte aus.

Beim Akupressieren ruhig atmen, am besten mit dem Mittelfinger den Druck ausüben und den entsprechenden Punkt 2 bis 3 Minuten lang halten, danach den Druck langsam lösen.

Nach der Akupressur verbleibt man einige Momente in der Entspannung und nimmt langsam seine Alltagsaktivitäten wieder auf.

Komm in Bewegung

Sportliche Betätigung ist einer der Grundpfeiler, auf denen mein Heilsystem aufbaut. Wie ärztliche Untersuchungen belegen, hat körperliche Aktivität einen enormen Einfluß sowohl auf das allgemeine Wohlbefinden als auch speziell auf neurobiologische Vorgänge im Körper, insbesondere auf die Ausschüttung und Resorption der Neurotransmitter. Je nachdem, wie intensiv man Sport treibt, kann durchaus ein Effekt erzielt werden, der jedes Antidepressivum überflüssig macht.

Sich aktiv, bewußt und regelmäßig zu bewegen ist unerläßlich – bei vorhandener Gesundheit, um sein Wohlbefinden zu steigern und zu stabilisieren, genauso wie bei Krankheit, um schneller einen Heilerfolg zu erzielen und Beschwerden zu lindern.

Durch sportliche Aktivität läßt die Anspannung in der Skelettmuskulatur nach, die Hormone Adrenalin und Thyroxin werden schneller abgebaut und die Sauerstoffversorgung verbessert sowie die Ausschüttung von Endorphinen erhöht. Der Säuregehalt nimmt ab, der Kreislauf wird gestärkt, der Blutdruck gesenkt, und die Verdauung und der Blutzuckerspiegel regulieren sich.

Auch hier wird wieder das Zusammenspiel von Körper, Seele und Geist deutlich, denn fehlende Flexibilität auf seelisch-geistiger Ebene bedeutet auch immer fehlende Flexibilität auf körperlicher Ebene. Zudem gehen mit der Depression oder Angstattacken viele Beschwerden einher, denen man mit gezielter Bewegung entgegenwirken und so für sich wieder mehr Lebensqualität erreichen kann.

Typische Beschwerden dieser Art sind Nacken- und Rückenschmerzen, die durch Verspannungen und Wirbelverschiebungen ausgelöst werden, Kopfschmerzen, Schmerzen im Brustkorb, das Schulter-Arm-Syndrom, um nur einige zu nennen. Traumata, emotionaler Schmerz, erschütternde Erinnerungen, langwährende Niedergeschlagenheit, Bedrücktheit und Kummer speichert der Körper meist in den Muskeln ab, normalerweise in denen des Rückens. Deshalb leiden viele Angstpatienten und Depressive unter sehr schmerzhaften chronischen Verspannungen und knötchenartigen Verhärtungen zwischen den Schulterblättern.

Aber auch das Skelett ist von diesen seelischen Wunden betroffen. Nehmen wir als Beispiel unsere Wirbelsäule. Sie ist weit mehr als eine Aneinanderreihung von Knochen, sie ist unsere Stütze, gibt dem Menschen Halt und ermöglicht erst die Aufrichtung und Fortbewegung, all dies auch im übertragenen Sinne. Sie steuert die gesamte körperliche Funktionalität. In ihr verläuft das Rückenmark und damit zahlreiche Nervenbahnen, die an den Wirbeln austreten und so die Nervenversorgung der einzelnen Organe gewährleisten. Bei Störungen in bestimmten Wirbelabschnitten kommt es auch zu Versorgungsproblemen in den damit verbundenen Zentren.

Da unsere Wirbelsäule und die einzelnen Wirbel, wie alles im Körper, auch mit der Psyche eng verknüpft und demnach auch an Emotionen und unsere Lebenseinstellung gekoppelt sind, kann man sehr gut nachvollziehen, warum so viele Menschen mit Rückenschmerzen durch ihr Leben gehen. Rückenschmerzen deuten nämlich nicht nur auf verrenkte Wirbel, sondern auch auf eine »verrenkte« Psyche hin. Jedwede Einstellung, Angst und seelische Erschütterung findet ihre Resonanz in dem ihr entsprechenden Wirbelbereich.

Diese Beeinflussung geschieht auf mehreren Wegen. Mit unserem Denken und unserer Einstellung senden wir Informationen in unsere Zellen, sowohl mit Hilfe der Biophotonen als auch mit unserer Körperflüssigkeit, die hauptsächlich aus Wasser besteht. Da Wasser ein perfektes Speichermedium ist, wie wir bereits durch das Wasserexperiment Emotos im Kapitel »Ändere deine Denkweise« erfahren haben, ist es nur logisch, daß jeder Gedanke und jedes Gefühl als entsprechende Information in jeden Winkel unseres Körpers gelangt und dort dann die entsprechende Reaktion auslöst.

Für die Wirbelsäule ist dies insofern bedeutsam, weil sie eine Schlüsselfunktion aufgrund der komplexen Vernetzung der Nerven mit den gesamten inneren Organen innehat und außerdem selbst in hohem Maße mit diesen Informationen »gefüttert« wird (allein die Bandscheiben bestehen zu 80 % aus Wasser).

Macht man sich die Mühe und arbeitet an seinen Ängsten und ändert seine Denkweise, wird man feststellen, daß sich nicht nur die Wirbelsäulenprobleme oft von selbst lösen und die Schmerzen damit automatisch verschwinden. So wie die Wirbelsäule sind auch alle anderen Bereiche unseres Körpers mit unserem Denken und unserer Einstellung verbunden.

Stehen die Arme dafür, die gemachten Erfahrungen festzuhalten, die Beine für unser Voranschreiten in die Zukunft, so zeigen unsere Gelenke, wie wir mit Richtungsänderungen im Leben klarkommen, und unsere Schultern tragen die Last unserer Einstellung. Dies läßt sich auf alle Körperteile übertragen.

Nicht nur das Skelettsystem unterliegt dieser Synergetik, auch unsere inneren Organe sind mit unserer Persönlichkeit, unserer Seele und unserem Geist verbunden, jede Zelle ist es. Dieses komplexe Zusammenspiel macht es möglich, nicht nur über die Änderung des eigenen Wesens und seiner Gedanken Einfluß auf seinen Körper zu nehmen, sondern auch umgekehrt. Behandelst du deinen Körper pfleglich, achtest und förderst du ihn, dann hat dies unweigerlich auch einen entsprechend positiven Einfluß auf dein Seelenleben.

Unser Körper ist letztlich nichts anderes als verdichtete Energie. Energie hat nur dann einen Einfluß auf etwas, wenn sie fließt. Energie ist Leben, ist Fließen. Jegliche Stagnation und Stauung bedeutet Störung des Systems, Krankheit und Disharmonie. Deshalb ist Bewegung so wichtig, denn auch sie steht für Fließen und Lebendigkeit.

Mit nachfolgenden Übungen kannst du auf deinen körperlichen Zustand stabilisierend einwirken, schneller die erforderlichen Korrekturen vornehmen und dich so von deinen Schmerzen und Blockaden befreien. Man braucht sich nicht gleich im nächsten Fitneßstudio anzumelden, wozu viele Depressive ja sowieso keinen Antrieb haben.

Hier muß jeder für sich entscheiden, welcher Weg für ihn der richtige ist. Manche trainieren lieber in der Gruppe und brauchen feste Termine und den Austausch mit anderen. Viele aber möchten lieber für sich zuhause üben, ohne festen Zeitpunkt und Gruppenzwang. Jeder Weg ist vollkommen in Ordnung. Hauptsache ist, daß man sich überhaupt durchringt und auch konsequent dabeibleibt. Für alle, die lieber alleine trainieren, gibt es unzählige Möglichkeiten, die verschiedensten Programme und Sportarten kennenzulernen. Entweder besorgt man sich Übungs-DVDs oder -videos, die meist sehr anschaulich eine genaue

Anleitung geben, oder ein gut illustriertes Buch, anhand dessen man ebenfalls seine Übungen auswählen und erlernen kann.

Wichtig ist, daß man sich erst einmal Gedanken darüber macht, welche Sportart einem Spaß machen könnte und welche Übungen notwendig sind, um die jeweils vorhandenen Beschwerden zu lindern. Bewährt haben sich besonders asiatische Bewegungskünste wie Tai Chi oder Qi Gong, Yoga, ebenso Schwimmen, Walken usw.

Wem das zu Beginn alles zuviel ist, der kann auch gern damit anfangen, täglich ein bestimmtes Pensum am Tag spazierenzugehen, möglichst in einem zügigen Schritt. Auch diese anscheinend einfache Tätigkeit kann bereits sehr viel bewirken. Jede Aktivität, die Bewegung und vor allem Freude bringt, ist heilsam und förderlich, egal ob es nun Golf spielen ist, tanzen gehen, wandern oder Kampfkunst.

Bei Depressionen und Panikattacken haben sich meiner Erfahrung nach Übungen bewährt, die viel Aktivität erfordern und zum Abbau von unterdrückten Emotionen beitragen, die durch den Heilungsverlauf hervortreten, aber auch dem Körper Entspannung und Ruhe bringen.

Natürlich hat hier Vorrang, was einem am meisten Spaß macht, weshalb ich keine bestimmten Übungen zwingend vorgeben will. Ich führe hier nur Übungen auf, die mir persönlich sehr gut geholfen haben und die ich auch etwas unsportlicheren Lesern empfehlen kann. Insbesondere die Yogaübungen sind ohne Schwierigkeiten von jedem nachzumachen, und es besteht keine Gefahr, sich dabei zu verknoten. Mit etwas Training wird man sowieso feststellen, daß sich die bisherige anfängliche Steifheit rasch bessert und man von Mal zu Mal dehnbarer wird.

Bei allen Übungen ist es wichtig, sich nicht zu überfordern und bis zur Schmerzgrenze zu trainieren. Vom anfänglichen Muskelkater allerdings solltest du dich nicht abschrecken lassen, sondern trotzdem dein Programm am nächsten Tag fortführen. Du wirst merken, daß damit die Muskelschmerzen auch viel schneller abklingen.

Es ist kein großer zeitlicher Aufwand vonnöten und außer einer Yogamatte und legerer Kleidung nichts weiter anzuschaffen. Natürlich sollte man nicht mit vollem Magen trainieren, am besten ist es, bis mindestens eine Stunde nach dem Essen keiner sportlichen Betätigung nachzugehen.

Folgende Yoga- und Dehnübungen eignen sich besonders gut, um körperlich wieder flexibler zu werden, den Meridianfluß anzuregen und Entspannung zu bringen. Sie sind sehr einfach auszuführen und haben, wie ich selbst festgestellt habe, eine sehr positive Wirkung auf das Allgemeinbefinden, auf die Beweglichkeit und auch auf die Krankheitssymptome. Wissenschaftliche Studien haben inzwischen erwiesen, daß nach dem Praktizieren von Yoga, die Bildung der Transmitter im Zentralnervensystem wie GABA (Gamma-Aminobuttersäure), die als Botenstoff ähnlich wie Tryptophan (Vorläufer von Serotonin) wirkt, im Gehirn zunimmt.

Yoga-Übungen

Sonnengruß
Beugt Müdigkeit und Erschöpfung vor, stärkt das Immunsystem, das Herz und den Kreislauf, kurbelt die Verdauung an, korrigiert eine Fehlhaltung, lindert Wirbelsäulenbeschwerden, Nervosität, innere Unruhe

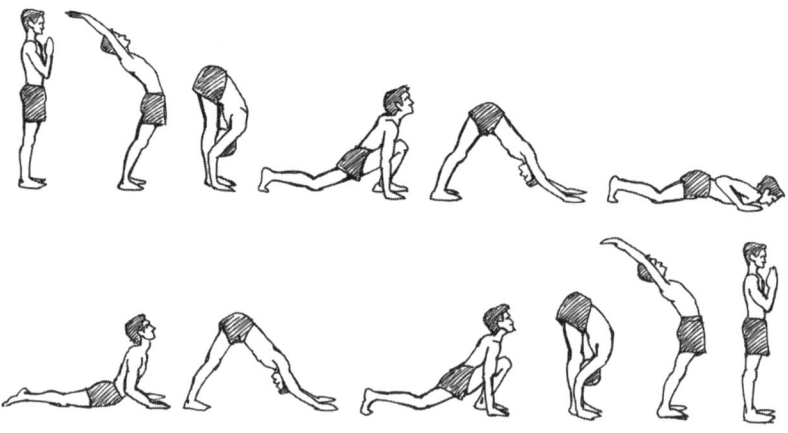

Baum
Hilft, sich zu verwurzeln und mit der Energie der Erde zu verbinden

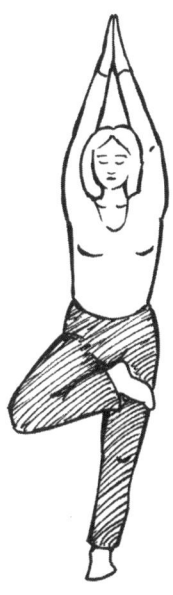

Blatt
Rücken und Bauch entspannen, sich in der Mitte sammeln, Einkehr halten

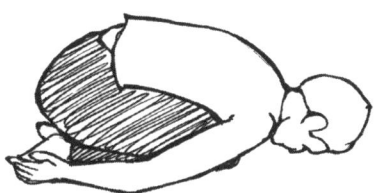

Schulterbrücke
Lockert Schulter und Nacken, zeigt Standfestigkeit, stärkt den unteren Rücken

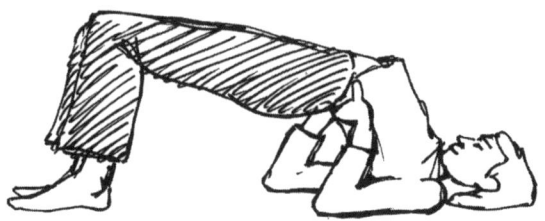

Der halbe Schulterstand
Ermöglicht Perspektivwechsel, tief in den Bauch zu atmen, Schwerkraft und Blutfluß umzukehren

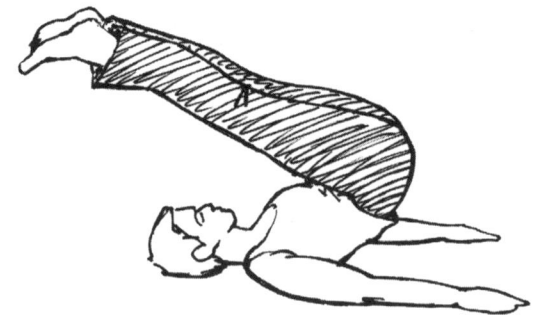

Kobra
Stärkt den Rücken, weitet den Brustkorb, hilft dabei zu lernen, sich trotz Schwere immer wieder aufzurichten, aktiviert die Verdauung

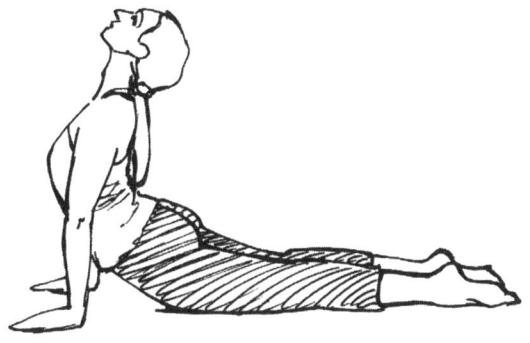

Schwalbe
Stärkt den Rücken, dehnt den Brustraum

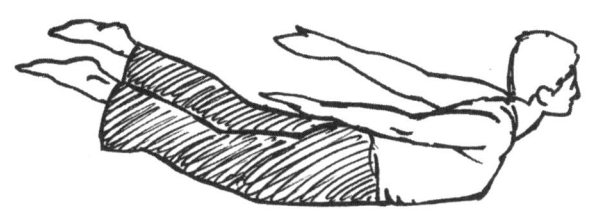

Bogen
Den Bauchraum als Kraftraum erfahren, hilft, weitherzig zu werden, dehnt verkürzte Brustmuskulatur, Atemkraft wird gestärkt, Leisten werden gedehnt, Rücken-, Gesäß- und Oberschenkelmuskeln gestärkt

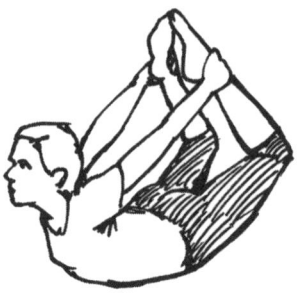

Helden-Haltung
Kräftigt die Füße und baut das Fußgewölbe wieder auf, stellt das muskuläre Gleichgewicht in den Beinen her, gibt bessere Ausrichtung und stärkt die Knie- und Hüftgelenke, hilft zu lernen, dem Alltag standzuhalten, sich allen Herausforderungen zu stellen

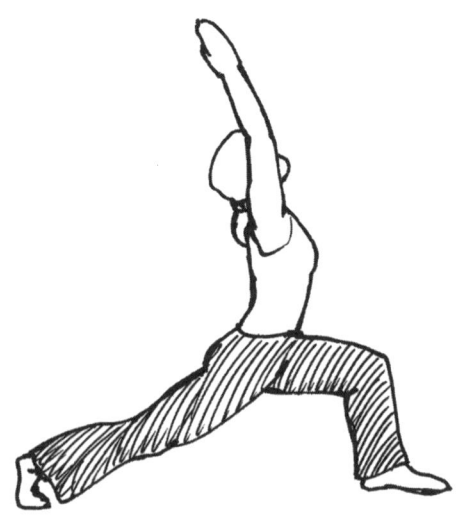

Taube
Becken aufrichten, weitet Brust- und Herzraum, stärkt den Rücken

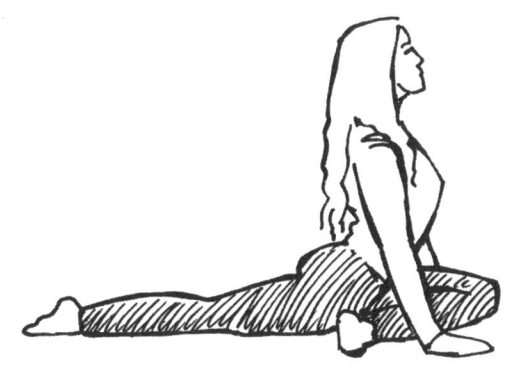

Hund
Kräftigt Muskeln in Armen und Händen, Wirbelsäule wird entlastet, dehnt Muskeln in Brust und Achseln, *nicht* bei Augenerkrankungen, Bluthochdruck, Kopfschmerzen, Hand, Schultergelenkproblemen ausführen

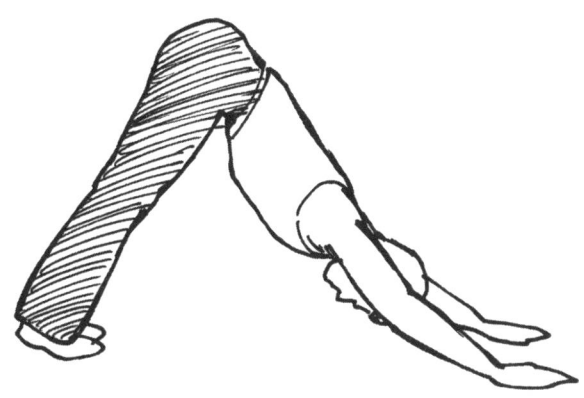

Hand-aufs-Herz-Drehung
Die Knie werden angewinkelt, die Hände in die Mitte des Brustkorbs gelegt. Während du den Kopf langsam nach rechts drehst, läßt du die Knie entspannt nach links fallen, dann umgekehrt machen. Diese Übung macht den Gallenblasenmeridian frei, der mit Verurteilungseifer, Unentschlossenheit, Kopfschmerzen und Depression zu tun hat.

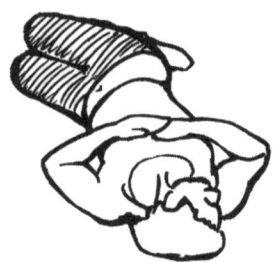

Tai Chi und Qi Gong-Übungen

Tai Chi und Qi Gong sind Übungen, die die Energie des Menschen stärken, regulieren und kontrollieren. Sie dienen zur Handhabung und Kultivierung der Vitalenergie. Das Immunsystem wird gestärkt, Krankheiten werden geheilt, die Sexualität verbessert und dadurch das Leben angenehmer gemacht.

Es sind mehr als bloße Fitneßübungen. Sie verbinden Meditation und Atemtechnik und stärken so die Zirkulation der Lebensenergie im Körper. Durch die Übungen wird das Herz gestärkt, die Durchblutung gefördert, der Blutdruck gesenkt und der Stoffwechsel angeregt. Zudem wird dadurch die Magen- und Darmperistaltik, die Sekretion von Verdauungsenzymen und die Funktion des Hormonsystems gefördert.

Beide Übungsformen wirken sich auch sehr wohltuend auf Diabetes, Asthma, chronische Bronchitis, Nierenerkrankungen, Rheuma, Krebs, Herzkrankheiten, Multiple Sklerose (MS), Schlaganfall, Parkinsonsche Krankheit und natürlich bei Streß und Depression aus. Besonders effektiv sind sie bei der Behandlung chronischer Störungen des Verdauungssystems, des Nervensystems, des Atemsystems und des Herz-Kreislaufsystems.

Gleichzeitig erzeugen sie aber auch einen Zustand innerer Ruhe und Stille. Durch die ruhige und tiefe Atmung und die erhöhte Sauerstoffaufnahme reguliert sich dann die Funktion der Hirnrinde sowie des Zentralnervensystems. Sobald sich die Hirnrinde entspannt, nimmt automatisch die Überstimulierung und Erschöpfung der Gehirnzellen ab, was Funktionsstörungen behebt und degenerativen Erkrankungen vorbeugt.

Besonders entscheidend für Menschen mit Depressionen und Angststörungen ist die enorme lindernde Wirkung auf den inneren Streßpegel. Wie eingangs erwähnt, sind die meisten Krankheiten ja durch Streß bedingt oder werden von ihm gefördert, gerade deshalb ist die streßlindernde Wirkung dieser Übungen von unschätzbarem Wert. Adrenalin geht um 60 % des Normalwertes zurück, die Hormonausschüttung geht zurück und die Laktosekonzentration im Blut verringert sich.

Wichtig ist bei allen Übungen, daß man entspannt ist und es bequem hat. Auf keinen Fall sollte die Atmung irgendwie willentlich forciert oder verlängert werden. Auch sollte man dabei weite und angenehme Kleidung tragen und möglichst durch ein geöffnetes Fenster genug Sauerstoff im Raum sein.

Qi Gong-Übungen

Aufgrund der Vielzahl der Übungen möchte ich hier nur einige anführen. Bei Interesse ist es ratsam, sich gute Fachliteratur zu besorgen. Für diejenigen, die sich scheuen, einen Kurs zu besuchen, besteht die Möglichkeit, sich mit Hilfe von zahlreichen auf dem Markt erhältlichen Büchern die Übungen anzueignen. Dies ist ohne weiteres möglich, da die meisten Bücher sehr ausführlich illustriert sind und die Übungen somit leicht nachvollzogen werden können.

Wuji-Haltung

Aufrecht stehen, Füße schulterbreit auseinander, Arme hängen lassen, versuchen, Ruhe in den Kopf zu bekommen.

Jahreskreislaufübung
Aufrecht stehen, Knie leicht beugen, Becken nach innen gekippt, die Hände werden vor dem Körper bis über den Kopf gehoben, wobei die Fingerspitzen nach oben zeigen. Wenn die Arme ganz oben sind, werden sie geöffnet und seitwärts in Kreisform sinken gelassen, gleichzeitig wird ausgeatmet.

Energiekreislaufübung
Hände vor dem Bauch, rechte Hand mit Handfläche nach oben zeigend hoch, linke Hand mit Handfläche nach unten hinunter führen, dabei einatmen, beim Ausatmen die Hände entgegengesetzt führen.

Himmel strecken
Hände vor dem Bauch, beim Einatmen die Hände in einer kreisförmigen Bewegung über den Kopf zusammenführen, dabei mit den Fersen hochkommen, beim Ausatmen Hände und Füße hinunter führen.

Leber befreien
Schulterbreit mit leicht gebeugten Knien hinstellen, die Arme in die Seiten stützen und dann zu jeder Seite den Oberkörper neun Mal beugen, danach neun Mal im Uhrzeigersinn kreisen lassen und dann neun Mal entgegengesetzt dem Uhrzeigersinn.

Den Bauch kreisen lassen
Im Stand die doppelte Schulterbreite einnehmen, Knie beugen, Hände in die Hüften stützen, dann den ganzen Rumpf kreisförmig achtzehn Mal bewegen.

Die drei Dantian nähren
Schulterbreit mit leicht gebeugten Knien hinstellen, die Hände werden in einer seitwärts kreisförmigen Bewegung bis kurz vor die Stirn bewegt, dabei stellt man sich vor, wie die Lebensenergie in die Region zwischen den Augenbrauen fließt. Dann, mit der Ausatmung, werden die Hände abgesenkt. Als nächstes wird wieder in einer kreisförmigen Bewegung »Energie eingesammelt« und dann zum Solarplexus geführt, auch dort stellt man sich vor, wie sich eine leuchtende Kugel bildet. Als

letztes wird in einer kreisförmigen Bewegung wieder Energie eingesammelt und dann die Hände vor dem Unterbauch gehalten. Auch hier stellt man sich wieder eine leuchtende Kugel vor, die sich bildet.

Übungen zum Öffnen der Meridiane

Lungen- und Dickdarmmeridian
Übung, den oberen Rücken zu öffnen. – Die Hände hinter dem Rücken in Höhe des Steißbeins zusammenbringen und die Finger verschränken. Dann beuge dich langsam mit dem Oberkörper nach vorne, die Beine bleiben durchgedrückt und die Handflächen zeigen nach oben. Mindestens 5 bis 7 ruhige Atemzüge machen und beim Ausatmen wieder aufrichten. Diese Übung dehnt zusätzlich den oberen Rücken und stimuliert die Akupunkte (Bl 36 bis Bl 38) zwischen den Schulterblättern, die mit Depression und Schlafstörungen zu tun haben.

Magen- und Milzmeridian
Setze dich im Fersensitz hin und beuge beim Ausatmen langsam deinen Oberkörper nach hinten. Solltest du nicht ganz hinunter kommen, das heißt, dein Oberkörper und Kopf berühren nicht den Boden, dann kannst du die Übung auch etwas vereinfachen und dich hinten mit den Ellenbogen abstützen. Auch hier wieder 5 bis 7 ruhige Atemzüge machen und beim Aufrichten ausatmen.

Herz- und Dünndarmmeridian
Auf den Boden setzen, die Fersen dicht vor dem Körper aneinanderlegen, dann beim Ausatmen nach vorne beugen, soweit es angenehm ist, und 5 bis 7 ruhige Atemzüge machen, dann beim Aufrichten ausatmen.

Blasen- und Nierenmeridian
Auf den Boden setzen, Beine nach vorn ausstrecken, Zehen zeigen nach oben, die Arme gerade über den Kopf oben zusammenführen mit den Handflächen nach oben, dann mit dem Ausatmen nach vorne beugen. 5 bis 7 ruhige Atemzüge machen und wieder beim Aufrichten ausatmen.

Perikardmeridian und Dreifacher Erwärmer
Schneidersitz einnehmen, die Arme überkreuzen, und die Hände umfassen jeweils ein Knie, dann mit dem Ausatmen nach vorn beugen und 5 bis 7 ruhige Atemzüge machen, mit dem Aufrichten ausatmen.

Gallenblasen- und Lebermeridian
Auf dem Boden sitzen, die Beine weit auseinandergestreckt, die Arme nach oben über den Kopf strecken und die Handflächen nach oben drehen, dann zum rechten Bein hinunter beugen, dabei den Rumpf etwas nach oben drehen und nach oben schauen, das gleiche dann zur linken Seite und zuletzt in die Mitte beugen.

Mit diesen Übungen kann man wunderbar den momentanen Zustand der Meridiane erkennen. Da, wo das Ausüben Schwierigkeiten macht oder man unbeweglicher ist, wird eine Stagnation im Meridian angezeigt.

Für spirituell Fortgeschrittene gibt es noch Übungen zum Aktivieren der einzelnen Chakren (Energiezentren, die die durchströmende Lebensenergie sammeln, umwandeln und verteilen).

Wurzelchakra
Auf den Knien sitzen, Becken beim Einatmen nach vorn kippen und beim Ausatmen nach hinten.

Sexual- oder Sakralchakra
Lotussitz, beim Einatmen die Wirbelsäule nach vorn durchdrücken oder kippen. Beim Ausatmen die Wirbelsäule nach hinten drücken oder kippen.

Nabel- oder Solarplexuschakra
Lotussitz, die Hände auf die Schultern (Finger vorn, Daumen nach hinten). Beim Einatmen nach links drehen, beim Ausatmen nach rechts drehen.

Herzchakra
Lotussitz, die Hände vor der Brust verhaken, Ellenbogen wie eine Wippe hoch und herunter bewegen, im Rhythmus atmen.

Halschakra
Lotussitz, die Hände auf die Knie, oberen Schulterbereich beim Einatmen nach oben ziehen und etwa 15 Sekunden halten, beim Ausatmen nach unten und hinten drücken.

Stirnchakra oder Drittes Auge
Lotussitz oder Fersensitz, aufrechte entspannte Haltung, verhake die Finger vor der Kehle ineinander, die Ellenbogen zeigen gerade nach außen. Beim Einatmen sammle die Energie und drücke sie gedanklich nach oben, beim Ausatmen werden die Hände immer noch ineinander verhakt über den Kopf geführt und die Energie aus dem Scheitel ausgeatmet.

Kronen- oder Scheitelchakra
Lotussitz oder Fersensitz, aufrechte entspannte Haltung, die Hände werden hoch über dem Kopf zusammengefaltet, so daß die Daumen und die Zeigefinger aneinander liegen und nach oben zeigen. Die übrigen Finger werden ineinander gefaltet. Dann ruhig ein- und ausatmen, diese Position solange halten, wie es angenehm ist.

Allgemein ist bei allen Positionen darauf zu achten, daß man nicht über eine leichte Anstrengung hinausgeht. Sollte sich ein Schmerzempfinden einstellen, ist die Übung zu beenden oder in leichterer Form fortzusetzen.

Alles sollte so vollzogen werden, daß es angenehm dehnend ist und die Beweglichkeit fördert. Wichtig ist, immer auf eine ruhige Atmung zu achten!

Bei den Qi Gong- und Chakrenübungen ist eine neunmalige Wiederholung jeder einzelnen Übung ratsam, natürlich kann man je nach Bedarf auch mehr Wiederholungen machen.

Versuche, dir ein bestimmtes Übungspensum zur täglichen Gewohnheit zu machen, so wie das Zähneputzen. Nimm dir nicht zu viel vor, sondern stelle dein Übungsprogramm zu Beginn so zusammen, daß du nicht zu viele Übungen auf einmal machst und dich auch nicht überforderst. Der Körper muß sich erst einmal daran gewöhnen, denn, auch wenn alle Übungen recht einfach aussehen, so haben sie doch eine enorme Wirkung auf Geist, Seele und Körper.

Wenn du mit der Zeit feststellst, daß du eine aktivere sportliche Betätigung brauchst, wie Boxen, Laufen, Kampfsport, Fahrrad fahren usw., dann nimm dies ruhig in dein Programm auf. Allerdings solltest du immer darauf achten, auch einige von den oben genannten Übungen beizubehalten, da sie wie keine anderen Aktivitäten großen meditativen Einfluß auf Geist und Seele haben, was bei anderen Sportarten häufig zu kurz kommt. Insbesondere bei Fortbewegungsarten wie Laufen, Walken und Radfahren hängt man meist seinen üblichen Gedanken nach und findet schlechter zur Ruhe und Stille in seinem Kopf. Diesem Grübeln oder permanenten Gedankenfluß kann man entgegenwirken, indem man sich während der Ausübung auf seinen Atem konzentriert. Boxen und Gewichttraining bieten sich hervorragend an, wenn man emotionsgeladen ist und sein – im Zuge der Heilungsarbeit durchaus entstehendes – Gefühlswirrwarr abreagieren muß, um überhaupt wieder klar denken zu können.

Mir haben diese Übungen sehr geholfen. Insbesondere die Kombination aus Tai Chi, Yoga- und Qi Gong-Übungen brachte mich gesundheitlich mit großen Schritten voran. Meine Verspannungen lösten sich, meine ständigen Wirbelverschiebungen verringerten sich, und durch das regelmäßige Dehnen wurde nicht nur mein Körper flexibler. Ich fühlte mich insgesamt viel kräftiger, gesünder, antriebsstärker und wurde gleichzeitig immer ausgeglichener und ruhiger, von dem positiven Fitneßeffekt ganz zu schweigen. Natürlich mache ich alle Übungen auch jetzt immer noch jeden Tag. Es ist für mich zur alltäglichen Gewohnheit geworden, und das Gefühl danach ist immer sehr belebend.

Zusammenfassung: Komm in Bewegung

Durch sportliche Betätigung werden der Kreislauf gestärkt, die Sauerstoffversorgung verbessert, Verspannungen gelöst und Streßhormone schneller abgebaut.

Durch das Zusammenspiel von Körper und Geist und die gegenseitige Beeinflussung nimmt mit körperlicher Flexibilität auch die geistige Flexibilität zu.

Überlege dir, welche Übungen oder Sportart dir Spaß machen.

Am besten ist eine Kombination aus Entspannungsübungen und Aktivität.

Yoga, Tai Chi und Qi Gong stärken und regulieren die Energie, bringen Ruhe und Entspannung, bauen Streß ab, stärken Nerven-, Verdauungs- und Herzkreislaufsystem und wirken sich so positiv auf alle Krankheiten aus.

Bei allen Übungen bequeme Kleidung tragen, auf frische Luft achten und entspannt atmen.

Zu Beginn mit kurzen Trainingseinheiten beginnen und nicht zu viele verschiedene Sportarten und Übungen ausprobieren.

Das Trainingspensum sollte als angenehm empfunden werden und in keinem Fall bis an die Schmerzgrenze gehen.

Regelmäßiges Üben ist sehr wichtig und sollte ein tägliches Ritual werden.
– Mäßig aber regelmäßig!

Achte auf deine Ernährung

Was wir essen, bestimmt unser Gemüt.

Hippokrates

Da mein Buch für sich weder den Anspruch erhebt, ein umfassender Ernährungsratgeber zu sein, noch Ernährung als Hauptthema hat, fasse ich mich diesbezüglich kurz und werde nur die mir wichtigsten Themen aufgreifen und dir ein paar Denkanstöße mit auf den Weg geben.

Deine Eßgewohnheiten sind Ausdruck deines Körpers, deines Geistes und deiner Seele. Nahrung wirkt sich auf alles aus, auf den Gesundheitszustand, dein Energieniveau und Konzentrationsvermögen, deine Fortpflanzungsfähigkeit, deinen Schlaf... Richtige Ernährung, ausreichend Ruhe und viel Bewegung sind die wichtigsten Dinge, die ein Organismus braucht.

Wichtig ist auch, nicht nur nach Regeln, sondern nach Gespür zu essen, also seine individuellen Bedürfnisse wahrzunehmen. Daher können Ratschläge, wie man seinen Körper durch bestimmte Nahrung unterstützen und von Beschwerden heilen kann, nicht unbedingt als allgemeingültig angesehen werden. Vieles richtet sich nach Verträglichkeit und Geschmack.

Ebenso muß deutlich hervorgehoben werden, daß Erkrankungen wie schwere Depressionen oder Panikattacken nicht ausschließlich über eine Ernährungsumstellung bzw. durch erhöhte Zufuhr besonderer Nahrungsmittel zu heilen sind. Lediglich eine Linderung der Beschwerden, eine Verbesserung der körperlichen Verfassung und eine gute Prävention sind durch bewußte Ernährung zu erreichen. Zu unterschätzen ist jedoch die Wirkung nicht, und jedem Leser obliegt es selbst, anhand der eintretenden Verbesserung, die Nachhaltigkeit und Wirkung seiner veränderten Ernährungsweise zu beurteilen.

Bei mir war z. B. die Reaktion auf entgiftende Maßnahmen immer sehr stark, und mein Körper reagierte auf derartige Reinigungskuren stets ausgesprochen stark und mit positiven Resultaten, was sich bei mir deutlich und schnell in der Verdauung, bei der Haut, den Nägeln und den Haaren zeigte. Auch seelisch fühlte ich mich viel besser, belastbarer und ausgeglichener.

Entscheidend für mich war zudem die Flüssigkeitsaufnahme, denn sobald es mir daran mangelte, schlug sich dies auf mein ganzes Allgemeinbefinden nieder, und zwar in bedeutendem Ausmaß. Zum Glück regulierte sich dies mit dem Wassertrinken sehr schnell, so daß ich meist das Schlimmste abwenden konnte. Bestimmte Grundsätze sind (nicht nur) für Depressive zu beachten, und so einfach sie anzuwenden und umzusetzen sind, so wirksam sind sie auch.

Allgemein sollte man auf eine ausgewogene kohlenhydratreiche und eiweißarme Kost achten, mit viel frischem Obst und Gemüse, Reis, Kartoffeln usw. (Zuviel Zucker verursacht eine Kohlenhydratgärung im Darm, was zu Durchfällen führen kann. Zuviel Eiweiß führt zur Eiweißgärung und verursacht eine Lähmung der Herz- und Darmmuskulatur, was Verstopfung zur Folge haben kann.)

Kohlenhydrate sind sehr wichtig, da sie die einzige Energiezufuhr für das Gehirn darstellen, Fette zum Beispiel können nämlich die Blut-Hirn-Schranke nicht passieren. Allerdings ist bei den Kohlenhydraten darauf zu achten, daß es sich um komplexe und nicht um die einfachen Kohlenhydrate handelt. Die einfachen (weißer Zucker) lassen den Blutzuckerspiegel viel zu schnell ansteigen (nierenschädigend), was wiederum eine zu starke Insulinausschüttung zur Folge hat und somit eine rasche Aufnahme des Blutzuckers erfolgt, wodurch der Mensch mit ständigen Heißhungerattacken reagiert.

Dies kann eine rapide Gewichtszunahme auslösen. Bei den komplexen Kohlenhydraten (Nudeln, Reis, Kartoffeln und Vollkornprodukte) müssen die Einzelzuckermoleküle erst einmal aufgespalten werden, was den ganzen Prozeß deutlich langsamer und schonender für den Organismus werden läßt und den Mensch vor Heißhunger und Gewichtszunahme bewahrt. Grundsätzlich ist dieser Vorgang, wenn er denn nicht zu rasant und unkontrolliert geschieht, wie bei Einnahme von einfachen Kohlenhydraten, jedoch durchaus positiv zu sehen. Kohlenhydrate werden nämlich im Körper in Glucose umgewandelt, dieses wiederum stimuliert die Bauchspeicheldrüse zur Insulinproduktion, welches den Tryptophanspiegel im Gehirn erhöht. Tryptophan ist eine Aminosäure, also ein Eiweißbestandteil und gilt – wie gesagt – als Vorläufersubstanz von Serotonin.

Jetzt fragst du dich bestimmt, warum Depressive ihren Eiweißkonsum regulieren sollten, wo doch das Tryptophan als ein Eiweißbestandteil so wichtig ist? Das ist auch eine gute Frage, die ich im Folgenden zu erklären versuche.

Bei zu viel Eiweiß wird die Aminosäure Tryptophan regelrecht ausgebremst. Ab einem Proteinanteil von etwa 20 % ist Tryptophan gegenüber den anderen Aminosäuren an der Blut-Hirn-Schranke deutlich im Nachteil. Es liegt mit den anderen Aminosäuren Valin, Leucin, Phenylalalin und Tyrosin in scharfer Konkurrenz um die Aufnahme im Gehirn. Da greifen nun die Kohlenhydrate helfend ein. Durch sie wird die Pankreas, wie schon oben beschrieben, veranlaßt, mehr Insulin ins Blut abzugeben. Insulin bewirkt, daß die anderen Aminosäuren in den Muskeln aufgenommen werden, wodurch der Weg für das Tryptophan frei ist und es ungehindert ins Gehirn gelangen kann.

Eiweißhaltige Nahrungsmittel, die durchaus verzehrt werden können, sind z. B. Hart- oder Weichkäse, Joghurt, Milch, Frischkäse; einzuschränken ist jedoch der Verzehr von Schmelz- oder Kochkäse, Räucherfisch, Salzgebäck, Backmischungen oder Kakao. Zu viel tierisches Eiweiß (Fleisch, Wurst, Eier) wird in den Gefäßen abgelagert (Eiweißspeicherkrankheit), diese verstopfen die Gefäße und sorgen dann dafür, daß die im Blutstrom treibenden Nährstoffe nur ungenügend an das Gewebe abgegeben werden. Der Körper hilft sich dann, indem er den Blutdruck steigert. Am besten und gesündesten ist es, wenn man seine Eiweißzufuhr herabsetzt und vorwiegend über Fisch deckt. Dieser enthält nicht nur das wichtige Vitamin D, welches ebenfalls für die Serotoninproduktion benötigt wird, sondern ist auch reich an Omega-3-Fettsäuren. Diese greifen ähnlich wie Antidepressiva in den Gehirnstoffwechsel ein und unterstützen die Nervenzellen in ihrer Funktion.

Die Tatsache, daß sie eine so tiefgreifende und positive Wirkung auf den Stoffwechsel und die Nerventätigkeit ausüben, liegt darin begründet, daß das menschliche Gehirn selbst aus essentiellen Fettsäuren besteht und die Wände der Nervenzellen ebenfalls aus diesen Fettsäuren aufgebaut sind. Nachgewiesen ist, daß in Ländern, in denen der Fischkonsum (wie z. B. Japan) sehr hoch ist, die Depressionserkrankung kaum vorkommt und daß bei Betroffenen, die auf Antidepressiva nicht ansprachen, die Einnahme hoher Dosen von Omega-3-Fettsäuren eine deutliche Verbesserung ihrer Beschwerden hervorrief.

Entscheidend ist weiterhin, den Säure-Basen-Haushalt ausgeglichen zu halten, da sich eine Übersäuerung im Körper durchaus als depressionsfördernd erweisen kann. Auch dies hört sich kompliziert an, ist aber halb so schlimm. Mit Säure-Basen-Haushalt sind physiologische Regelmechanismen gemeint, die die Stoffwechselvorgänge im Körper bei einem pH-Wert von etwa 7,4 aufrechterhalten. Blut, Lunge, Darm und Nieren helfen bei der Regulierung und Ausleitung mit.

Bei Störungen dieses Vorgangs kann es zur Azidose (Übersäuerung) oder Alkalose (Untersäuerung) kommen. Schon Hippokrates sagte: »Von allen Zusammensetzungen unserer Körpersäfte wirken sich die Säuren zweifellos am schädlichsten aus.« Egal, bei welchem Stoffwechsel (Kohlenhydrate, Salze, Eiweiße) im Körper Schwächen auftreten, immer führt dies zu einer Übersäuerung des Milieus, was viele gesundheitliche Probleme nach sich zieht.

Nicht nur depressive Verstimmungen werden dadurch verursacht, auch Rheuma, chronische Erkältungen, Zahnkaries, Zahnfleischentzündungen, Haarausfall, Ekzeme, Neuralgien, Schlafstörungen, Nervosität, Arthrose, Ischias, trockene Haut, Gelenkschmerzen oder Muskelkrämpfe sind Begleiterscheinungen bei einer Übersäuerung, um nur einige zu nennen. Viele Stoffwechselvorgänge können in einem sauren Milieu nicht stattfinden, so brauchen beispielsweise Enzyme einen konstanten pH-Wert, um ihre Arbeit richtig zu verrichten.

Ich versuche, dies kurz zu erklären: Die Umgebung unserer Zellen und Organe – das Milieu – besteht aus Körperflüssigkeiten (Blut, Lymphe, Zellsäfte), sie machen rund 70 % unseres Körpers aus. Der Flüssigkeitsanteil muß auch so hoch sein, da die Billionen Zellen an einen bestimmten Ort gebunden sind und sich deshalb nicht selbst versorgen und Abfallprodukte loswerden können. Dafür benötigen sie die Körperflüssigkeiten, die diese Aufgaben für sie übernehmen.

Von der Zusammensetzung der Körpersäfte ist also das Funktionieren der Zellen abhängig. Wird dieses Milieu nun ständig mit Toxinen oder Abfallprodukten überschwemmt, werden die Körperfunktionen beeinträchtigt. Aufgrund der vielen Abfallstoffe werden die Körpersäfte dickflüssig, das Gewebe wird nur noch unzureichend mit Flüssigkeit umspült, was zur Folge hat, daß der Stoffaustausch abnimmt, ebenso die Sauerstoff- und die Nährstoffzufuhr.

Der Abtransport der Schlacken gerät ins Stocken, die Zellen werden nicht mehr gereinigt, sie ersticken regelrecht an den Toxinen und werden an ihrer Tätigkeit gehindert. Dies führt zu Reizungen, Entzündungen und im schlimmeren Fall zur Zerstörung von Gewebe. Abfallstoffe wie Harnsäure und Harnstoff greifen die Gelenke an, und sie entzünden sich. Alle Entzündungen entstehen hauptsächlich in saurem Gewebe. Wird das Blut zu sauer, erstarren die roten Blutkörperchen und können sich nicht mehr durch das rote Filternetz der Milz schlängeln, bleiben hängen und werden abgebaut – es herrscht dann Blutmangel.

Bei einem Säureüberschuß, der nicht mehr vom Körper abgefangen wird, leiden besonders die Ausscheidungsorgane. Die Haut wird durch den säurehaltigen Schweiß trocken und überempfindlich, ein übersäuerter Urin führt zu Schmerzen beim Wasserlassen und verursacht Hautausschläge (Windeldermatitis bei Säuglingen), die Darmschleimhaut wird porös, wodurch die Giftstoffe leichter in den ganzen Organismus gelangen können und das Immunsystem schwächen.

Natürlich ist der Körper in der Lage, bei Übersäuerung schützend einzugreifen. Dies tut er, indem er jede Säure an eine Base bindet, wobei ein neutrales Salz entsteht. Um diese Neutralisation vorzunehmen, braucht der Körper also Basen und setzt dafür Mineralstoffe (Kupfer, Eisen, Kalzium, Magnesium usw.) ein.

Werden dem Körper aber gleichzeitig nicht ausreichend Mineralstoffe zugeführt, entnimmt er diese den Mineralstoffdepots (Bindegewebe, Knochen, Knorpel, Zähne). Dieser permanente Zugriff führt schnell zu einer Demineralisierung, die ebenfalls gesundheitliche Störungen (Instabilität, Porösität) nach sich zieht. Wieder sind es die Ausscheidungsorgane, die stark geschwächt sind und dadurch den Anhäufungen und Ablagerungen nicht mehr entgegenhalten können. Es kommt zu Steinbildung (Galle, Niere, Blase) oder zu Verkalkungen der Knochen. Durch den Abbau der Mineralstoffe im Skelett entsteht häufig die gefürchtete Osteoporose. Man kann leicht mit Hilfe eines Indikatorpapiers (aus der Apotheke) den pH-Wert seines Urins überprüfen und so feststellen, ob eine Übersäuerung vorliegt. Ist dies der Fall, muß zweigleisig gefahren werden, um eine erfolgreiche Entsäuerung durchzuführen.

Zum einen muß mit Hilfe der Ernährung und Bewegung der Säureüberschuß abgebaut werden und zum anderen mit Flüssigkeitszufuhr und Nahrungsmittelergänzung parallel dazu die Ausscheidungsorgane gestärkt werden, um keine »Reinigungskrise« auszulösen.

Bei der Nahrung ist darauf zu achten, vermehrt basische Lebensmittel zu sich zu nehmen. Dies sind u. a. Kartoffeln, grünes Gemüse, Mais, Milch, reife Bananen, Mandeln, ungeschwefelte Trockenfrüchte. Zu vermeiden sind saure Nahrungsmittel wie Süßigkeiten, unreife Früchte, Honig, Essig und Zucker. Tierische Eiweiße (Fleisch und Eier) sind die stärksten Säurebildner. Ganz bedeutsam ist eine hohe Flüssigkeitsaufnahme.

Zu beachten ist im Hinblick auf die erwünschte Entgiftung die Art der zugeführten Flüssigkeit. Am besten eignet sich dafür stilles Wasser. Es ist nicht nur ein ausgezeichnetes Entgiftungs-, sondern auch ein lebenswichtiges Transportmittel, Regulator und Lösungsmittel. Es transportiert über das Blut (besteht ja zum großen Teil aus Wasser) wichtige Nährstoffe zu den Zellen, leitet Giftstoffe zu den Ausscheidungsorganen weiter, unterstützt chemische Prozesse wie z. B. die zur Weiterverarbeitung notwendige Spaltung von Proteinen, Eiweißen, Zuckermolekülen und dient als Wärmeregulator durch das Schwitzen. Wasser ist das Hauptgleitmittel in den Gelenkspalten und bildet eine dämpfende Schutzschicht um die inneren Organe und das Gehirn. Gleichzeitig hält es den osmotischen Druck der Zellen aufrecht.

Verliert der Körper Wasser, verdickt sich das Blut, die Nährstoffversorgung wird gemindert, die Ausscheidung von Schweiß und Urin verringert sich, was die Giftstoffablagerung anwachsen läßt, die Herzfrequenz steigt an, da durch die Verdickung die Durchblutung reduziert wurde, und das Herz muß sich mehr anstrengen. Man wird müde, bekommt Kopfschmerzen und die Konzentration läßt deutlich nach.

Man kann sich die Folgen von Wassermangel ausmalen, wenn man bedenkt, daß innerhalb von 24 Stunden etwa 1400 l Blut durch das Gehirn fließen, das zu 90 % aus Wasser besteht, und etwa 2000 l durch die Nieren.

Sich nun in einem Zug das Wasserpensum einzuflößen, um damit sein Soll für den ganzen Tag erfüllt zu haben, hat allerdings keinen Sinn, da der Darm nur 0,2 l Flüssigkeit pro Viertelstunde aufnehmen kann und so alles Überschüssige ungenutzt ausgeschieden wird. Am sinnvollsten ist es, über den Tag verteilt etwa 2 Liter Flüssigkeit zu sich zu nehmen. Das ist nicht viel, wenn man bedenkt, daß man pro Tag allein etwa 350 ml Wasser über seine Atemluft abgibt, mal ganz abgesehen von Schweiß und Urin.

Zusätzlich kann man, um geschmackliche Abwechslung in den Essensplan zu bringen und die Entgiftung sowie den Säure-Basen-Haushalt zu unterstützen, täglich Kräutertee, grünen Tee und frisch gepreßten Obst- oder Gemüsesaft trinken.

Zuckerhaltiges ist grundsätzlich einzuschränken, denn es bietet neben den üblichen negativen Folgen auch den Nährboden für krankhafte Darmpilze. Diese Darmpilzgifte (Mykotoxine) schädigen die Bronchien, die Haut und die Stirnhöhlen. Der Organismus versucht dann meist über eine allergische Entzündung, die Gifte abzuleiten.

Manchmal ist Essen zur Streßbewältigung einfach unvermeidlich, wenn dann aber möglichst zu Obst oder Müsli gegriffen wird, braucht man im Nachhinein kein schlechtes Gewissen zu haben.

Neben einer bewußten Ernährung und einer ausreichenden Flüssigkeitsaufnahme kann man noch durch einfache Methoden oder Mittel die Entgiftung vorantreiben und seinen Körper stärken. Sehr hilfreich, entschlackend und unterstützend ist es, jeden Morgen ein Glas warmes Wasser auf nüchternen Magen zu trinken. Es reinigt wunderbar den Darm, befreit von den über Nacht abgelagerten Schlackestoffen und belebt den Kreislauf.

Als Nahrungsergänzung und zur Entgiftung bietet sich weiter die Einnahme von Algen an, insbesondere die Spirulina- oder Chlorella-Algen. Sie sind günstig in der Apotheke zu erwerben, binden in hohem Maße Schwermetalle und andere Toxine und enthalten eine hohe Konzentration an Mineralstoffen und Spurenelementen. Ebenso hilfreich ist die Einnahme von Schüßler-Salzen, zur gezielten Entgiftung eignen sich insbesondere die Funktionsmittel Nr. 5 Kalium Phosphoricum, Nr. 9 Natrium Phosphoricum und Nr. 10 Natrium Sulfuricum. Diese Pastillen täglich im Mund zergehen lassen, und schon nach 2 bis 3 Wochen stellen sich die ersten Erfolge im Befinden ein.

Wer lieber mit Bachblüten arbeitet, kann auch dies tun, da wird zum Thema Reinigung und Entgiftung speziell die Blüte Crab Apple (Holzapfel) verwendet. Um sein Immunsystem zu stärken, welches bei Depressiven meist sehr geschwächt ist, empfiehlt es sich, dem Wasser etwas Grapefruitkernextrakt beizumischen. Hier reichen 6 bis 8 Tropfen pro Glas aus, einmal am Tag. Grapefruitkernextrakt ist nicht nur ein natürliches Mittel, sondern deckt ein unglaubliches Wirkungsspektrum ab. Es macht gezielt Hunderte Arten von Bakterien, Viren und Pilze unschädlich, ohne dabei die »wichtigen und guten« Bakterien im Körper zu schädigen, wirkt alkalisch, enthält viel Vitamin C und stärkt und schützt aufgrund der Bioflavonoide unsere Zellen und Gefäße.

Abschließend sei noch einmal betont, daß insbesondere Depressive auf eine kohlenhydratreiche und eiweißarme Kost umstellen sollten. Viel Kartoffeln, Reis, Gemüse, Vollkorn und anstatt Fleisch öfter mal Fisch, dazu Obst und viel Wasser – all dies ist gesund und hilfreich. Und so lange auf eine bewußte und ausgewogene Ernährung geachtet wird, ist es kein Problem, ab und zu mit Schokolade dem Serotonin auf die Sprünge zu helfen. Genuß in Maßen ist durchaus erlaubt und für unser Wohlbefinden einfach unerläßlich.

Wie bei allem sollte man nicht zu streng mit sich sein. Jahrelange Gewohnheiten lassen sich nur schwerlich von einem Tag auf den anderen ablegen. Am besten ist es vielleicht, sich einen Wochenplan mit allerlei gesunden Dingen zu erstellen, die man einkaufen und kochen möchte, und immer ein Auge auf die tägliche Flüssigkeitsmenge zu haben.

Für Menschen, die sich mit dem Trinken großer Mengen schwer tun, gibt es noch ein paar Tricks. Am besten ist es immer, eine bestimmte Menge in ein Glas zu füllen, das sieht nicht so viel aus und motiviert eher zum Trinken, als den ganzen Tag mit einer großen Flasche herumzulaufen. Wenn man dann noch einen Strohhalm benutzt, kann man unbemerkt größere Mengen trinken, ohne daß dies viel Überwindung kostet. Natürlich kann man dem Wasser auch etwas zur Geschmacksverbesserung hinzugeben, z. B. eine Zitronenscheibe oder eine kleine eingeritzte Ingwerknolle.

Selbstverständlich sollte es sein, neben dem Essen weder belastende Gespräche zu führen noch aufregende Fernsehsendungen anzuschauen. Immer sollte der Fokus auf die Nahrungseinnahme liegen, die in einer möglichst ruhigen und entspannten Atmosphäre stattfinden sollte. Das fördert nicht nur eine bessere Verdaulichkeit, sondern auch eine bessere Verwertung der Nahrungsbestandteile und trainiert das Gewahrsein und die Konzentration, die für die Meditationen hilfreich sind.

> **Zusammenfassung: Achte auf deine Ernährung**
>
> Gute Nahrung hat einen Einfluß auf dein Energieniveau, deine Gesundheit, deine Konzentration, deinen Schlaf und vieles mehr.
>
> Achte beim Essen auf dein Gefühl. Iß nicht nur nach Regeln, sondern richte dich danach, was dir guttut und auch gut schmeckt.
>
> Trinke viel stilles Wasser.
>
> Iß ausgewogen kohlenhydratreich und eiweißarm, viel Obst, Gemüse, Reis und Kartoffeln.
>
> Iß viel Fisch – er enthält Vitamin D und Omega-3-Fettsäuren. Diese haben einen positiven Einfluß auf den Gehirnstoffwechsel und die Nerven.
>
> Wichtig sind komplexe Kohlenhydrate – Reis, Kartoffeln, Nudeln und Vollkorn.
>
> Achte auf den Säure-Basen-Haushalt. Den pH-Wert des Urins kann man leicht mittels Indikatorpapier testen.
>
> Um Übersäuerung entgegenzuwirken: viel trinken (Wasser, Tee, Obst- oder Gemüsesaft), viel Bewegung, viele basische Lebensmittel (Gemüse, Mais, Milch, Bananen, Mandeln, ungeschwefelte Trockenfrüchte usw.) und wenig tierische Lebensmittel (Fleisch, Eier).
>
> Morgens ein Glas warmes Wasser bringt den Kreislauf in Gang und befreit von Schlackestoffen.
>
> Zusätzlich als Nahrungsergänzung und zur Entgiftung Algen, Schüßler-Salze, Bachblüten oder Grapefruitkernextrakt einnehmen.

Teil III

Natürliche Mittel, die den Heilungsprozeß unterstützen können

Johanniskraut

Studien der Berliner Charité haben bewiesen, daß Johanniskraut auch bei mittelschweren und schweren Depressionen eine ähnliche Wirkung wie SSRI-Antidepressiva hat, da es anscheinend auf alle Neurotransmitter Einfluß nimmt. Die einzigen Nebenwirkungen sind eventuell eine erhöhte Lichtempfindlichkeit und Kopfschmerzen. Auf keinen Fall sollte Johanniskraut zusammen mit anderen Antidepressiva eingenommen werden.

Die empfohlene Tagesdosis beträgt 700 bis 900 mg pro Tag.

Bachblüten

Bachblüten wirken am besten zwischen den Krankheitsschüben und können dann einen besseren Zugang zum Seelenpotential vermitteln. Mit der entsprechenden Literatur läßt sich leicht die jeweils auf die eigene Situation abgestimmte Mischung zusammenstellen.

Die Notfalltropfen, auch Rescue Remedy genannt, sind der perfekte Begleiter im Alltag und helfen sehr gut auch während eines Panikanfalls und eines akuten Schubs. Sie regulieren meist sehr schnell den Zustand, so daß man sich innerhalb kurzer Zeit wieder besser und stabil fühlt. Das Besondere an den Bachblüten ist, daß sie keinerlei Nebenwirkungen aufweisen.

Nahrungsmittelergänzung

Hier sind folgende Inhaltsstoffe besonders hervorzuheben:

Die Omega-3-Fettsäuren fungieren als »Motoröl« für das Gehirn und sind wichtig für Stoffwechsel und Nervenzellen.

Cacium sorgt für eine optimale Kommunikation der Nervenzellen und ist an der Bildung und Freisetzung von Neurotransmitter beteiligt, hält somit auch den Serotoninspiegel hoch.

Zink ist unter anderem an den Hormonfunktionen und an der Steuerung der Stoffwechselvorgänge im Körper beteiligt, ein Mangel führt zu Müdigkeit und Teilnahmslosigkeit.

Chrom reguliert den Blutzuckerspiegel, verbessert die Verstoffwechslung von Aminosäuren und spielt auch bei dem Fett- und Schilddrüsenstoffwechsel eine wichtige Rolle.

Magnesium ist beteiligt an der Regeneration der Gehirnzellen, wird zur Protein- und Fettsäurebildung benötigt und unterstützt die Entspannung von Muskeln und Nerven.

Homöopathie

Die Homöopathie sei hier auf jeden Fall erwähnt, da sie einen besonders guten Zugang zur Psyche ermöglicht. Homöopathische Mittel können Psychopharmaka durchaus ersetzen und Psychotherapie unterstützen oder sogar ersparen, da sie erfolgreich den Einblick ins Unterbewußtsein gewähren. Allerdings muß man beachten, daß eine Therapie durch Homöopathika nur mit Hilfe eines versierten Homöopathen erfolgen und man von einer Eigenmedikation Abstand nehmen sollte.

Die Mittelwahl ist äußerst komplex und vielschichtig und bedarf einer Menge Erfahrung, um z. B. nicht durch eine, oftmals typische und auch durchaus positiv zu bewertende, aber belastende Erstverschlimmerung den Depressiven zu gefährden oder seinen Zustand weiter zu verschlechtern. Die Vorteile der homöopathischen Therapie liegen eindeutig in der umfangreichen und ausgiebigen Anamnese, bei der geistige und seelische Symptome ebenso detailliert erfragt werden, wie körperliche und allgemeine Symptome. Vieles wird angesprochen, wodurch der Heilungsimpuls in Bewegung kommt und sich auch langsam eine anfangs noch geringe, aber zunehmende Bereitschaft entwickelt, sich mit sich selbst auseinanderzusetzen. So ermöglicht sie eine klarere Selbstwahrnehmung. Sie eignet sich hervorragend als Akutmedikation und bringt schnelle Entlastung, die der Situation die Spitze nimmt und im günstigsten Fall das Heilungspotential freisetzt.

Ratschläge und Hilfe für Angehörige und Freunde

Bei Depressionen

Solltest du, lieber Leser, in deinem Umfeld, in der Familie oder im Freundeskreis einen Menschen haben, der an Depressionen oder Panikattacken leidet, so möchte ich dir erst einmal meinen großen Respekt und meine Dankbarkeit dafür ausdrücken, daß du dich mit diesem Thema beschäftigst, um deinem Freund oder Familienmitglied eine bessere Hilfestellung zu geben.

Insbesondere für Familienangehörige und Lebenspartner ist das Zusammenleben mit einem Depressiven oder an Angststörungen leidenden Menschen eine große Belastung und Herausforderung. Es beginnt ja schon damit, daß ein gesunder Mensch große Schwierigkeiten hat, das Denken und die Angst der Betroffenen zu verstehen, geschweige denn, die Auswirkungen auf die leidende Person nachzuvollziehen.

Entscheidend ist, wenn du deine Hilfe anbietest, daß du dich selbst sehr genau kennst und somit auch in der Lage bist, dich dem Betroffenen gegenüber abzugrenzen. Dies ist deshalb so wichtig, weil Depressive aufgrund ihrer Lebensmüdigkeit und negativen Weltsicht eine sehr negative und belastende Energie ausstrahlen und man als Bezugsperson, die sich viel in deren Nähe aufhält, Gefahr läuft, selbst stimmungsmäßig heruntergezogen zu werden.

Damit dies nicht passiert, ist eben diese deutliche Abgrenzung vonnöten, getreu dem Motto: Mitgefühl ja, Mitleid nein. Nur ein gefestigter und positiver Mensch vermag es, einen impulsgebenden, helfenden Einfluß auf einen Depressiven auszuüben.

Ebenso wichtig ist, daß du dich mit ihm auf keine Diskussion über den Lebenssinn einläßt. Ganz gleich, wie gut du argumentierst, Depressive finden immer Gegenargumente, die ihre negative Einstellung bekräftigen und dem Leben Bedeutungslosigkeit unterstellen. Halte an deinen Überzeugungen fest und mache sie auch immer wieder deutlich, indem du die Wichtigkeit des Daseins allgemein und auch die Wichtigkeit des Daseins des Betroffenen hervorhebst.

Hilfreich ist es, wenn du ihm immer wieder sagst, daß sein Wohl vielen am Herzen liegt, daß er wichtig ist für die Menschen in seinem Umfeld, und daß du ihn ermunterst, seine Heilung anzugehen. Hierbei sind positive motivierende Ansagen unerläßlich. Auch wenn du das Gefühl hast, sie würden beim Depressiven ungehört verpuffen, so prägen sie sich doch bei ihm ein und programmieren sein Unterbewußtsein langsam um.

Immer wieder solltest du ihm verdeutlichen, daß du an ihn und an seine Fähigkeit, sich zu heilen, glaubst und ihr zusammen den Weg erfolgreich meistern werdet.

Niemals solltest du einem Depressiven gegenüber folgende Aussagen treffen:

Ich verstehe dich einfach nicht!

Ich habe das Gefühl, daß du es ohne Arzt und Tabletten nicht schaffen wirst!

Jetzt reiß dich mal etwas zusammen und höre auf zu jammern!

Du hast doch gar keinen Grund, unzufrieden zu sein, anderen geht es noch viel schlimmer als dir!

Alle diese Sätze haben verheerende Folgen auf das Gemüt eines depressiv Erkrankten. Sie machen ihm seine Situation noch schmerzlicher bewußt, denn sie zeigen ganz klar das Unverständnis seiner Umgebung und steigern so das Gefühl der Hilflosigkeit und des Alleinseins ins Unermeßliche. Zudem bekräftigen sie ihn in seiner Überzeugung, daß er von niemandem verstanden und geliebt wird, was wiederum das Gefühl der Sinnlosigkeit unterstützt und ihn näher an den Abgrund bringt.

Solche Argumente können den Betroffenen, soweit dies überhaupt möglich ist, noch weiter in die Depression drängen oder ihn sogar in eine gefährliche Verzweiflung treiben. Als Freund oder Angehöriger erfordert es Fingerspitzengefühl, die richtige Umgangsweise zu finden, die für einen Depressiven wichtig und hilfreich ist.

So ist weder eine strenge, rigorose, über das Gefühlsleben hinweggehende Einstellung angebracht, noch ist es ratsam, den Betroffenen mitleidsvoll zu bedauern und ihm alles abzunehmen, was an Pflichten und Herausforderungen im Alltag auf ihn zukommt. Insbesondere letzteres klingt widersprüchlich und auch hart, ist aber ein sehr entscheidender Punkt.

Bedauern und das Unterstützen der Opferhaltung ist unbedingt zu unterlassen. Natürlich ist es für den depressiven Menschen sehr wohltuend, wenn man ihm alle Pflichten abnimmt, ihn jeder Verantwortung enthebt und ihm durch permanente Hilfe und Mitleidsbekundungen große Unterstützung und Verständnis signalisiert, aber letztlich tut man ihm damit keinen Gefallen.

In der Psychotherapie bedient man sich manchmal folgender Methode: der Paradoxen Intervention. Dabei wird der Betroffene sehr übertrieben in seiner Opferrolle bestätigt und die »Mitleidsmasche« stark forciert, was bei manchen Depressiven eine Gegenreaktion zur Folge hat. Diese Maßnahme ist innerhalb der Familie und unter Freunden jedoch nicht zu empfehlen, da sie eben nur bei sehr wenigen Betroffenen die erwünschte Reaktion hervorruft und beim Depressiven mit seiner ohnehin schon falschen Denkweise eine angestrebte Heilung nicht nur behindert, sondern sogar ungeahnt schlimme Konsequenzen nach sich ziehen kann.

Die größte Gefahr besteht darin, daß der erforderliche Wille zur Heilung unbewußt blockiert wird. Der Grund dafür liegt in der auf Glaubenssätzen beruhenden Fehlprogrammierung der Psyche.

Wie bei vielen Kranken, setzt sich aufgrund der äußeren Bemühungen nach längerer Zeit im Unterbewußtsein die Überzeugung fest, daß man nur, wenn man krank ist, viel Aufmerksamkeit und Hilfe bekommt. Der logische Umkehrschluß, der dem folgt, lautet: Wenn man wieder gesund ist, bekommt man nicht mehr so viel Zuwendung und Unterstützung. Sigmund Freud nannte diesen Effekt den sekundären Krankheitsgewinn, der darin besteht, daß man im Krankheitsfalle meist viel mehr Trost, Zuwendung und Gehör findet als im gesunden Zustand.

So simpel dieser Gedankengang ist, so fatal ist er auch. Denn genau diese Überzeugung ist es, die häufig einen Behandlungserfolg im Keim erstickt, weil der Mensch sich unbewußt dagegen sträubt. Problematisch ist es auch deshalb, weil es, wie schon erwähnt, vom Unterbewußtsein gesteuert wird, der Betroffene also sehr ehrlich und objektiv mit sich umgehen muß, um diese Fehleinstellung überhaupt zu erkennen und sie dann auch zu korrigieren.

Aus eigener Erfahrung weiß ich, daß gerade dieser Gedanke sehr schwer aus den eigenen Denkmustern zu löschen ist.

Die Aufmerksamkeit und wohltuende Zuneigung machen es schwer, sich bewußt zu lösen und das Risiko einzugehen, nach der Genesung nicht mehr genauso im Mittelpunkt zu stehen, wie es zur Zeit der Erkrankung der Fall war. Wohlgemerkt, dieses Glaubensmuster ist nicht nur bei Depressiven zu finden, sondern bei vielen Menschen, gleich an welcher Krankheit sie leiden. Hier ist es besonders wichtig, den eingangs erwähnten richtigen Umgang zu finden und eben nicht mit zu viel aufopferungsvollem Engagement die »Kümmere-dich-um-mich-Einstellung« zu fördern.

Der Depressive muß erkennen, daß ihm die Menschen in seinem Umfeld selbstverständlich zur Seite stehen und ihm helfen, daß er geliebt wird, auch wenn er gesund ist. Jedoch muß er auch sehen, daß mit dem Kranksein keine übermäßige »Betüddelei« verbunden ist. Für den Betroffenen ist das oft sehr hart, denn er wird sich im Stich gelassen fühlen. Aber es ist wichtig, damit er sich nicht gehenläßt und seine Aktivitäten nicht einstellt. Fördern kann man dies, indem man jede kleine Bemühung, die der Depressive unternimmt, um seine Lethargie und permanente Passivität zu durchbrechen, mit positivem und stimulierendem Feedback unterstützt und ihm so das Gefühl vermittelt: Sobald du kleine Schritte in Richtung Heilung unternimmst, helfe ich dir, so gut es geht.

Manch ein Leser wird sich nun wundern, wie ich als ehemalige Betroffene so herzlose Ratschläge geben kann.

Aber, und das ist keineswegs übertrieben (!), wenn der depressive Mensch wirklich eine Chance auf Heilung haben soll, dann gilt es, diesen Bann der Opferhaltung zu brechen. Er muß deutlich gezeigt bekommen, daß ihm aus seinem Kranksein keinerlei Vorteile erwachsen und daß die Angst, bei Gesundung weniger beachtet und geliebt zu werden, vollkommen unbegründet ist. Sonst bleibt ihm jegliche Heilung verwehrt und jedes Bemühen bleibt vordergründig und nutzlos.

Ebenfalls ein sinnloses Unterfangen ist es, dem Depressiven mit Vergleichen seine Situation bewußtmachen zu wollen. Es ist vollkommen zwecklos, ihm zu erklären, daß es anderen Menschen noch viel schlechter geht und er sich doch eigentlich glücklich schätzen könnte. Diese angestrebte Schmälerung des Leids stößt bei Depressiven auf taube Ohren und bewirkt eher eine Zunahme des Gefühls, daß man ihnen mit Unverständnis begegnet.

Wirklich hilfreich ist es, immer wieder mit Worten seine Unterstützung beim Heilungsverlauf auszudrücken, Aufmunterung zu geben und sich auf positive Situationen und Erlebnisse zu konzentrieren und diese zu fördern. Alles, was dazu beiträgt, dem Depressiven etwas Freude, ein Lachen und einen Hoffnungsschimmer zu bringen, ist von unschätzbarem Wert. Denn dies wird abgespeichert und füllt so stetig den positiven Erinnerungsspeicher des Betroffenen, auf den er dann im Notfall zurückgreifen kann.

Das bedeutet letztlich für den Helfenden, daß er nie nachlassen darf, den Betroffenen auf andere Gedanken zu bringen, ihm seinen Beistand zu versichern, ihn wenn möglich zu Unternehmungen zu überreden, ihn stetig an seine Kraft zu erinnern, an ihn zu glauben, ihm zu signalisieren, daß er wichtig ist und geliebt wird und, was ganz wichtig ist, ihm zuzuhören.

Das ist das Allerwichtigste und für jeden Depressiven am hilfreichsten. Studien haben bewiesen, daß bei Depressiven, die die Möglichkeit haben, sich mit anderen über ihr Leid zu unterhalten, sich auszutauschen und die einen echten Zuhörer haben, die Selbstmordrate drastisch zurückgegangen ist. Daran kann man auch sehen, welch unschätzbarer Wert in tiefen und intensiven Gesprächen liegt – sie können lebensrettend sein.

Laß ihn dann reden, alles, was ihn belastet und worüber er grübelt, muß zum Ausdruck gebracht werden; und rede möglichst nicht dazwischen, sondern höre aufmerksam zu und halte wenn nötig seine Hand.

Bei aller gutgemeinten selbstlosen Hilfe solltest du jedoch eines immer im Gedächtnis behalten: Bleibe immer bei dir, leiste nur dann solche Hilfe, wenn du dazu auch wirklich in der Lage bist und über eine große seelische Stärke verfügst. Andernfalls läufst du Gefahr, dich aufgrund der geballten Negativität, die einen Betroffenen in Zeiten akuter Depression umgibt, zu verlieren, und du wirst mit heruntergezogen und fühlst dich danach genauso schlecht und ausgelaugt.

Man darf den permanenten Umgang mit Depressiven nicht unterschätzen, er kann dich in deinen Grundfesten erschüttern und deinem

Wohlbefinden schaden, jedoch nur dann, wenn du deine Abgrenzung nicht beibehältst.

Es hat nichts mit Egoismus zu tun, wenn man auf sein eigenes Wohl bedacht ist, denn nur damit wird gewährleistet, daß man auch in der mentalen und seelischen Verfassung bleibt, anderen Hilfe zu geben. Niemandem ist damit geholfen, wenn man sich aufopfert, sich selbst aufgibt und mitleidet, dann kann man auch für keinen anderen Menschen eine Stütze und stärkender Halt sein, sondern ist bald selbst jemand, der Hilfe braucht.

Also grenze dich ab, ohne dein Herz zu verschließen, sei einfühlsam, ohne mit zu leiden, sei aufmerksam und bewußt, ohne dich zu verlieren, und sei tröstend, ohne verständnislos zu wirken. Unterstütze ihn dabei, Übungen, die ihm helfen, regelmäßig auszuführen, eventuell aufkommende Wünsche zu erfüllen oder notwendige Veränderungen umzusetzen. Bestärke ihn darin, wieder selbst auf sein persönliches Wohlbefinden zu achten, auf seine Seele zu hören und sein Selbstbewußtsein zu stärken.

Gib mit deinem Bemühen nicht auf, denn der depressive Mensch braucht dich, auch wenn es nicht immer offensichtlich ist. Erinnere ihn beständig an seine Kraft, seine Chance, erkläre ihm die Alternativen, sei couragiert genug, um ihm die Augen zu öffnen, und weise ihm beherzt aber gütig seinen Weg.

Dann schafft ihr es zusammen, den Schatten zu besiegen!

Bei Panikattacken

Für Angehörige und Freunde von Angstpatienten gestaltet sich die Hilfe insofern leichter, als die Betroffenen trotz ihrer Erkrankung immerhin an ihrem Leben hängen und, abgesehen von ihren Panikschüben, eine ganz gesunde Weltsicht haben. Eine Ausnahme bilden natürlich die Menschen, bei denen sich die Panikanfälle aus Depressionen heraus entwickelt haben.

Je nach Umfang der Angststörung können sie ein weitgehend normales Leben führen und sind nur teilweise in ihrer Aktivität eingeschränkt. Hier sei noch einmal angemerkt, daß ich Menschen meine, die Panikschübe aus »heiterem Himmel« heraus haben und nicht jene, bei denen

Angstzustände situationsbedingt auftreten, wie z. B. Agoraphobiker. Natürlich möchte ich die verminderte Lebensqualität, die mit solchen Panikattacken einhergeht, nicht kleinreden. Es besteht gegenüber Depressiven allerdings ein besserer Grundzustand, auf dem man aufbauen kann.

In der Regel haben die Angstzustände großen Einfluß auf das Selbstbewußtsein der Betroffenen, das heißt, aufgrund der Unberechenbarkeit, mit der ihr Körper immer wieder außer Kontrolle gerät, trauen sie sich allmählich immer weniger zu. Sie beginnen, sich vor der Dunkelheit zu fürchten, vor längeren Verpflichtungen, die womöglich noch mit einem kurzfristigen Ortswechsel verbunden sind, und sie ziehen sich meist in ihr Zuhause zurück und unternehmen immer weniger in ihrer Freizeit.

Selbst Dinge, die Freude bringen sollten, werden dann zu einem unüberwindbaren Problem, dem man sich nicht zu stellen traut. Ein gutes Beispiel dafür ist eine geplante Urlaubsreise. Normalerweise sollte dies ein positives erholsames Erlebnis sein. Für Betroffene jedoch steckt dieses Vorhaben voller angstbesetzter Gedanken. Allein die Tatsache, daß sie aus ihrer gewohnten und schutzbietenden Umgebung heraus müssen, treibt so manchem von ihnen den Angstschweiß auf die Stirn. Diesem Gefühl von totaler Panik und Todesangst in einer fremden Umgebung ausgesetzt zu sein, ist für viele ein unerträglicher Gedanke. Hier muß der Partner, Freund oder Familienangehörige mit Geduld und Verständnis agieren und einsehen, daß mit Überredung oder Zwang nichts zu erreichen ist.

Hilfreich ist es, wenn man zusammen mit kleineren, für den Betroffenen auszuhaltenden Unternehmungen beginnt, die gut zu absolvieren sind und ihm so Selbstvertrauen und Sicherheit vermitteln. So kann man mit einem Kinobesuch oder einem Restaurantbesuch beginnen, vielleicht auch mal einen Tagesausflug machen oder sogar einen Wochenendtrip wagen. Zu Beginn sollte dies nicht allzu weit vom Zuhause entfernt sein und die Aktivitäten sollten so gestaltet sein, daß für ausreichend Abwechslung gesorgt ist, damit die betreffende Person kaum Zeit zum Grübeln und zur Innenschau hat. Anfänglich wird man für Unternehmungen natürlich etwas Überzeugungsarbeit leisten müssen, wobei es hierbei sehr schwer ist, den goldenen Mittelweg beizubehalten.

Zum einen muß man den verunsicherten Menschen dazu animieren, derartige Herausforderungen anzunehmen und zu wagen, gleichzeitig aber darf man auch keinesfalls zu viel verlangen oder ihn bedrängen. Jedes Zuviel kann eine Attacke auslösen und ihn weiter verängstigen. Andererseits muß er auch daran gehindert werden, sich zu verkriechen und aus seiner kleinen Welt einen Käfig zu machen.

Ein weiterer wichtiger Aspekt ist die unmittelbare Hilfestellung während einer Panikattacke. Je nachdem, wie heftig der Schub ist, kann die betroffene Person schwer ansprechbar sein, auf jeden Fall ist aber ihre Aufnahmefähigkeit bei einem akuten Panikanfall vermindert. Bemerkt man bereits ein Aufflackern der Angst, so wäre es hilfreich, wenn man den Betroffenen dazu ermuntert, sich zu bewegen, abzulenken, zu erzählen oder auch seine Übungen zu machen. Gleichzeitig kann man ihm dabei helfen, mit Hilfe von Akupressur die Angstattacke sofort zu ersticken, bevor sie sich erst richtig entwickeln kann.

Befindet sich die Person bereits in einem fortgeschrittenen Stadium, so ist es ganz wichtig, immer wieder mit dem Betroffenen auf den Atemrhythmus zu achten, um einer Hyperventilation vorzubeugen. Man kann mit ihm zusammen langsam ein- und ausatmen und ihm diesen Vorgang so bewußt machen, daß er mit der Aufmerksamkeit sowohl auf die Atemübung als auch auf den Helfer gerichtet ist.

Als sehr hilfreich hat sich auch erwiesen, wenn man ihn anhaltend mit ruhiger Stimme daran erinnert, daß die Panik nicht gefährlich ist, daß es sich um eine normale Körperreaktion handelt, und wenn man ihm immer wieder erklärt, warum der Körper so reagiert und die Ängste zu sterben oder verrückt zu werden, unbegründet sind. Dabei sollte man den Betroffenen möglichst direkt anschauen, um sich der nötigen Aufmerksamkeit sicher zu sein und ihn leichter aus seinem Gedankenwirrwarr herauszuholen.

Meist ist er kaum mehr in der Lage, die logischen Argumente nachzuvollziehen, und hat keinerlei Zugang mehr zu den beruhigenden physiologischen Tatsachen über Panikanfälle. Ablenkung und Fokussierung auf den Atem und auf eine positive Unterhaltung sowie Konzentration auf rationales Denken sind die wirksamsten Methoden in einer akuten Situation.

Ob dabei Körperkontakt erwünscht ist, sollte nachgefragt werden. Viele Angstpatienten möchten während einer Panikattacke nicht in den Arm genommen werden oder die Hand gehalten bekommen, da es ihnen das Gefühl von Einengung und Bedrängung gibt und das Empfinden, ersticken zu müssen, verschlimmert. Vielleicht läßt er aber zu, daß man die entsprechenden Akupressurpunkte hält oder ihn mit einer Fußmassage etwas entspannt. Ebenfalls sollte für ausreichend frische Luft und möglichst etwas Licht gesorgt werden.

Auch für den Helfenden ist es schwer in dieser Situation, da er meist das Gefühl hat, nicht wirklich helfen zu können und weil er den geliebten Menschen angsterfüllt und in einem solch desolaten Zustand erleben muß. Körperreaktionen wie heftiges Zittern und Krämpfe, Schweißausbrüche und die deutlich sichtbare Panik beim Betroffenen lassen Ruhe und Souveränität beim Miterlebenden nur schwer zu, sind aber elementar und unbedingt zu wahren.

Normalerweise ebben diese Anfälle relativ schnell wieder ab, in schweren Fällen, so wie bei mir, können sie aber auch schon mal 1 bis 2 Stunden andauern, was dann eine enorme Erschöpfung nach sich zieht.

Solltest du dich also mit dem Umstand konfrontiert sehen, eine Panikattacke mit deinem Freund, Lebensgefährten oder Familienangehörigen durchleben zu müssen, so ist es ratsam, wenn du dir die hier erläuterten Methoden zur Selbsthilfe aneignest und dich damit vertraut machst. Du bist dann für den Notfall gewappnet und weißt, was zu tun ist und wie du am besten helfen kannst. Auch wenn du dir selbst Sorgen machst oder Angst bekommst, laß dir möglichst nichts anmerken, versuche – wie gesagt – eine ruhige und zuversichtliche Ausstrahlung zu haben. Und denke immer daran, daß deiner dir nahestehenden Person nichts Ernsthaftes passieren kann.

Die MET kann man dann in Ruhephasen anwenden und damit jede Angst, die auftaucht, auflösen und letztlich heilen. Sie ist wirklich eine sehr gute Methode, um die Panikattacken erst in ihrer Intensität und Häufigkeit zu reduzieren und sich dann allmählich endgültig von ihnen zu befreien.

Wie bei den Depressionen gilt auch bei den Panikattacken, daß allein das Dasein, das Zuhören und Mitfühlen des anderen von unschätzbarem Wert für jeden Betroffenen ist. Zuspruch, Trost, verständnisvolle

Zuwendung und aktive Unterstützung sind der Schlüssel, mit dem der helfende Mensch die Tür zur Heilung für den Erkrankten immer ein bißchen mehr öffnen kann.

Nachwort

So viele Menschen sind in ihren Alltagsgewohnheiten gefangen, teils aus Angst, teils aus Apathie, teils aus Gleichgültigkeit. Wenn wir ein besseres Leben wollen, müssen wir uns immerfort dafür entscheiden.
Albert Einstein

Geschafft!

Du hast das ganze Buch gelesen und hältst damit das erforderliche Rüstzeug in der Hand, deine Heilung voranzubringen. Du verfügst jetzt über das nötige Wissen und kennst nun viele hilfreiche Methoden, die es dir ermöglichen, dich aus dem Dunkel zu befreien und ein neues Leben zu beginnen. Du hast dich tapfer durch alle Kapitel hindurchgearbeitet, und das allein beweist, daß du den notwendigen Willen und Antrieb hast, etwas zu verändern. Damit hast du dir selbst bewiesen, daß du durchaus über Disziplin, Ehrgeiz und den Glauben verfügst, den Weg zu gehen und es auch zu schaffen. Und genau dies ist alles, was du brauchst.

Hast du es dann wirklich geschafft und dich von Depression oder Panikgefühlen geheilt, besteht die Schwierigkeit darin, das aufkeimende Gefühl von Zufriedenheit, innerer Ruhe und Glück zu erhalten. Die Kernfragen, die dann auftauchen, lauten:
Wie bleibe ich in dieser Stimmung?
Wie behalte ich diese Stimmung bei, ganz gleich, was in meinem Umfeld passiert?
Selbst wenn der Kampf gewonnen ist, so ist es doch ratsam, seine veränderte Lebenseinstellung, seine Übungen und auch seine Gedankenhygiene fortzuführen, damit man nicht Gefahr läuft, wieder in das alte Muster zurückzufallen.
Ein Lebenskämpfer zu sein, bedeutet, sich immer wieder aufzuraffen, sich den Aufgaben und täglichen Verpflichtungen zu stellen, unbeirrt und unaufhaltsam seinen Weg zu gehen, ganz gleich, mit welchen Widrigkeiten das Leben dich konfrontiert. Es bedeutet auch, immer wieder

von vorne anzufangen und aufzustehen, sollte man doch einmal gestolpert sein. Die Herausforderung besteht darin, die Umstellung seiner Lebens- und Denkweise beizubehalten.

Es wird immer mal einen verregneten Sonntag geben, eine Aneinanderreihung stressiger Tage, eine aufregende Urlaubsreise, hartnäckig melancholische Tage oder auch einmal eine zwangsweise einzulegende Ruhepause durch Krankheit. Dann zeigt sich, ob du ein Lebenskämpfer bist, der trotzdem immer wieder seine Übungen und Reflektionen macht und beständig an seinem Programm festhält.

Schwierig wird es auch deshalb, weil es dir merklich immer besser gehen wird und irgendwann all deine Schmerzen, Probleme und Erkrankungen vollständig geheilt sind. Menschen sind diesbezüglich leider sehr bequem, sie bemühen sich immer nur dann, wenn es der Zustand erfordert. Gesundheit wird nur dann wichtig, wenn die Krankheit so gravierend in Erscheinung tritt, daß die Lebensqualität massiv darunter leidet. Erst wenn gesundheitliche Probleme den Menschen in seinem alltäglichen Dasein einschränken, setzt er sich in Bewegung und unternimmt einen ernsthaften Versuch der Schadensbegrenzung. Sobald das Problem wieder verschwunden ist, sind alle guten Vorsätze dahin, man fällt zurück in den alten Trott und wundert sich, wieso alsbald ein neues Problem vor der Tür steht.

Ich habe dies auch schmerzhaft erfahren müssen, weil ich ebenfalls so bequem war und bei kleinster Besserung anfing zu schludern und in meinen Bemühungen nachlässig zu werden. Die Quittung bekam ich prompt, so daß ich oftmals von vorn anfangen mußte. Irgendwann habe ich es dann endgültig verstanden und eingesehen. Ich habe erkannt, daß es zwar leicht ist, ein unbewußtes Leben zu führen, daß es aber nicht die Schätze bereithält, wie man sie am Wegesrand findet, wenn man sich für eine fortwährende ganzheitliche Lebensweise entscheidet.

Manchmal habe ich mir gewünscht, auch ein so nachlässiges Leben führen zu können wie viele andere Menschen, die nicht ständig auf ihre Ernährung achten müssen, kein tägliches Bewegungsprogramm zu absolvieren haben und die sich nicht permanent in der Selbstreflektion schulen und in Gedankenkontrolle üben müssen.

Es gab immer wieder Tage, an denen ich doch mit meinem Schicksal haderte und die Nase von der ganzen Selbstverbesserung, Disziplin und

Reflektion voll hatte. Ich wollte genauso locker und zwanglos in den Tag hinein leben. Und wenn ich sah, wie unbekümmert manche mit ihrem Körper und ihrer Gesundheit umgingen, Nächte durchfeierten, Alkohol tranken oder rauchten und sich über ihr Verhalten gegenüber sich selbst und anderen nicht die geringsten Gedanken machten, dabei wahllos alles in sich hineinstopften, was sie fanden, empfand ich meine Situation oft als ungerecht.

Mein Körper zeigte mir gleich beim kleinsten Ausrutscher deutlich, was er davon hielt, und konfrontierte mich ziemlich drastisch mit den Konsequenzen meiner Denkweise oder meines Tuns. Irgendwann bin ich an den Punkt gekommen, an dem ich für mich akzeptiert habe, daß ich nun einmal anders bin als andere. Zwar habe ich vielfach mehr Schwierigkeiten gehabt und muß in vielen Bereichen mehr Selbstdisziplin walten lassen, aber dafür habe ich auch etwas für viele Unerreichbares geschafft und verfüge über Fähigkeiten, die die Mehrzahl der Menschen nicht nutzen.

Ich habe eingesehen, daß es allgemein und für mich im besonderen unsinnig ist, sich mit anderen zu vergleichen, daß ich natürlich auch eine Wahl habe, mir die Lebensweise nicht aufgezwungen wird, und ich habe akzeptiert, daß mein Weg ein anderer ist, als der der meisten Menschen.

Natürlich hat mich das manchmal entmutigt, weil ich dachte, ich müßte nun bis an mein Lebensende dieses Programm durchziehen, um bloß keinen Rückfall zu erleiden – das war ein schrecklicher, einengender Gedanke, der mir wie eine riesige Last erschien. Dann aber erkannte ich, daß es eigentlich nicht darum ging, mich vor einem Rückfall zu schützen, sondern daß das Programm mir hilft, ganz allgemein mehr aus meinem Leben zu machen und zu einem glücklichen und zufriedenen Menschen zu werden, der seinen inneren Frieden gefunden hat und sein Leben als ein wunderbares intensives Abenteuer erlebt.

Es geht nicht darum, seine Lebensweise zu ändern und fortwährend an sich zu arbeiten, nur um sich prophylaktisch gesund zu halten. Dahinter steht viel mehr, und wenn man dies für sich erkannt hat, löst sich der Zwang und das Müssen sofort auf und macht Platz für Motivation, Freude und Neugierde auf das, was dadurch alles möglich ist und kommen wird.

Jetzt habe ich mich mit meinem Schicksal arrangiert, habe mich ausgesöhnt und sehe es als Privileg an, mich dieser Herausforderung zu stellen. Ich sehe das Gute in diesen schwierigen Zeiten und kann für mich erkennen, warum dieser Weg so verlaufen ist und ich ihn gehen mußte. Meine Verantwortung, die ich für mich selbst und mein Leben trage, ist mir nun vollends bewußt, und ich kann sagen, daß ich sie gern trage, denn sie macht mich frei, fördert meine Selbstbestimmung und löst mich von allen Abhängigkeiten.

Zusammenfassend betrachtet, habe ich diese Phasen konstruktiv und sinnvoll genutzt und mir so einen Ausgangspunkt und eine Lebenssicht verschafft, wie es viele andere erst in hohem Alter erreichen. Die vergeudete Zeit ist das einzige, der ich manchmal noch nachtrauere, so viel wertvolle Lebenszeit, die ich zum Teil verschenkt habe durch meine Uneinsichtigkeit oder mangelnde Disziplin.

Aber schließlich muß ich dann doch einräumen, daß ich eben nur ein Mensch bin, mit Schwächen und Fehltritten, und daß ich diese Zeit einfach gebraucht habe, um so weit zu kommen, wie ich jetzt bin.

Das Manuskript ist nun fertig, und hinter mir liegt eine lange anstrengende und bewegende Zeit. Zuweilen dachte ich, das Buch würde nie fertig werden oder wenigstens noch eine Ewigkeit erfordern. Vieles habe ich in dieser Zeit dazugelernt, so daß ich rückblickend sagen kann, ich hätte dieses Buch gar nicht früher schreiben können.

Ob es nun die notwendige Geduld war oder die Stabilität meines Seelenzustands, die es möglich machte, mit der nötigen gesunden emotionalen Distanz tief in dieses Kapitel meines Lebens einzutauchen, oder die erforderliche Beharrlichkeit, über einen so langen Zeitraum das Ziel nie aus den Augen zu verlieren. All dies half mir in meinem Bestreben, betroffenen Menschen einen wirksamen und nachhaltigen Weg aus ihren Depressionen und Ängsten heraus aufzuzeigen.

Es fiel mir nicht immer leicht, mich wieder so intensiv in diese Thematik einzuarbeiten. Viele Recherchen ließen alte Erinnerungen in mir aufsteigen und konfrontierten mich schonungslos mit den zurückliegenden schmerzhaften Jahren. Dies brachte mir aber letztlich die Bestätigung, daß dieser Weg wirklich der richtige und auch der heilsamste ist, denn ich konnte dieser emotionalen Achterbahnfahrt problemlos standhalten und wurde mit Hilfe meines nun gefestigten und positiven Wesens sicher durch alle belastenden Momente geführt.

Ich hoffe, daß mein Buch dir ebenfalls die Tür in ein neues glückliches Leben öffnet und du dich damit zu einem gesunden und zufriedenen Menschen entwickelst, der befreit von Depressionen und Ängsten selbstsicher und vertrauensvoll seinen Weg geht. Denke stets daran: Wie auch immer du dich gerade fühlst, du bist nie ganz allein, vertraue dich anderen an. Es gibt da draußen immer jemanden, dem du etwas bedeutest, der dich liebt und der dir helfen wird. Und vor allem vertraue dir selbst und deiner inneren Stärke!

Dafür wünsche ich dir von Herzen alles Gute, viel Erfolg und Kraft!

Wir alle sind Reisende auf dem Weg durch den Kosmos – durch Sternenstaub, Planetenwirbel und die Strudel der Unendlichkeit.

Unsere Existenz ist so flüchtig wie Herbstwolken. Geburt und Tod mit anzusehen, ist wie einem Tanz zuzuschauen.

Ein ganzes Leben geht vorbei wie ein Blitz am Himmel, schießt dahin wie ein Gebirgsbach durch die tiefe Schlucht.

Wir haben einen Moment verharrt, um einander zu begegnen, kennenzulernen, zu lieben und zu teilen.

Es ist ein kostbarer Augenblick, aber er geht vorbei – er ist nicht mehr als nur ein kleines Verharren in der Ewigkeit.

Teilen wir ihn mit Fürsorge, Liebe und einem leichten Herzen, dann ist dieser kurze Augenblick es wert gewesen.

Buddha

NOTIZEN

Notizen

Notizen

Notizen

NOTIZEN

NOTIZEN

NOTIZEN

Bücher von NEUE ERDE im Buchhandel
Im deutschen Buchhandel gibt es mancherorts Lieferschwierigkeiten bei den Büchern von NEUE ERDE. Dann wird Ihnen gesagt, dieses oder jenes Buch sei vergriffen. Oft ist das gar nicht der Fall, sondern in der Buchhandlung wird nur im Katalog des Großhändlers nachgeschaut. Der führt aber allenfalls 50% aller lieferbaren Bücher. Deshalb: Lassen Sie immer im VLB (Verzeichnis lieferbarer Bücher) nachsehen, im Internet unter www.buchhandel.de
Alle lieferbaren Titel des Verlags sind für den Buchhandel verfügbar.

Sie finden unsere Bücher in Ihrer Buchhandlung oder im Internet unter www.neue-erde.de
Bücher suchen unter: www.buchhandel.de. (Hier finden Sie alle lieferbaren Bücher und eine Bestellmöglichkeit über eine Buchhandlung Ihrer Wahl.)
Bitte fordern Sie unser Gesamtverzeichnis an unter

NEUE ERDE GmbH
Cecilienstr. 29 · D-66111 Saarbrücken
Fax: 0681 390 41 02 · info@neue-erde.de

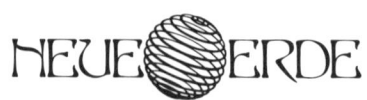